医药高等职业教育新形态教材

吞咽障碍康复技术

（供康复治疗技术、言语听觉康复技术专业用）

主　审　张长杰

主　编　于　翠　王如蜜

副主编　董新春

编　者　（以姓氏笔画为序）

于　翠（江苏医药职业学院）

王如蜜（中南大学湘雅二医院）

付本梁（厦门弘爱康复医院）

兰晓燕（河南中医药大学第一附属医院）

刘　朦（景洪市第一人民医院）

李　永（大连市中心医院）

李　芹（郴州市第一人民医院）

李佳倚（柳州市妇幼保健院）

李艳存（西安交通大学第二附属医院）

李晓丹（海南医学院第二附属医院）

张　珍（中南大学湘雅二医院）

张　琼（温州市中心医院）

郑方圆（江山市人民医院）

胡婉玲（南华大学附属长沙中心医院）

施虹求（江苏医药职业学院）

崔晓阳（湖北省中西医结合医院）

董新春（江苏医药职业学院）

智　娟（江苏医药职业学院）

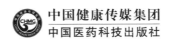

中国健康传媒集团

中国医药科技出版社

内 容 提 要

　　本教材为"医药高等职业教育新形态教材"之一，系根据本课程教学大纲的基本要求及课程特点编写而成，其内容包括吞咽障碍简介、吞咽障碍筛查、临床吞咽评估、吞咽仪器评估、吞咽障碍评估记录及报告书写规范、吞咽障碍治疗整体观及个体观、吞咽障碍治疗方法等，全面系统地介绍了不同类型吞咽障碍的应对策略、吞咽障碍康复中的EBP和ICF及婴幼儿喂养与吞咽障碍。本教材为书网融合教材，即纸质教材有机融合电子教材、教学配套资源（包括PPT课件、微课、操作视频等），从而使教材内容立体化、生动化，易教易学。本教材具有可读性、实用性、启发性强的特点。

　　本教材主要供全国高职高专院校康复治疗技术、言语听觉康复技术专业师生教学使用，也可作为康复专科医师、治疗师和从事言语吞咽康复工作的相关人员参考用书。

图书在版编目（CIP）数据

　　吞咽障碍康复技术/于翠，王如蜜主编．—北京：中国医药科技出版社，2022.9

　　医药高等职业教育新形态教材

　　ISBN 978-7-5214-3280-0

　　Ⅰ.①吞… Ⅱ.①于…②王… Ⅲ.①吞咽障碍–康复–高等职业教育–教材 Ⅳ.①R745.109

　　中国版本图书馆CIP数据核字（2022）第171340号

美术编辑　　陈君杞
版式设计　　友全图文

出版　**中国健康传媒集团**｜中国医药科技出版社
地址　北京市海淀区文慧园北路甲22号
邮编　100082
电话　发行：010-62227427　邮购：010-62236938
网址　www.cmstp.com
规格　787×1092mm $\frac{1}{16}$
印张　17
字数　410千字
版次　2022年9月第1版
印次　2024年1月第2次印刷
印刷　大厂回族自治县彩虹印刷有限公司
经销　全国各地新华书店
书号　ISBN 978-7-5214-3280-0
定价　**59.00元**

获取新书信息、投稿、为图书纠错，请扫码联系我们。

医药高等职业教育新形态教材

建设指导委员会

前　言

　　吞咽障碍康复技术为康复治疗技术专业的核心课程，康复治疗技术专业高等职业教育的目标是培养能够胜任基层医疗与康复机构康复治疗或相关岗位的工作，具备康复治疗基本理论、基本知识，掌握康复评定和康复治疗的基本技术及其应用能力，以及善于人际沟通、团队合作和利用社会康复资源能力的高端技能型康复治疗技术专门人才。吞咽障碍康复技术是康复专业人士，尤其是言语治疗师必备的临床实践技能。

　　本教材主要介绍吞咽障碍的基本概念、临床思维模式、常用的评估方法、治疗方法以及常见并发症的处理，如吞咽障碍相关概念、与吞咽相关的解剖结构、吞咽过程及吞咽生理分期、吞咽筛查方法、吞咽临床评估与仪器评估、不同类型的吞咽障碍治疗策略、吞咽障碍康复中的EBP和ICF及婴幼儿喂养与吞咽障碍。本教材为书网融合教材，即纸质教材有机融合电子教材、教学配套资源（PPT、微课、视频等），使教学资源更加多样化、立体化，解决以往教材形式单一、对口教材缺乏、知识更新不及时、理论转化为实践困难等问题，满足现代学生个体化、自主性和实践性的要求，为教学提供整体解决方案，促进优秀教学资源的有机整合与合理利用。

　　本教材编写过程邀请国内多位临床经验丰富的言语治疗师、高校康复治疗专业资深教师，与吞咽障碍康复相关的耳鼻咽喉科、影像科的临床专家参与编写，他们提供的精美图片与视频为本书增添了光彩。在编写过程中各位编者以理论结合实践为导向，遵循科学性、实用性原则，图文并茂、层次分明地介绍了吞咽障碍康复技术内容，使本教材具有理论层次鲜明、语言表达准确、技能操作突出、符合教学规律、便于学生学习等特点。

　　本教材由于翠、王如蜜担任主编，具体编写分工如下：项目一由于翠、崔晓阳、王如蜜、董新春编写，项目二由王如蜜、刘朦编写，项目三由王如蜜、李永编写，项目四由王如蜜、付本梁、于翠编写，项目五由王如蜜、兰晓燕、胡婉玲编写，项目六由于翠、王如蜜、李芹编写，项目七由王如蜜、智娟、李佳倚编写，项目八由于翠、李艳存、郑方圆、张琼、李晓丹编写，项目九由张珍、董新春编写，项目十由董新春、于翠编写，实训指导由于翠、施虹求、董新春编写。

　　本教材在编写过程中，得到了各编者所在院校及医院的大力支持，以及江苏医药职业学院康复医学院老师们的关心与帮助，在此一并向为此书奉献的编者们致以诚挚的谢意。限于编者学识水平与经验，教材中难免存在疏漏与不足之处，敬请广大读者及同仁批评并反馈宝贵意见。

编　者

2022年5月

目 录

项目一 吞咽障碍简介

学习目标

1. **掌握** 吞咽障碍的定义；正常吞咽的生理分期。
2. **熟悉** 吞咽的相关解剖结构；吞咽障碍的临床表现。
3. **了解** 正常吞咽神经支配；吞咽障碍的发生机制。

病例导入

病例：患者，女，67岁，2周前因"头晕、恶心、呕吐、呼吸不畅等症状"就医，急查头颅CT，诊断为延髓梗死。经神经内科治疗后，目前神志清楚，留置胃管，饮水呛咳，痰多，进食时伴难以下咽，咽部哽咽感，营养差，发病以来体重下降5kg。为求进一步治疗转入康复医学科。

思考：1. 在吞咽过程中，食物易残留在身体何处？

2. 该患者吞咽障碍可能出现在哪个时期？

3. 如果长期这样会出现什么样的严重后果？

任务一 概 述

PPT1

PPT2

一、定义 🅔微课1 🅔微课2

吞咽是指食物进入口腔经咀嚼形成食团再由口腔经咽和食管入胃的过程。不论是动物还是人类，"吃"从来都是生存的必要条件之一，作为地球上的高级生命体，人类对"吃"的需求早已不再局限于饱腹了，对于色、香、味以及温度的要求也随着时代的变化而提高了。

吞咽障碍又称为吞咽困难，一般应符合下列标准：①食物或饮品从口腔输送至胃部过程中出现问题；②口腔及咽喉肌肉控制或协调不灵而未能正常吞咽，引起营养不良；③食物误入气管，引起反复肺部感染、吸入性肺炎。美国言语语言与听力学会（American Speech-Language Hearing Association，ASHA）对吞咽障碍的定义是：涉及口腔、咽部、食管或胃食管交界处出现问题，营养不良、脱水，吸入性肺炎、窒息甚至死亡都可能是吞咽障碍的结果。国内普遍定义：吞咽障碍是由于下颌、双唇、舌、软腭、咽喉、食管等器官结构和（或）功能受损，不能安全有效地把食物由口运送到胃内的一种临床表现。

二、流行病学

吞咽障碍可出现在很多疾病进展过程中，包括自然老化、神经系统疾病、颅脑外伤、退行性疾病、自身免疫性疾病、肿瘤、传染病等。医源性原因如外科手术、放射治疗（简称"放疗"）、化学治疗（简称"化疗"）等也会导致吞咽障碍。慢性反流性喉炎治疗不及时也会影响正常的吞咽功能。头、颈部肿瘤患者的吞咽功能有一个多变的进展过程，在疾病的初期，通常会存在严重的吞咽障碍，但随着时间的推移可以逐渐改善。但有些疾病，如退行性疾病、自身免疫性疾病、帕金森病，患者常伴有吞咽障碍，并随着疾病的进展更加严重。

脑卒中后吞咽障碍的发生率因卒中后时间长短而异，急性卒中后吞咽障碍发生率高达64%~78%，脑卒中康复期吞咽障碍发生率达37%~45%。除此之外，卒中患者误吸发生率为40%~70%，卒中后有吞咽困难的患者误吸发生率为51%~73%。脑卒中后吞咽障碍可从发病后48小时持续到6个月，严重影响患者的生活质量，甚至危及生命，因此吞咽障碍康复尤为重要。

三、发展现状

经口摄食是人类最重要的功能和最基本的欲望，对于有经口摄食障碍的患者如何让他们更安全地进食，如何更好地提高其生活质量是目前急需解决的问题。

吞咽障碍康复并非单纯的吞咽训练，而是一个与患者症状相结合，运用各种治疗手段的系统工程。成功的关键是小组医疗和社区介护系统的构建。在大医院，凭借优良的医疗资源，患者可以独立生活，但是脱离大医院的医疗环境后患者往往难以适应。因此，为给患者提供必要的医疗服务，构建小组协作医疗和医院之间的转介制度以及建设社区吞咽障碍康复的模式十分重要，专科医院向社区医疗的支援也是必不可少的。

在医疗资源良好、分科较细的综合性医院，一般由医师作为吞咽康复团队的领导对患者进行初步评定和诊断，然后由言语治疗师、放射科技师等进行进一步精密的检查，由护士、作业治疗师、物理治疗师制定治疗方案后进行相互配合，对吞咽障碍进行综合康复和管理。但是一般医院和小规模的康复治疗场所目前并不具备所有相应学科人员，并未细分相应专科治疗师，一名治疗师可能要同时兼做作业治疗、物理治疗和吞咽障碍治疗。

任务二 吞咽的解剖与生理

正常吞咽涉及口腔、咽、喉和食管等解剖结构（图1-1）以及多达26对与面部相关肌肉的协调运动，同时至少需要6对脑神经的调控，由此可见吞咽是一个十分复杂的过程。

一、吞咽相关解剖

（一）口腔

口腔是吞咽最基本的解剖结构，是消化道的起始部位，具有消化、呼吸、发音等生理功能。口腔由唇、上颌、下颌、牙、舌、口底、颊、硬腭、软腭、悬雍垂、腭舌弓、腭咽弓等组成（图1-2）。口腔的这些结构与相邻部位通过肌肉、黏膜相连接，形成袋或侧沟，如牙槽和上、下颌与唇部肌肉组织形成前沟，牙槽和上、下颌与颊部肌肉组织形成侧沟。这些沟对吞咽来说很重要，口颜面瘫痪时，食物容易滞留在侧沟中。

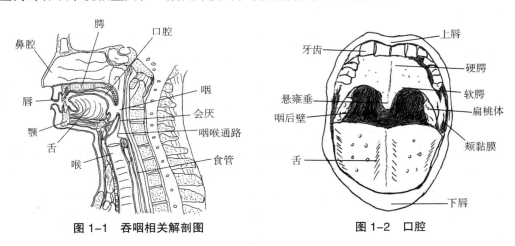

图 1-1 吞咽相关解剖图　　　　图 1-2 口腔

口腔前壁为唇，经口裂通向外界，后经咽后壁于口咽槽骨形成的牙弓将口腔分为口腔前庭和固有口腔两部分。口腔前庭为上唇、下唇、颊与上牙弓、下牙弓和牙龈之间狭窄的间隙；固有口腔为上、下颌牙列及牙龈的后内侧部的空间。当上、下颌牙列咬合时，口腔前庭可借最后一个磨牙后方的间隙与固有口腔相通。因此，当牙关紧闭不能进食时，可经此间隙插入胃管、注入营养物质等。

1. 骨骼　由上颌骨、腭骨及下颌骨构成。顶为骨腭，前壁及外侧壁由上、下颌骨的牙槽突及牙齿围成。

（1）上颌骨　位于颜面部的中央，构成鼻腔的侧壁、口腔的顶以及眶下壁的大部分。

（2）下颌骨　上缘构成牙槽弓，容纳下颌牙的牙槽。其上端后方的髁状突上端膨大为下颌头，与颞骨下颌窝组成颞下颌关节，当此关节受累时，张口困难，影响正常进食。

（3）腭骨　位于上颌骨的后方，呈"L"形，构成骨腭和鼻腔外侧壁的后部。

2.软组织

（1）唇　上界为鼻底，下界为颏唇沟，其中部有横行的口裂将唇分为上下唇两部。

（2）颊黏膜　为从口腔前连合延续到磨牙后牙龈的表面光滑的黏膜。该处有腮腺导管的开口，颊肌位于颊黏膜所在的深面。

（3）口底　其边界为下牙槽骨的内界和舌腹，后面到扁桃体前柱。口底肌肉包括下颌舌骨肌、颏舌骨肌和颏舌肌，舌神经和舌下神经穿行于口底。

（4）磨牙后区　中后界为扁桃体前柱，外侧为颊黏膜，上界为上颌结节。

（5）腭　将口腔、口咽和鼻咽不完全地分隔开，分为前2/3的硬腭及后1/3的软腭两部分。硬腭在腭前部有骨质部分，软腭在腭喉部有肌肉可活动部分，软腭后缘正中突出部为悬雍垂。腭参与发音、言语及吞咽等活动。如患者软腭无力会出现鼻腔反流，发音时鼻音重情况。

（6）扁桃体区　位于口咽侧壁的后方，包括腭舌肌与腭咽肌，向上会聚于软腭，隐窝下方为舌腭沟。

（7）舌　分上、下两面，舌背即舌的上面，借"V"形的界沟可将舌分为前2/3的舌尖、舌体和后1/3的舌根。按吞咽功能状况，以轮状乳头为界，舌可分为口腔与咽腔两部分，舌的前2/3受舌下神经支配，活动度大，在口腔期很活跃。舌面遍布的乳头可分为下列四种。①丝状乳头：数目最多，但体积甚小，呈天鹅绒状，布于舌体上面，司一般感觉。②菌状乳头：数目较少、色红，分散于丝状乳突之间而稍大，有味蕾，司味觉。③轮廓乳头：一般为7~9个，体积最大，排列于界沟前方；乳头周围有深沟环绕，沟内有味蕾，司味觉。④叶状乳头：为5~8条并列皱襞，位于舌侧缘后部，含味蕾，司味觉。舌的味觉神经为面神经的鼓索支，该支加入舌神经，分于舌背黏膜。舌系带在舌腹面中线基底部。如其发育异常，过短或附着过前时，限制舌的活动，常造成吮吸、咀嚼及言语障碍，可做系带修整术加以矫正。舌的后1/3为咽腔部，也就是舌根，活动度小，参与咽前壁的构成，舌背黏膜粗糙且与舌肌紧密联系，受舌咽神经支配，司黏膜的一般感觉和味觉（图1-3）。舌的主要功能是将食物搅拌形成食团，并由舌前部输送到舌根部。大多数食团的位置和运动由舌肌来完成。人类的味觉是通过味蕾获得的，这些味蕾集中在舌的上表面。将不同味道的食物放置于舌部相应味蕾敏感区域，可以增强外周感觉的传入，从而兴奋大脑吞咽皮质，改善吞咽功能。

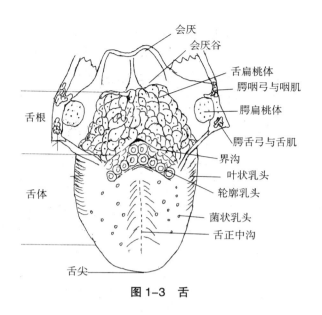

图1-3　舌

（二）鼻

鼻是呼吸道的起始部，包括外鼻、鼻腔和鼻旁窦三部分（图1-4）。具有通气、过滤、清洁、加温、加湿、共鸣、反射、嗅觉等功能，其中嗅觉功能起识别、报警、增进食欲、影响情绪等作用。

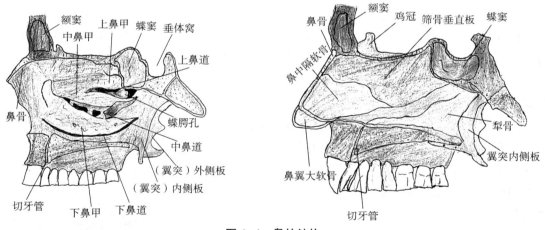

图1-4　鼻的结构

1.外鼻　位于面部中央，上部位于两眼之间与额相连的狭窄处称为鼻根，向下延续为鼻背，下端突出称为鼻尖，鼻尖两侧弧扩大称为鼻翼。外鼻以鼻骨和软骨为支架，外被皮肤、内覆黏膜，分为骨部和软骨部。

2.鼻腔　是前后狭窄由骨和软骨支撑围成的腔，衬以黏膜并被鼻中隔分为两半，向前经鼻孔通向外界，向后经鼻后孔通鼻咽。每半侧鼻腔又分为鼻前庭和固有鼻腔两部分，两者以鼻阈为界。鼻中隔由筛骨垂直板、犁骨和鼻中隔软骨构成，为黏膜所包被，因其前下方血管丰富、位置表浅而易引起出血。鼻腔外侧壁有上、中、下三个平行排列的长形隆起凸向鼻腔，分别称上鼻甲、中鼻甲、下鼻甲。位于上鼻甲内侧面和与其相对的鼻中隔以上部分的鼻黏膜称为嗅区，富有嗅细胞，鼻腔其余部分黏膜称为呼吸部黏膜，黏膜上皮有纤毛，黏膜内含有丰富的血管、黏液腺，对吸入的空气起加温、湿润和净化等作用。

3.鼻旁窦 是鼻腔周围含气颅骨开口于鼻腔的含气空腔。鼻旁窦有4对，左右对称排列，称额窦、筛窦、蝶窦和上颌窦。能温暖与湿润空气，发音产生共鸣。

（1）额窦 位于额骨体内，眉弓的深方，底向下、尖向上，呈三棱锥形。额窦大小不一，多有中隔并常常偏向一侧。额窦口位于窦底部，开口于中鼻道的筛漏斗。

（2）筛窦 由位于鼻腔外侧壁上方与两眶之间的筛骨迷路内的蜂窝状小气房组成，每侧有3~18个。依据窦口的部位将其分为前筛窦、中筛窦和后筛窦。其中前、中筛窦开口于中鼻道，后筛窦开口于上鼻道。

（3）蝶窦 位于蝶骨体内，被中隔分为左右两腔，容量平均为7.5ml，窦口直径为2~3cm，分别开口于上鼻甲或上鼻甲后方与鼻腔顶之间的蝶筛隐窝。

（4）上颌窦 位于上颌骨体内，成人上颌窦高33mm、宽23mm、长34mm，容积平均为14.67ml，呈三角锥形，有5个壁，前壁为上颌骨体前面的尖牙窝，后壁与翼腭窝毗邻，上壁是眼眶下壁，底壁即上颌骨的牙槽突，内侧壁即鼻腔的外侧壁。开口于中鼻道的半月裂孔，因开口高于窦底，分泌物不易排除。

（三）咽

咽是消化道上端膨大的部分，由口腔、鼻腔、食管和气管汇合而成。咽上起颅底，下达第6颈椎高度，成人咽长11~14cm，宽达到3.5cm，在食管处宽仅为1.5cm。咽是肌性管道，上宽下窄，前后壁紧邻，略呈扁的漏斗形。但其前壁敞开，自上而下向前通于鼻腔、口腔、喉腔，向下连于食管。所以，咽实际上几乎没有前壁，只有在喉口以下的喉后壁，可视为咽的前壁。咽后壁由软腭部鼻咽延伸至会厌下缘，包括口咽的侧后壁。咽缩肌群构成咽壁，其与第2/3颈椎联系紧密，包括黏膜层、黏膜下层、咽上缩肌下的咽颅底筋膜以及颊咽黏膜。咽侧壁与咽会厌皱襞延续并向内延续于梨状隐窝侧壁，由舌咽神经和迷走神经支配。

1.咽的分部 咽可分为鼻咽、口咽、喉咽三部（图1-5），与吞咽关系密切的是口咽和喉咽两个部分。

（1）鼻咽 介于颅底与腭帆（第2颈椎体下缘高度）之间。腭帆后缘与咽后壁之间的通道称为鼻咽峡，是鼻咽与口咽的分界，鼻咽向前经鼻后孔与

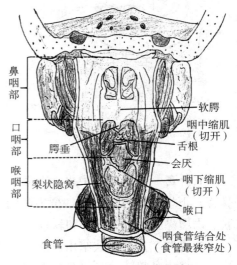

图1-5 咽的结构

鼻腔相通。

（2）口咽　介于腭帆与会厌上缘平面之间，相当于第3~4颈椎高度。位于舌根与会厌之间的黏膜，形成三条矢状位的皱襞，分别是舌会厌正中襞和两侧的舌会厌外侧襞。三襞之间的凹陷称为会厌谷。通常会厌谷的容积为8~10ml，在正常吞咽过程中，食物与水也可滞留于此。口咽向前借咽峡与口腔相通，为软腭后缘与会厌上缘之间的一段，在其侧壁上，腭舌弓和腭咽弓之间有一凹陷，称为扁桃体窝，窝内容纳腭扁桃体，腭扁桃体是淋巴器官，具有防御功能。

（3）喉咽　位于喉的上方，为会厌上缘至第6颈椎体下缘之间，向前经喉口通喉腔。向下续于食管，喉咽主要结构包括软腭、悬雍垂、咽峡、腭扁桃体、喉前庭，食管上括约肌、会厌谷和梨状窦，喉咽是食物和水通道，与食管相通，同时喉咽也是气体安全通道。

2. 咽肌　咽是肌性器官，由斜行的咽缩肌和纵行的咽提肌构成（图1-5）。

（1）咽缩肌群　由上、中、下三层咽缩肌组成，自下而上覆盖，呈叠瓦状。

1）咽上缩肌　肌纤维略呈水平，起点有四个，自上而下依次为蝶骨翼突内板（后缘下1/3）、翼突下颌缝（位于翼突与下颌小舌间的纤维索，也是向前行的颊肌的起点）、下颌舌骨线（后段）和舌根侧缘（可视为舌横肌的延续），肌纤维经两侧向后，会于咽缝。

2）咽中缩肌　起自舌骨小角、大角和茎突舌骨韧带下部。肌纤维呈辐射状，两侧肌会合于咽缝，全肌呈菱形。其上部肌纤维覆盖咽上缩肌。

3）咽下缩肌　起自甲状软骨的斜线和环状软骨外侧面，肌纤维由两侧绕向背侧，会合于咽缝。其上部肌纤维斜向内上，覆盖咽中缩肌的下部。在咽与食管交界处，有横行肌纤维，两端向前附着于环状软骨，称环咽肌（cricopharyngeus，CP）。咽下缩肌纤维向前连接甲状软骨的两侧，这些纤维与两侧的甲状软骨之间形成间隙，这些间隙就是梨状隐窝，其末端止于咽最下方的环咽肌下方，这是咽最下方的结构。吞咽时，食物由此通过。传统上认为环咽肌是食管上括约肌（upper esophageal sphincter，UES）的主要肌肉成分，环咽肌分别插入左、右环状软骨板下侧缘。因此，括约肌和喉部必须运动一致。此轴向活动由与脂肪组织平行的后部组织裂隙辅助进行，受同侧咽丛及喉返神经支配，有学者把环咽肌纤维视为咽下缩肌的一部分。环咽肌起括约肌作用，此肌肉在食管上方充当双向阀门作用，使食团进入食管，也可以使呕吐物和气体由食管进入咽。此肌纤维在休息状态下呈收缩状态，维持一定的紧张性收缩，以避免呼吸时空气进入食管。环咽肌纤维和环状软骨板共同构成食管上括约肌，其为长3~5cm的环状高压带，能抵挡食管内11cm水柱的压力，在造影时可清楚地显示，与腔内测压术的颈段食管高压区相对应，也是咽与食管的"枢纽"。环咽肌在吞咽前瞬间与吸气时的压力最大。吸气时，压力的增加是为了确保空气不能吸进食管。在吞咽适当时刻，环咽括约肌打开，持续约2秒，让食团通过食管后，继之以强力收缩，即刻关闭，防止食管内食物反流到咽。

（2）咽提肌群　为纵行肌束，贴近纤维膜，共计3束。

1）茎突咽肌　起自茎突根部，肌束扁而细长，下行于咽上、中缩肌之间，末梢放散于咽壁中，部分肌纤维与腭咽肌混合，止于甲状软骨板后缘。收缩时，提咽向上，缩短咽腔，同时将咽腔向外上提而使咽腔扩展。

2）腭咽肌　肌长而扁阔，位于腭舌弓内。起自甲状软骨板后缘及咽纤维膜，肌纤维向内上行，止于腭腱膜上、下面。此肌收缩，可缩小咽峡，同时牵软腭向后，分隔鼻咽和口咽，即所谓"腭咽闭合"，这对吞咽和发音都至关重要。

3）咽鼓管咽肌　可视为腭咽肌的一部分，介于咽鼓管软骨部与甲状软骨上角之间。收缩时，牵喉向上。

综观咽肌在吞咽时，咽缩肌自上而下依次收缩，迫使食团向下运行。咽提肌收缩，上提咽、喉，在喉肌配合下，关闭喉口；腭帆后移，封闭鼻咽峡。从而使食团自舌根与会厌之间，分别流经喉口两侧进入梨状隐窝，而后汇合经喉咽进入食管。

（四）喉

喉既是呼吸通道，也是发音器官。喉位于颈前部正中线，相当于第3~6颈椎高度，上借甲状舌骨膜与舌骨相连，向下与气管相续。会厌由软骨作为基础，借舌骨会厌韧带与舌骨连接，会厌软骨基部由韧带与甲状切迹连接；会厌与舌根之间形成楔形间隙为会厌谷（图1-6）。会厌谷和梨状隐窝统称为咽隐窝，食物在咽期吞咽起始前或之后可进入或停留在此处。进入喉部的入口为喉前庭，其下端是假声带的上方。吞咽食物时，喉随咽上提且稍向前移，舌根向后方压迫会厌向下封闭喉口，使食团进入咽，避免食物在吞咽时进入呼吸道。

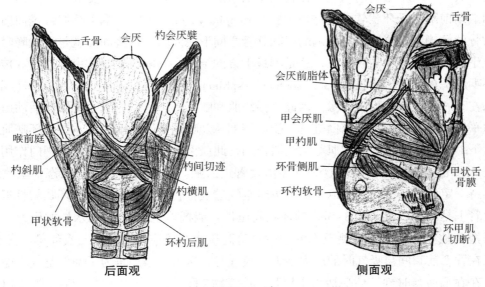

图1-6　喉

1. **软骨**　喉软骨构成喉的支架，主要有9块，其中3块较大，不成对，即甲状软骨、环状软骨和会厌软骨。其余6块成对，即杓状软骨、小角软骨和楔状软骨。这6块成对的软骨，特别是杓状软骨，在吞咽时为防止误吸发挥了重要作用（图1-7）。

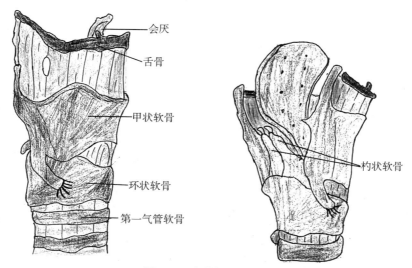

图 1-7　喉的软骨结构

2.声带　位于喉腔中部，由声带肌、声带韧带和黏膜三部分组成，左右对称。声带的固有膜是致密结缔组织，在皱襞的边缘有强韧的弹性纤维和横纹肌，弹性大。两声带间的矢状裂隙为声门裂。在发声时，两侧声带拉紧，声门裂缩小，甚至关闭。声带包括真声带和假声带。

（1）假声带　即前庭襞或称室襞，位于真声带的上方，与真声带平行，杓状会厌襞终止于假声带。

（2）真声带　是由声带肌和甲杓肌构成，真声带连接杓状软骨的声带突，侧方连接甲状软骨板的内表面，往前连接甲状切迹。因此，当食物进入气管前，真声带是保护呼吸道的最后一道防线。会厌软骨和杓状会厌襞、杓状软骨、会厌软骨基部和假声带，与真声带形成喉部的三层括约肌，从咽开始，使喉部完全关闭，防止吞咽时食团或液体呛入气管。

（五）食管

食管是与咽相连的肌性管，上端在环状软骨处与咽部相连接，下端穿过隔膜肌1~4cm后与胃贲门相连，长为23~25cm（图1-8），食管由骨骼肌和平滑肌组成，食管有三个生理性狭窄，第一个狭窄在食管入口部，在环状软骨下缘，相当于第6颈椎下缘，平面距中切牙约15cm。第二个狭窄位于左主支气管及主动脉弓处，即第4~5胸椎之间高度，第三个狭窄位于横膈膜膜肌食管裂孔处，这三个狭窄是异物滞留和食管癌好发部位，尤其以第一狭窄处更为突（图1-9）。当食管异物较大时，推移气管膜性腔壁可压迫气管，引起呼吸困难，气管外伤时也常伴有食管损伤，可引起吞咽困难。

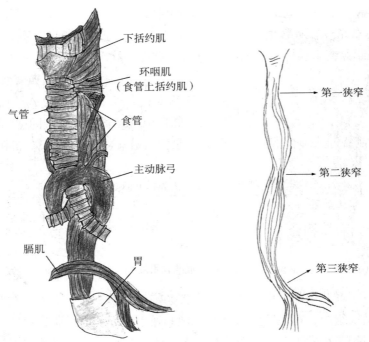

图 1-8　食管与气管的关系　　图 1-9　食管的三个生理狭窄

1.食管的肌层和括约肌　食管由两层肌肉组成，内层为环状，外层为纵向。每层上1/3为横纹肌，下1/3为平滑肌，中层为横纹肌和平滑肌，通过节律性蠕动，将食物推挤入胃。在食管上、下两端分别有一个括约肌，上端为食管上括约肌（upper esophageal sphincter，UES），接咽的下部，能将咽与食管分隔，防止气体在呼吸时进入消化道，通过防止物质由食管反流进入咽来保护气道。下端为食管下括约肌（lower esophageal sphincter，LES），即贲门，连接于胃，可防止胃内容物反流。

（1）食管上括约肌　也称为周围食管段，至少由3组横纹肌组成：①下咽缩肌远侧部；②环咽肌；③食管近端肌肉。UES能使咽与食管分隔，在呼吸时防止气体进入消化道，通过防止物质由食管反流进入咽，保护气道。休息时，环咽肌收缩使其关闭。吞咽启动后，抑制紧张性收缩，使其松弛和括约肌开放，从而使食团进入食管。喉的升高（使环状软骨板离开咽后壁）和环咽肌松弛对正常的咽食管段的开放是必要的，有利于食团通过。压力研究显示成功的吞咽依赖于舌的驱动力和在食管入口处产生的负压，而不是括约肌蠕动样的压力。

（2）食管下括约肌　未吞咽时平滑肌紧张性收缩，在食管和胃的交界处压力升高，形成食管下括约肌。括约肌处升高的压力可阻止胃内容物反流入食管。吞咽时，食管下括约肌的张力被抑制，括约肌松弛，食团进入胃。在食管和胃之间，虽然在解剖上并不存在括约肌，但用测压法可观察到，在食管至胃贲门连接处以上，有一段长4~6cm的高压区，其内压力一般比胃高0.67~1.33kPa（5~10mmHg），故在正常情况下成为阻止胃内容物反流入食管的屏障，起到类似生理性括约肌作用，通常将这一食管称为食管、胃括约肌。当食物经过食管时，触发了食管壁上的机械感受器，反射性地引起食管、胃括约肌舒张，食物便顺利地进入胃内。食物入胃后引起的胃泌素释放，可加强该括约肌的收缩，这对于防止胃内容物反流入食管可能具有一定作用。

二、吞咽相关神经

　　吞咽是一个复杂的反射过程，包括从大脑皮层的高级中枢，到延髓的吞咽中枢，最后经颅神经到达吞咽肌群。由皮质吞咽中枢网络、延髓的中枢模式发生器和周围神经三个层面的神经调控。吞咽中枢位于延髓内，大脑皮质吞咽相关中枢参与了吞咽的启动、规划和执行；支配舌、喉、咽肌肉动作的传出神经在第 V、Ⅶ、Ⅸ、Ⅺ、Ⅻ 对脑神经，支配食管的传出神经是第 X 对脑神经。口咽期吞咽功能的多层面神经控制模式图（图1-10），可清晰地反映吞咽的三级神经调控机制。

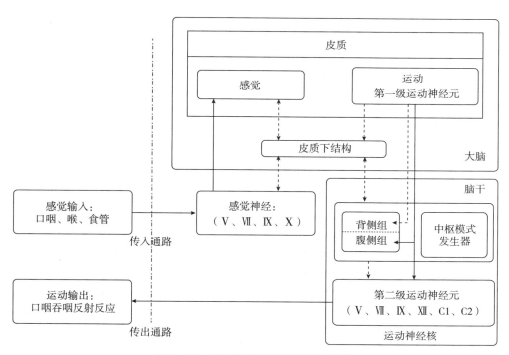

图 1-10　口咽期吞咽功能的神经调控

（一）吞咽调节过程

　　味觉、温度觉和压力觉刺激舌、口腔、咽喉周围感受器，感觉传入冲动主要通过第 V、Ⅶ、Ⅸ、X 对脑神经传入中枢。舌根与下颌骨下缘相交的吞咽启动点、咽峡、咽和咽后壁是引起最有效的吞咽刺激的关键部位。脑皮质和皮质下通路调节着吞咽反射的阈值。脑干吞咽中枢接收传入冲动，并把它转化为能被执行的反应。来自吞咽中枢的传出冲动经过三叉神经（CN-V）、面神经（CN-Ⅶ）、舌咽神经（CN-Ⅸ）、迷走神经（CN-X）、副神经（CN-Ⅺ）和舌下神经（CN-Ⅻ）对脑神经的神经核后传出，到达它们所支配的肌肉，产生反射性的功能活动，吞咽反射仅仅是上述神经控制中的一个层次图（图1-11）。

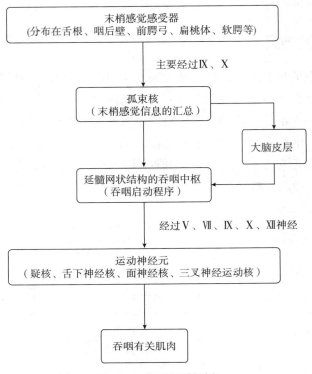

图 1-11　吞咽反射过程

（二）与吞咽相关的中枢神经

1.中枢模式发生器　吞咽中枢位于脑干（图1-12），主要与延髓有关。吞咽中枢模式发生器（central pattern generator，CPG）在没有外界反馈的情况下，由神经元驱动重复而又复杂的节律性运动。中枢模式发生器的神经元直接刺激脑干内的不同脑运动核，使兴奋或抑制信号传递给参与吞咽的口咽肌肉。来自咽肌和黏膜感受器的外周反馈信号，通过直接传入中枢模式发生器的神经元而调整吞咽活动顺序，延髓吞咽中枢有两个区域：孤束核及其周围网状结构构成的背侧区域，疑核及其周围的网状结构构成的腹侧区域。延髓吞咽中枢双侧对称，每侧都可以控制吞咽阶段及食管阶段。中枢模式发生器可分为3个系统：①由周围感觉神经至皮质吞咽中枢的传入系统；②由皮质吞咽中枢至咽肌的运动传出系统；③与脑干内神经元网络对应的组织系统，负责运动模式的编译。在中枢模式发生器内，一些神经元参与的活动与吞咽无关，而与呼吸、咀嚼和发声有关。由孤束核及其邻近网状结构内的前运动神经元和运动神经元构成，含有发生器神经元，参与控制着顺序或节律性吞咽模式的起始、时间、修订。背侧区接收相关传入信息、综合处理后，产生一系列按照特定时间顺序排列的兴奋（吞咽肌的顺序活动），并将其传递到腹侧区，然后再到疑核吞咽运动神经元和脑桥吞咽神经元，最终激活双侧三叉神经（CN-Ⅴ）、面神经（CN-Ⅶ）、舌咽神经（CN-Ⅸ）、迷走神经（CN-Ⅹ）、舌下神经（CN-Ⅻ）和颈段脊神经 C_{1-3} 中枢神经。

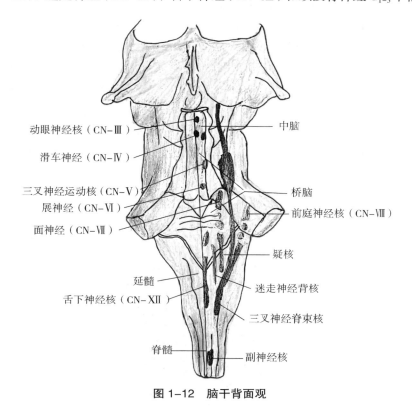

动眼神经核（CN-Ⅲ）
滑车神经（CN-Ⅳ）
三叉神经运动核（CN-Ⅴ）
展神经（CN-Ⅵ）
面神经（CN-Ⅶ）
延髓
舌下神经核（CN-Ⅻ）
脊髓

中脑
桥脑
前庭神经核（CN-Ⅷ）
疑核
迷走神经背核
三叉神经脊束核
副神经核

图 1-12　脑干背面观

2. 与吞咽有关的皮质吞咽中枢

（1）吞咽相关的初级感觉运动皮质区　是皮质吞咽中枢网络中最常见的兴奋区域，该区域与周围吞咽信息（如无意识吞咽中唾液在口咽的蓄积，自主性吞咽时水的转移，吞咽过程中下颌、舌、上腭、咽部肌肉运动对口咽的刺激等）的传入、整合有关，利于直接启动吞咽动作。一般认为吞咽相关的初级运动皮质区涉及吞咽运动的执行，吞咽相关的初级感觉皮质区可能与调节反射性吞咽和自主性吞咽的多种类型口咽感觉加工有关。

（2）皮质下结构　是吞咽相关感觉、运动信息的传导通路，包括放射冠、侧脑室旁白质、基底节区（尾状核、壳核、苍白球、内囊）和丘脑。当皮质下结构受损时，破坏了皮质与脑干之间的吞咽信息传导通路，将影响咽期和口期的吞咽功能。尤其是侧脑室旁白质病变时，吞咽功能可能严重受损。侧脑室旁白质是侧脑室体部邻近的白质，包括皮质与皮质下结构联系的投射纤维以及同侧半球内的皮质间联络纤维，侧脑室旁白质受损可以导致舌运动失调、口咽期食团传递时间延迟、吞咽失用症。

（3）小脑　与大脑皮质、脑干存在广泛连接，小脑通过整合接收到的感觉与运动信息，调控参与吞咽相关肌群活动的精确性、协调性。因此小脑监控着吞咽运动的执行，在舌肌和咽肌运动的前馈机制、时间控制、运动顺序和运动协调性中发挥重要作用。

（三）与吞咽相关的周围神经

正常吞咽的产生与6对关键的脑神经有关，它们是躯体神经与自主神经的混合神经，吞咽相关感觉信息经传入神经［三叉神经（CN-Ⅴ）、面神经（CN-Ⅶ）、舌咽神经（CN-Ⅸ）、迷走神经（CN-Ⅹ）］分别至延髓孤束核，同时上传至大脑皮质。吞咽相关运动信息经由疑核至传出神经［三叉神经（CN-Ⅴ）、面神经（CN-Ⅶ）、舌咽神经（CN-Ⅸ）、迷走神经（CN-Ⅹ）、副神经（CN-Ⅺ）、舌下神经（CN-Ⅻ）］，支配吞咽相关肌群运动（图1-13）。

1.三叉神经（CN-Ⅴ） 为混合性脑神经，含有一般躯体感觉和特殊内脏运动两种纤维；负责接受口腔中的触觉、压觉和温度觉，并发出纤维支配咀嚼肌。同时还支配舌下肌群（二腹肌和下颌舌骨肌收缩）的运动，负责使喉结构在吞咽中上提的同时向前移动，即喉的前置。

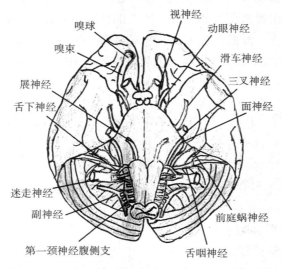

图1-13 脑神经

损伤表现：一侧三叉神经周围性完全损伤时出现的感觉障碍，主要为同侧面部皮肤及口、鼻腔和舌前2/3黏膜的感觉丧失；角膜反射可因角膜感觉丧失而消失。运动障碍为同侧咀嚼肌瘫痪和萎缩，张口时下颌偏向患侧，沿下颌骨的下颌支与颧弓以上出现一个深凹。

2.面神经（CN-Ⅶ） 为混合性脑神经，含有4种纤维成分。①特殊内脏运动纤维：起于脑桥被盖部的面神经核，主要支配面肌的运动。②一般内脏运动纤维：起于脑桥的上泌涎核，属副交感神经节前纤维，在有关副交感神经节换元后的节后纤维分布于泪腺、下颌下腺、舌下腺及鼻、腭的黏膜腺，控制上述腺体的分泌。③特殊内脏感觉纤维（味觉纤维）：其胞体位于颞骨岩部内，面神经管弯曲处的膝神经节，周围突分布于舌前2/3黏膜的味蕾，中枢突终止于脑干内的孤束核。④一般躯体感觉纤维：传导耳部皮肤的躯体感觉和表情肌的本体感觉。面神经支配唇部肌群及面部肌群（除咀嚼肌和上睑提肌以外的面肌）

的活动，并有特殊的感觉支鼓索传入味觉。同时支配舌前2/3的味觉。其副交感纤维起自上泌涎核，支配舌下腺、下颌下腺的分泌，使口腔保持湿润。

损伤表现如下。①中枢型：为核上组织（包括皮质、皮质脑干纤维、内囊、脑桥等）受损时引起，出现病灶对侧颜面下部肌肉麻痹。从上到下表现为鼻唇沟变浅，露齿时口角下垂（或称口角歪向病灶侧，即瘫痪面肌对侧），不能吹口哨和鼓腮等，对吞咽、咀嚼有一定的影响。多见于脑血管病变、脑肿瘤和脑炎等。②周围型：为面神经核或面神经受损时引起，出现病灶同侧全部面肌瘫痪，从上到下表现为不能皱额、皱眉、闭目、角膜反射消失，鼻唇沟变浅，不能露齿、鼓腮、吹口哨，口角下垂（或称口角歪向病灶对侧，即瘫痪面肌对侧）。多见于受寒、耳部或脑膜感染、神经纤维瘤引起的周围型面神经麻痹。此外还可出现舌前2/3味觉障碍。

3.舌咽神经（CN-Ⅸ）　为混合性脑神经，含有5种纤维成分。①特殊内脏运动纤维：起于疑核，支配茎突咽肌和咽缩肌。②一般内脏运动（副交感）纤维：起于下泌涎核，在耳神经节交换神经元后到腮腺，支配腮腺分泌。③特殊内脏感觉纤维：胞体位于颈静脉孔处的下神经节，中枢突终于脑干孤束核，周围突分布于舌后1/3的味蕾。④一般内脏感觉纤维：胞体也位于下神经节，中枢突终于孤束核，周围突分布于咽、舌后1/3等处黏膜以及颈动脉窦和颈动脉小球。⑤一般躯体感觉纤维：胞体位于上神经节内，分布于耳后皮肤。舌咽神经的根丝，自延髓后外侧沟出脑后与迷走神经和副神经同出颈静脉孔。在孔内神经干上有膨大的上神经节。出孔后，在孔的下方又形成一稍大的下神经节。舌咽神经出颅后先在颈内动、静脉间下降，然后呈弓形绕茎突咽肌向前，经舌骨舌肌深面达舌根。舌咽神经负责口咽的触觉、温度觉和舌前部味觉的传入。来自下泌涎核发出的自主神经纤维支配腮腺分泌唾液。舌咽神经发出的运动纤维支配茎突咽肌，与第十对迷走神经一起主管咽喉部肌肉的运动。舌咽神经掌管舌后1/3、咽部的感觉以及舌后1/3的味觉，并将感觉信息传入孤束核。

损伤表现：一侧舌咽神经损伤后表现如下。①咽与舌后1/3的感觉障碍；②咽反射减退或消失；③舌后1/3味觉丧失；④某些咽肌肌力减弱，悬雍垂偏向健侧；⑤腮腺分泌减少等。然而舌咽神经损伤不易检查，而且单独舌咽神经损伤也甚为罕见，常伴有迷走神经或其他一些核的损伤。

4.迷走神经（CN-Ⅹ）　为混合性脑神经，是行程最长、分布范围最广的一对脑神经。含有4种纤维成分。①一般内脏运动（副交感）纤维：起于迷走神经背核，主要分布到颈、胸和腹部的脏器，管理平滑肌、心肌和腺体活动。②特殊内脏运动纤维：起于疑核，支配咽、喉肌。③一般内脏感觉纤维：其胞体位于颈静脉孔下方的下神经节内，其中枢突终于孤束核，周围突分布于颈、胸和腹部的脏器。④一般躯体感觉纤维：其胞体位于上神经节内，其中枢突止于三叉神经脊束核，周围突主要分布于耳廓、外耳道的皮肤和硬脑膜。迷走神经参与支配咽、食管肌的活动。它发出的支配横纹肌和平滑肌的神经纤维不仅支配吞咽肌的运动，还支配与吞咽有关的其他器官如肺的呼吸活动。迷走神经主要控制咽的内在肌，参与软腭上提、声带闭合、会厌翻转，它也是环咽肌的主要支配神经。

损伤表现：一侧迷走神经主干损伤表现为病侧软腭瘫痪、发音困难、声音嘶哑、心动过速、喝水时易发呛等症状。两侧迷走神经损伤可引起失音、喉部肌肉瘫痪、呼吸困难、心律不齐甚至导致死亡。单独迷走神经损伤少见，多伴舌咽神经、副神经和舌下神经受累，而引起相应的系列症状。当与舌咽神经合并损伤时，会发生吞咽困难、腭垂歪向健侧等。

5.副神经（Ⅺ） 由颅根和脊髓根组成。颅根（延髓部）含特殊内脏运动纤维，起自疑核，出脑后与脊髓根合成副神经。经颈静脉孔出颅后，颅根又分开加入迷走神经支配咽喉肌。脊髓根（脊髓部）的纤维为躯体运动纤维，起自脊髓颈段和延髓下端的副神经核，由脊神经前、后根之间出脊髓，在椎管内上行，经枕骨大孔入颅腔，与颅根汇合成副神经。出颅后脊髓根与颅根分开，单独成为颈部所见的副神经，绕颈内静脉行向外下，经胸锁乳突肌深面继续向外下斜行进入斜方肌深面，分支支配此二肌，参与支配咽喉肌。

损伤表现：副神经的脑根单独损伤少见，常与迷走神经一同损伤，引起喉及咽肌瘫痪而出现发音和吞咽障碍。

6.舌下神经（CN-Ⅻ） 这是与吞咽有重要关系的一组脑神经，由躯体运动纤维组成，由舌下神经核发出，自延髓的前外侧沟出脑，经舌下神经管出颅。出颅后，经颈内动、静脉之间下行，然后在枕动脉下方绕颈外动脉向前达舌骨舌肌浅面，在舌神经和下颌下腺导管的下方进入舌内，支配全部舌内、外肌。

损伤表现：一侧舌下神经受损，患侧舌半舌肌瘫痪，继而舌肌萎缩，伸舌时由于健侧颏舌肌牵拉力量强于患侧，故舌尖偏向患侧；缩舌时，健侧茎突舌肌过度牵拉，舌侧偏向健侧。多见于脑血管意外。

吞咽运动中脑神经参与过程如表1-1所示。

表1-1　吞咽活动中脑神经功能

吞咽期	脑神经	功能
口腔期	Ⅴ（三叉神经）	触觉、本体感觉、运动
	Ⅶ（面神经）	味觉及运动
咽期	Ⅸ（舌咽神经）	味觉、咽蠕动、唾液分泌
	Ⅹ（迷走神经）	味觉、运动、咽固有肌、咽蠕动及吞咽启动
	Ⅺ（副神经）	咽蠕动、头颈的稳定性
口腔及咽期	Ⅻ（舌下神经）	舌、喉及舌骨运动

三、吞咽相关肌肉

参与吞咽的肌肉主要有面肌、舌肌、咀嚼肌、腭肌、舌骨上下肌群、咽肌等，各组肌肉在吞咽中的作用及神经支配（表1-2）。

表1-2　与吞咽相关的各肌群的主要肌肉及其功能

肌肉群	肌肉	功能
表情肌群	口轮匝肌、颊肌、笑肌、提上唇鼻翼肌、提上唇肌、颧小肌、颧大肌、提口角肌、降下唇肌、降口角肌、颏肌	口轮匝肌：闭唇 颊肌：收缩时将嘴唇回缩 笑肌：嘴唇外拉 提上唇鼻翼肌、提上唇肌：将唇上抬及外翻 颧小肌、颧大肌、提口角肌：微笑时将上层向外上方拉 降下唇肌：有助于表现悲痛哀伤的表情 降口角肌：嘴角下压，表现出悲伤的感觉 颏肌：嘟嘴
咀嚼肌群	咬肌、颞肌、翼内肌、翼外肌、二腹肌、下颌舌骨肌、颏舌骨肌	咬肌、颞肌、翼内肌：下颌打开 翼外肌、二腹肌、下颌舌骨肌、颏舌骨肌：下颌闭合
舌骨上肌群	二腹肌、下颌舌骨肌、颏舌骨肌、茎舌骨肌	二腹肌：下颌固定时，将舌骨向上并向后方拉 下颌舌骨肌：将舌骨向上和向前拉 颏舌骨肌：将舌骨向前拉 茎舌骨肌：提起及缩回舌骨
舌骨下肌群	胸舌骨肌、肩胛舌骨肌、胸甲状肌、甲状舌骨肌	胸舌骨肌：将舌骨和喉部下拉 肩胛舌骨肌：收缩时，下拉舌骨 胸甲状肌：使声褶变短，减少张力和振动频率 甲状舌骨肌：将喉部上提或下压
舌肌群	上纵向肌、下纵向肌、舌横向肌、舌垂直肌、腭舌肌、茎舌肌、舌骨舌肌、颏舌肌	上纵向肌：缩短舌头，将舌头向上拉 下纵向肌：缩短舌头，将舌头向下拉 舌横向肌：将舌头变窄并拉长 舌垂直肌：将舌头扁平变宽 腭舌肌：将舌头拉高，舌头向后 茎舌肌：将舌头两侧拉高，舌头向后 舌骨舌肌：将舌头两侧下拉，舌头向后 颏舌肌：将舌头伸出并下压舌头中央
软腭肌群	腭帆提肌、腭帆张肌、腭舌肌、腭咽肌、悬雍垂	腭帆提肌：收缩时将软腭拉向后咽壁 腭帆张肌：拉紧软腭 腭舌肌：收缩时下压软腭或在软腭固定时抬舌 腭咽肌：下压软腭，上抬并收缩咽，抬高喉部 悬雍垂：口腔检查的重要标志，与软腭上抬有关
咽肌群	上咽缩肌、中咽缩肌、下咽缩肌、耳咽管咽肌、茎咽肌	上咽缩肌：将软腭咽部关闭 中咽缩肌：增加对推进食团的收缩或推进压力 下咽缩肌：吞咽时开启食管 耳咽管咽肌：协助咽上抬 茎咽肌：上抬和张开咽部
喉肌群	甲状杓肌、环甲状肌、后环杓肌、外侧环杓肌、杓肌	甲状杓肌：使声褶的主要部分缩短和增厚 环甲状肌：使声褶的长度和力度增加 后环杓肌：拉长、上提和外展声褶 外侧环杓肌：使声褶内收

任务三　吞咽的生理分期及特点

一、吞咽过程

　　吞咽活动是口腔、咽、喉部和食管的神经肌肉共同参与的一个复杂的协调运动过程，神经肌肉的精确协调使口腔、咽、食管的管道依次收缩及打开，产生了能够将食团按顺序从口腔推进至食管的压力梯度。食团被舌推入咽后，刺激咽黏膜神经末梢，同时软腭上抬，将口咽部与鼻咽部隔开，从而防止口咽部新产生的压力经过鼻腔造成分散而下降。与此同时，舌骨向前向上移动使喉部上升，喉后间隙张开，并使会厌倾斜至舌下，会厌的倾斜掩盖了喉部，可防止误吸（图1-14）。

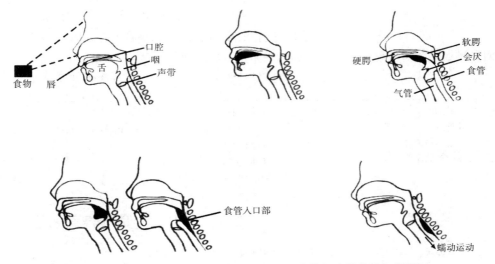

图 1-14　吞咽过程中口腔、咽、食管肌肉的收缩与舒张

二、吞咽分期

　　正常的吞咽过程分为五个时期，即认知期、口腔准备期、口腔期、咽期和食管期。

（一）认知期

　　认知期也称口腔前期，是个体通过视觉、听觉和嗅觉感知食物，并将食物的信息传入大脑皮层，确认食物后大量分泌唾液、胃液，用餐具或手将食物送至口的过程。该阶段包含对食物的认知、摄食程序、纳食动作，是下一阶段（口腔准备期）进行食物咀嚼、吞咽的前提条件。

（二）口腔准备期

口腔准备期是指从摄入食物到经过咀嚼形成食团的阶段，发生于口腔，主要作用是纳入食物，并对食物加工处理。这一时期可以随意控制，在任何时候都可以停止（图1-15）。

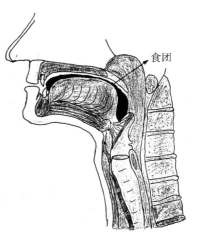

图 1-15　口腔准备期

1.基本生理过程　在口腔准备期，舌以及口面部肌肉群起着至关重要的作用。具体过程为：张口，食物进入口腔之后，口唇闭合；舌感知食物的味道、温度和质地，并移动食物到上下牙列之间进行咀嚼，使食物与唾液充分混合，最终形成食团；咀嚼过程中，颞下颌关节由肌肉牵拉产生上下前后的运动，完成对食物的充分研磨；面颊部肌肉配合舌的运动挤压食物到正确位置；口腔后部的软腭与舌根相接阻止食物提前进入咽腔。这一时期，咽与喉处于静止状态，气道开放且鼻呼吸持续存在。口腔准备和口腔期的持续时间长短不一。如果口部的控制和协调能力差，将导致一部分食物在吞咽开始之前就过早滑入咽，导致误咽。

2.口面部肌肉的作用　口轮匝肌和唇周的环形肌是吞咽功能的第一道括约肌，维持口腔的闭合状态以防止食物由唇周漏出，并防止非进食状态下的口水外溢。由5块肌肉组合的咀嚼肌结合舌体的运动对食物进行充分的咀嚼。颊肌收缩而避免食物滞留于齿龈与面颊之间，以保持食团在舌面上和牙齿之间以便咀嚼。咀嚼是口腔准备期的一个重要功能，它是咀嚼肌按照一定的顺序收缩所组成的复杂的节律性动作。咀嚼肌群属于骨骼肌，咀嚼是可受控制的随意运动。咀嚼过程分为静止期、食物入口期、食物转送期、咀嚼基本期、食团形成期五个时期。咀嚼周期为节律性咀嚼过程运动中的一次循环，分为开口相、闭口相、咬合相。咀嚼食物时，首先开口，在舌肌、颊肌等肌肉的作用下，将食物运至上、下颌后牙之间，然后闭合咬合食物，直至上、下牙接触，此为一个咀嚼周期，而食物的韧度和硬度可以影响咀嚼周期的长短。另外，牙齿和口腔健康状态、唾液的分泌量、舌的感觉与运动以及颞颌关节与咀嚼肌的功能都会影响咀嚼动作的效率。相关神经功能的正常是咀嚼动作顺利完成的必要条件，其中面神经负责面肌的运动，迷走神经、副神经负责舌体、腭弓、咽缩肌的运动，这些神经主要分布在脑干部位，当脑干部位的病变影响这些神经的功能时，可引起延髓麻痹，从而影响咀嚼动作而导致吞咽功能的障碍。腭舌肌被认为是吞咽系统的第二道括约肌，其收缩使舌根部抬升及接触软腭，使口腔后部关闭，阻挡食团过早地从口腔到咽腔。肌肉的收缩可完成咀嚼、运送及其他可能的口腔运动功能。上述肌群活动由三叉神经、面神经、舌下神经等神经支配。食物进入口腔后，刺激舌、口腔和咽部的机械性、化学性和温热性感受器，产生冲动，冲动沿三叉神经、面神经、舌咽神经、迷走神经传至延髓的上涎核和下涎核（唾液分泌的基本中枢），然后通过中板控制唾液的分泌；同时，以上神经冲动传到延髓的孤束核，经大脑皮质和延髓的网状结构的吞咽中枢，引起脑干的疑核、三叉神经运动核、面神经核、舌下神经核控制的相关肌肉的收缩而完成吞咽的部分功能。

3.舌的作用 食物的移动及放置由舌体及附着其表面的黏膜完成，舌肌完成大多数食团的位置移动。舌肌包括舌内肌和舌外肌，各4对。在吞咽活动中，舌内肌主要完成食物的搅拌及输送。在舌外肌群中，以颏舌肌较为重要，两侧颏舌肌同时收缩，将舌拉向前下方，即伸舌；一侧收缩使舌尖伸向对侧。舌内肌和颏舌肌的作用可改变食物的形状，其余3块舌外肌调节舌相对于口腔和咽结构的位置。舌面密集的机械刺激感受器决定了舌是食团大小的重要感觉区域。舌前2/3的感觉由三叉神经分支舌神经传入延髓的吞咽控制中枢，而舌后1/3的感觉由舌咽神经传入。在口腔准备期，腭舌肌收缩使舌根部抬升接触软腭，使口腔后部关闭，以免食团过早地脱离口腔到咽腔。

4.咀嚼的作用 咀嚼的主要作用是对食物进行机械性加工，通过上、下牙齿以较大的压力相互接触，将食物切割或磨碎，切碎的食物与唾液混合，形成食团，以便吞咽。当食物触及舌体表面、齿龈和硬腭前部时，口腔内感受器和咀嚼肌的本体感受器受到食物的刺激，产生并传入冲动，引起节律性地咀嚼活动。咀嚼活动对人体的进食过程有很多的作用：首先，通过咀嚼粉碎食物，形成食团，具有促进唾液、消化液分泌的作用，咀嚼可使唾液淀粉酶与食物充分接触而产生化学性消化，还能加强食物对口腔内各种感受器的刺激，反射性地引起胃、胰、肝和胆囊的活动加强，为下一步消化和吸收做好准备；其次，通过咀嚼肌的收缩和下颌的运动，促进颌面部的生长发育；再次，唾液与食物充分混合，刺激味觉感受器，同时通过挥发食物中的挥发性物质产生味道，从而加强嗅觉和味觉；最后，咀嚼可以满足人们的食欲，有精神-心理效应。因此，咀嚼并非简单的机械加工，而是在中枢神经系统参与下的、具有多种生理意义的综合性下颌运动。咀嚼动作的频次也影响食物的吞咽和消化。细嚼慢咽能充分调节口腔的生理功能，促使牙龈表面角质变化，提高牙根的抗病能力；通过食物在口腔中反复咀嚼，牙龈表面受到唾液的反复冲洗，增强了牙面的自洁作用，有利于防治牙病；细嚼慢咽可以使唾液分泌量增加，唾液中的蛋白质进入胃内可生成一种蛋白膜，对胃起到保护作用；食物咀嚼得越细，食物越容易被消化吸收。

5.不同性状食物的处理 不同性状的食物在本期有不同处理方法：①水、清汤等液体不需在口腔内进一步处理加工的食物，以原型经舌背进入食团；②米糊、粥等半固体食物通过舌和腭来挤压推送；③米饭、面包等固体食物则通过咀嚼运动、舌的协调、脸颊运动引起的搅拌、粉碎、研磨、唾液混合等，被处理成可吞咽的食团。

（三）口腔期

口腔期是指咀嚼形成食团后运送至咽的过程（图1-16）。

1.基本生理过程 吞咽的口腔期一旦开始，舌尖被放置于上颌骨中央的切牙后的牙槽嵴处，舌面上抬与硬腭的接触面扩大至后方，把食团挤压向后送，几乎与此同时，软腭开始提升，舌后部下降，舌根略前移，食团被挤压开始流入咽。软腭随之上升，与向内前方突出的咽后壁相接，封锁上咽与中咽的间隙，形成鼻咽腔闭锁。

口腔推送期完成时间一般少于1.5秒，随着食团黏稠度的增加，时间可随之稍延长。一旦食团到达舌后部并通过咽弓，吞咽动作则变为反射性行为，不再受意志的控制。

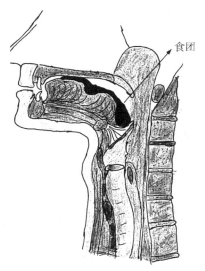

食团

图1–16　口腔期

2.**肌肉的作用**　口腔期代表肌肉主要包括舌骨提肌群、围绕腭弓的肌群和关闭鼻咽的肌群。此期，面部肌群（特别是唇肌、颊肌）、舌肌和上咽缩肌、茎突舌肌、茎突舌骨肌、颏舌骨肌、下颌舌骨肌放松，腭舌肌群和腭咽肌群收缩，二腹肌也参与了舌骨和喉的抬升活动。腭的抬升是腭提肌收缩的结果，腭提肌由迷走神经的咽丛支配。由舌下神经支配的舌骨舌肌和茎突舌肌控制舌后部的下降。舌前部快速地从上颌骨后的牙槽嵴向硬腭前部挤压，可把食团移至舌面上。此时，口轮匝肌和颊肌收缩以免压力向前、向口腔外及向两侧面分散。软腭的抬升使食团通过腭弓。一旦软腭抬升完全，与咽后壁接触，则可关闭鼻咽，阻止食物进入鼻咽。鼻咽侧壁由上咽缩肌组成，也参与关闭鼻咽。迷走神经运动纤维的咽丛支配上咽缩肌及腭肌。在进入咽期前，三叉神经的运动支支配的下颌舌骨肌收缩使舌骨轻度抬升。

3.**不同性状食物的处理**　吞入食团的量随着食物的黏稠度而改变。①稀流质，可从1ml（唾液食团）到17~20ml（用杯子喝水）不等。②当食团黏性增加时，吞咽的最大量随之下降。果冻平均可吞入5~7ml，较浓稠的马铃薯泥则为3~5ml，肉则平均为2ml。如将大量浓稠食物放在口中，需经舌搅拌后再细分，把细分出来的部分先形成要被吞咽的食团，其他部分则放在口内，等待稍后的吞咽。当食物黏稠度增加时，需要较大的挤压力和较多的肌肉参与活动。③降低食物的黏稠度能使食团较容易通过咽，特别是通过食管上括约肌。食物经过口腔的加工后变成易于吞咽的食团，而食团的黏稠度主要与口腔相关肌肉的运动功能和唾液的分泌密切相关，当食物进入口腔，相关感受器将神经冲动上传，经过中枢调控后，通过相关肌肉动作和唾液的分泌来完成食团的加工，若以上相关的神经和中枢控制出现障碍，就会影响食团的加工和食物黏稠度的处理。

4.**唾液的分泌及其作用**　唾液对食物的湿润和稀释作用能够调节食物的黏稠度使之适合吞咽，因此，唾液对食物的混合作用是使食物能够成功地从口腔进入食管的重要保证。唾液包含两种主要的蛋白质成分，即消化淀粉酶和润滑液。正常的唾液每天分泌1.0~1.5L。唾液的分泌由中枢脑干的涎核控制，发出的神经冲动经副交感神经系统的神经纤维传出，从而支配腮腺、下颌下腺和舌下腺等唾液腺的分泌。总之，正常的口腔期需要：①完好的双唇肌肉力量，确保口腔密闭，阻止食物流出；②良好的舌运动，将食团进行推送；③完好的两侧颊肌运动，以控制食物不残留于两侧颊沟；④正常的腭肌，确保顺畅的呼吸。上述任一结构功能异常，均会产生不同程度的口腔期吞咽障碍。

（四）咽期

咽期是指吞咽反射启动，开始于食团入咽（图1-17a），结束于环咽肌松弛，食团进入食管（图1-17b）。咽期是吞咽的最关键时期，气道必须闭合以防止食团进入呼吸系统。许多功能活动在此期以同步的方式极快地发生，食团通过咽仅持续0.8~1秒。食团通过食管上1/3处平滑肌和横纹肌收缩产生的蠕动波，以及食管下2/3平滑肌收缩波进入胃内。此期运动是不受随意控制的非自主性运动，一旦启动，则不可逆，如果没有完好的喉保护机制，此期最容易发生误吸。

1.吞咽的启动　舌体推动食团，食团的头部到达舌根与下颌骨相交的任一点均可视为咽期的吞咽启动点。在此点时，口腔期结束，咽期启动。口腔内经过加工后适合吞咽的食团、液体接触后咽部时，咽部的感受器产生冲动并上传至中枢控制区而启动吞咽动作。正常的咽期吞咽需要主动吞咽意识与启动咽期吞咽的参与，两者缺一不可，仅有一种机制存在，无法产生正常经口进食过程中所出现的规律与即时的吞咽动作。只有启动咽期吞咽，才可能产生咽期生理活动。如果只有舌部推送食团，而没有启动咽期吞咽，食团将会停留在会厌谷或梨状窦。如果是液体食物，将会流入开放的呼吸道；如果是浓稠食物，将会从会厌谷流出，进入梨状窦或掉入呼吸道。此时要靠咳嗽才能咳出食物。

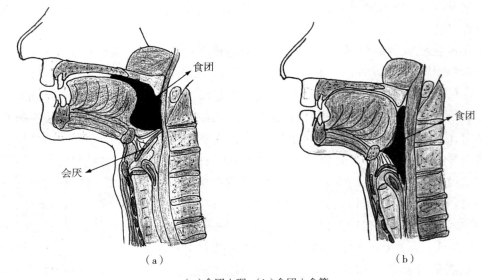

（a）食团入咽；（b）食团入食管

图1-17　咽期

2.基本生理过程

（1）软腭上抬并后缩　完全闭锁腭咽，阻止食物进入鼻腔。正常吞咽者腭咽闭锁和舌骨与喉的上抬及前移几乎是同时发生的。

（2）舌骨和喉部上抬以及前移　这项活动有2个生理活动。①舌骨的上抬及前移：上抬可关闭呼吸道入口，正常人舌骨上抬约2cm；前移可使食管上括约肌打开。②喉部的上抬及前移：使会厌基部增厚，协助喉前庭闭合，扩大咽，在下咽产生真空，向下推进食团，松弛环咽肌。

（3）喉部闭合　始于声带，继而延伸至喉前庭。闭合的产生由下到上，可将漏入喉部的食物由喉前庭推至咽，预防误吸的发生（如固体、液体食物等进入呼吸道真声带上方）。当呼吸道的前庭闭合时，杓状软骨会有向下、向前及内缩的摇摆动作，促使喉部的通道缩小。同时，喉部上抬且前拉，以使会厌基部增厚，协助喉前庭的闭合。正常人单次吞咽时，呼吸道闭合0.3~0.6秒；用杯子连续饮水时，呼吸道闭合时间可超过5秒。随着舌骨和喉部的上移，声带关闭，会厌盖住喉入口，喉前庭关闭，此过程呼吸短暂中断，保护气道可防止食团进入肺部引起误吸。

（4）舌根下降和后缩　与前突的后咽壁接触，闭锁上咽腔，增加咽推动食团的动力，防止食物返回口腔。

（5）咽缩肌规律地由上到下收缩　通过控制食团前进的三个因素使食物向下运动。①"咽舌部"的推进作用。②咽缩肌的挤压作用：吞咽时，咽缩肌的收缩呈次最大强度；这些肌肉的收缩速度和启动时间比收缩的力量更为重要。③食管内压力：咽呈现负压，与食团中或其上方正压相比，食管应呈现较低压力。一旦食管上括约肌开放，上述机制可使食物直接进入食管内。

（6）会厌反转，覆盖喉前庭　①保护气道；②在会厌两侧形成"滑道"使食物向下滑落；③使食团绕道进入梨状隐窝。有学者认为，由舌产生的推进力（也称为舌驱动力）是其中的最重要因素，因其在上咽产生压力。

（7）环咽肌开放，使食团进入食管　环咽肌与下咽缩肌远侧部、食管近端环形肌共同构成食管上括约肌，是长度为3~5cm的高压带。环咽肌在咽的缩肌中是独特的。生理状态下，在其他咽缩肌放松时，环咽肌保持连续张力性收缩，其作用是关闭食管入口，防止食物由食管反流入咽。三个因素可影响环咽肌的开放：①该肌受迷走神经支配；②通过喉部的上抬以及前移牵拉肌肉，使其开放；③咽缩肌收缩，形成咽缩窄压力挤压食团，被动启动环咽肌开放。如果咽缩肌无力，咽推进食团的力量下降，食团则较难通过UES。如果咽肌功能不协调，使UES在吞咽过程中处于紧张状态而无法放松（失弛缓）时，则会发生吞咽的协同困难，食物容易反流。如果吞咽时喉部的上抬以及前移运动不足或不能，将导致环咽肌开放不完全或不开放。如果支配环咽肌的迷走神经功能障碍，也严重影响环咽肌的开放。这几种情况都可导致部分或全部食团滞留在咽并且在吞咽后引起误吸。

（五）食管期

食管期是指食物通过食管进入胃的过程，这是通过食管肌肉的顺序收缩实现的。此期是食物通过时间最长的一个期，从环咽肌开放开始，至食物经贲门进入胃内结束，持续6~10秒（图1-18）。

1.基本生理过程　食管肌肉的顺序收缩是一种向前推进的波形运动。在食团的下端为一舒张波，上端为一收缩波，加上重力作用，食团就很自然地被推送前进到胃内。食管的蠕动波在速度和强度上都有比较大的变化，一旦启动，并不是"全和无"现象，它可以在到达食管下括约肌前消散。蠕动波的速度和强度依赖于食物的特性，感觉反馈在调节蠕动波的速度和强度中起到了重要的作用。

2.**神经调节** 吞咽的食管期需要食管肌肉的兴奋和抑制的输入。一旦食团进入食管，食团的移动则与食管的括约肌和横纹肌有关。食管横纹肌的运动由脑干的运动细胞控制，而平滑肌的收缩则由自主神经系统控制，由迷走神经运动核发出的节前纤维支配。食管肌肉运动神经元的抑制和兴奋由与吞咽中枢相连的中间神经元控制。食管期的吞咽运动由中枢神经控

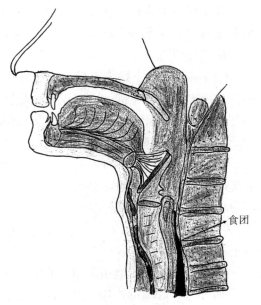

图1-18 食管期

制的一系列反射调节完成，当控制食管阶段性收缩和使食管下端括约肌放松的运动中枢和迷走神经功能出现障碍时，则会引起食管期的功能障碍，主要表现为吞食固体食物后胸骨处的梗阻感，而液体则不存在梗阻感，若食管下括约肌不能松弛，则导致食物向咽部反流；若食管下括约肌过度松弛，则导致胃内容物向食管反流。

三、吞咽不同时期的反射性调节活动

（一）口腔准备和口腔期

此期为自主控制的活动。主要反射调节过程如下：当食物送入口唇时，三叉神经支配舌骨肌和二腹肌完成张口运动，食物进入口腔，咀嚼肌（亦由三叉神经支配）咀嚼食物成团块状，通过舌肌的搅拌形成食团，食团刺激舌背和咽喉部的神经末梢，经舌咽神经、迷走神经传入脑干的延髓及其下部吞咽中枢发出冲动，由舌咽神经、迷走神经、舌下神经传出，兴奋舌基底部和口腔底部肌肉，使舌向上顶住硬腭向后推移，把食团挤进咽。同时，膈神经及肋间神经被抑制，使膈肌和肋间肌放松，呼吸暂停。此时大脑皮质参与控制运动，小脑起协调运动的作用。

（二）咽期

此期为非自主性活动。主要反射调节过程如下：食团进入咽，刺激咽弓前部及舌的底部，诱发吞咽反射。当食团进入咽时，刺激咽黏膜内的神经末梢产生冲动，由迷走神经传入，延髓及其下部吞咽中枢发出冲动，由舌咽神经、迷走神经、副神经传出，兴奋咽喉壁、软腭和舌背肌肉，使软腭上抬与鼻咽壁接触防止食物进入鼻腔，使声带和会厌关闭喉

前庭防止食物进入气管，使食管上括约肌松弛、咽缩肌收缩，食团被挤入食管。

（三）食管期

此期为非自主性活动。主要反射调节过程如下：食团刺激食管壁的神经末梢，由迷走神经传入，延髓及其下部吞咽中枢发出冲动，由迷走神经传出，使腭咽闭合、食管肌性收缩蠕动把食团推送至贲门，贲门括约肌松弛，食团通过并进入胃部。

四、呼吸与吞咽

呼吸与吞咽都是维持生命的主要功能，两者之间的协调有着重要的意义。

（一）正常吞咽

在口腔准备期咀嚼时，用鼻呼吸；在咽期，食团刺激软腭部的感受器，引起一系列肌肉的反射性收缩，使软腭上抬，咽后壁向前突出，封闭鼻咽通道；声带内收，喉上抬并紧贴会厌，封闭咽与气管的通道，呼吸暂时停止（会厌关闭呼吸道可持续0.3~0.6秒)，让食物通过咽；由于喉头前移，食管上口肌肉松弛，食团就从咽进入食管；随后，重新恢复的呼吸过程从呼气开始。

吞咽时，一旦声带完全内收，则呼吸停止，这就是所谓的吞咽呼吸暂停。对吞咽时呼吸暂停和呼吸运动的研究为吞咽误吸提供了重要的线索。正常吞咽时，气流突然减少，导致短时间的呼吸暂停，暂停的时间及食团的大小与吞咽是否启动。正常吞咽后，随之是一个呼气的过程，虽然吞咽的动作通常被描述为阶段性的过程，这是为了更好地理解与吞咽有关的解剖结构。需要指出的是，吞咽的自主和非自主阶段是同步发生的，而不是按顺序发生的。

（二）异常吞咽

如果患者在进食过程中呼吸急速，咀嚼时用口呼吸或吞咽瞬间呼吸，或任何能使声门括约肌不能及时和恰当关闭的情况，都有可能使固体和液体食物进入气道引起误吸。此外，当胸廓过度紧张或呼吸肌肌力低下、咳嗽能力减弱，无法完全咳出误吸物时，则易引起吸入性肺炎。所以，研究呼吸活动在吞咽中的运动可为吞咽误吸提供另外的线索。正常吞咽时空气突然减少，由此会造成正常吞咽时呼吸暂停，但这种暂停可能随患者的状态、食团的性质和患者的年龄而变化。因此可通过呼吸训练达到改善吞咽功能的目的。

五、特殊年龄者吞咽功能的生理改变

（一）婴幼儿的生理变化

1.吞咽器官的解剖功能特点

（1）口腔和咽　婴幼儿口腔和咽的解剖关系与成人不同。年龄越小，差异越大。对婴儿而言，舌占满了整个口腔，两颊内部的脂肪垫使口腔侧边变窄。舌与喉部较成人的位置高，以提供给呼吸道较自然的保护。硬腭通常垂得很低，而悬雍垂一般靠在会厌软骨内部，在会厌谷形成一个"口袋"。随着舌重复的抽吸动作，食团通常会被堆积在口腔后方向前突起的硬腭处，或是在会厌谷口袋。

（2）发育特点　在2岁前，面部会持续成长，下颌会往下往前生长，带领舌向下，并扩大舌和腭之间的空间，逐渐发育成一个口腔空间；喉部和舌骨同时下降，可拉长并扩展咽。在青春期，咽的拉长与喉部的下移程度是最大的。婴幼儿与成人间吞咽器官的解剖学差异详见表1-3。

表1-3　婴幼儿与成人吞咽器官的解剖学差异

解剖部位	婴幼儿	成人
口腔	舌占据整个口腔，口腔空间小而舌相对较大	口腔空间增大，舌静止时位于口底部
	无牙	有牙
	舌休息位时向上顶着上腭，舌尖置于上下唇之间	舌休息位时离开上腭，舌尖位于牙后方
	颊部有脂肪垫（颊肌间的脂肪组织），参与吸吮活动	无脂肪垫，颊肌参与咀嚼活动
	下颌骨相对较小，并向后缩	上下颌骨间的大小比例接近成人，下颌向前生长
	沟槽在吸吮中有重要作用	沟槽无特殊功能
咽	鼻咽及喉咽连成一体，缺乏真正的口咽结构	咽延长，口咽结构明显可见（人类的言语器官）
	鼻咽形状圆钝	鼻咽与颅底成90°
喉	喉大小为成人的1/3	喉大小接近成人
	真声带的1/2由软骨折叠而成	真声带1/3由软骨折叠而成
	会厌窄且直	会厌宽且平

2.吞咽动作发育

（1）口腔期　胎儿会吸吮羊水，表明吞咽动作从胎儿期就已出现。婴儿的吞咽生理与成人不同，吸奶时，婴儿重复舌的抽吸动作（开始时，舌与下颌一同运动），每一次从奶嘴吸出的奶会被堆积在腭弓前或会厌谷内。每个婴儿使用舌抽吸的次数不尽相同，正常一般是2次，超过7次则为异常。通常舌抽吸的次数与一次舌运动能挤压出来的液体量有关，如果每一次舌运动挤压出来的液体量较多，舌抽吸次数就减少，反之亦然。当食团的大小适当时，咽期吞咽即被启动。如果用汤勺给予少量的液体，婴儿通常会产生类似成人咽期的吞咽。

（2）咽期　婴儿的咽期大部分特征和成人是相似的，但有两处不同。一是婴儿在吞咽时咽后壁往前移动的幅度通常比成人大；二是因为在解剖上，咽已被上提到舌根下方，所以婴儿吞咽时喉部上提范围会减少。

婴儿大约在7个月时会啃咬，10~12个月才开始咀嚼，但到达成人的咀嚼形态时间差异较大，可能需要3~4年。一旦婴儿发展到能吞咽煮烂的或软的食物时，除了喉部上抬动作较小外，口腔期与咽期的吞咽生理与成人基本相似。

（二）老年人的生理变化

老年人结缔组织弹性的下降和肌肉量的减少，会导致运动力量和速度的下降，影响头颈区域的肌肉运动，这些改变会影响老年人的吞咽功能。有证据表明，只通过速度就可以区分老年人和年轻人的吞咽过程，尽管吞咽速度的下降不一定能够导致吞咽困难，但有发生食团运送方向错误的风险。当神经疾病或疲劳影响这些肌肉时，则有可能无法正常发挥作用。在这些情况下，老年人的吞咽功能虽然正常，但是容易失代偿。

1.口腔期　老年人舌的生理变化会影响其正常的功能。脂肪组织沉积在舌上并且连接纤维增多，导致肌肉力量的下降和运动范围的缩小，这些改变同样发生在咀嚼肌。有人发现，虽然老年人的舌维持等长活动的能力下降，但是产生足够吞咽压力的能力是完好的。老年人还会出现初级味觉感受器减少，甚至会有嗅觉丧失；有些药物的副作用使唾液分泌减少，不利于吞咽感觉输入；牙齿条件不好会导致吞咽疼痛，不良的咬合面可导致咀嚼不充分，咀嚼困难和缺乏口味最终会导致摄入的减少和营养不良。

2.咽期　老年人气道关闭的持续时间会减少，这可能与呼吸能力下降和声带运动的主要变化有关，其中前者相关性更强。伴随UES开放程度的减小，老年人更有可能发生食团残留并进入没有保护的气道的现象，吞咽后老年人的呼气保护反应较弱。与年轻人相比，老年人括约肌内的压力较低，防止食管内容物反流屏障较弱。

3.食管　随着年龄的增长，食管的蠕动能力下降。这可能与近端食管肌肉力量的下降和它提供启动收缩，并足以触发正常的蠕动反应的能力减弱有关。

任务四　吞咽障碍的分类及病因

吞咽障碍是一个总的症状名称，吞咽障碍的症状因病变发生的部位、性质和程度不同而有很大差别。包括中枢神经系统疾病、周围神经病变、神经–肌肉接头疾病、肌肉疾病、口咽部器质性病变、消化系统和呼吸系统的疾病以及口咽部放化疗和手术后的患者，都有可能出现吞咽障碍。我们现在临床中多见的为中枢及周围神经系统疾病引起的神经性吞咽障碍，同时也存在一些因为口腔、咽、喉部的恶性肿瘤手术后，由解剖结构异常引起的吞咽障碍。

一、神经性吞咽障碍

由中枢神经系统及周围神经系统疾病引起的吞咽障碍称为神经性吞咽障碍，它在解剖构造上没有问题，主要是由运动异常引起的吞咽相关肌肉无力或者运动不协调引起的吞咽障碍。

（一）脑卒中

脑卒中是吞咽障碍常见的病因，发病率可达50%~78%，约有50%的吞咽障碍患者有误吸风险，33%存在误吸风险的患者将会发展为肺炎。尽管50%的患者吞咽功能在卒中后1个月能恢复，但是仍有7%的患者在卒中后3个月内仍存在吞咽障碍，而且脑卒中后吞咽障碍会引发一系列并发症，包括吸入性肺炎、营养不良、脱水等，严重者甚至死亡。脑卒中后吞咽障碍是由于皮质及皮质下结构损伤所致。从口腔期、咽期及食管期各个阶段均可出现吞咽功能障碍。初级感觉运动皮质、基底节、丘脑、岛叶、额叶岛盖、脑干等部位的损伤均可引起吞咽困难。卒中部位不同，吞咽障碍的临床表现也各异。

1.大脑皮质脑卒中　左侧大脑皮质损伤可导致吞咽失用和口腔期吞咽障碍。其特征为食物放在口中，但没有舌的运动，导致口腔期启动延迟。如果不给任何吞咽的口语提示，让患者自行进食，反而表现出较好的吞咽功能。此类患者还会出现口腔期通过时间延迟和咽期吞咽延迟，但通常咽部吞咽的动作基本正常。右侧大脑皮质脑卒中，咽期吞咽障碍更常见，包括咽部滞留及误吸。右侧大脑皮质脑卒中的患者会出现轻度口腔期通过时间延长和咽期吞咽延迟。当咽期启动时，喉部上抬的时间也可能延迟，从而造成吞咽前和吞咽时误吸。咽期运送时间延长，误吸发生率更高。

2.皮质下脑卒中　往往影响返回皮质的运动及感觉通路。大脑皮质下脑卒中常导致口腔期控制能力下降及时间轻微延长（3~5秒），这是皮质下脑卒中的特点。咽期吞咽启动轻微延迟（3~5秒），由于咽期吞咽启动延迟，少数患者可出现吞咽前误吸；或因咽神经肌肉控制欠佳，产生吞咽后误吸现象。

3.脑桥卒中　通常导致严重的高张力，主要出现在咽部，造成咽期吞咽不出现或延迟出现，一侧咽壁痉挛性瘫痪或麻痹，喉上抬不足，合并严重环咽肌功能障碍。

4.延髓卒中　通常引起口咽吞咽功能异常。延髓背外侧卒中可以导致严重吞咽困难，引起误吸。该部位受损可以导致同侧咽喉部及软腭无力或麻痹，影响咽部吞咽的时相和协调性，也影响食管上括约肌的控制。延髓背外侧卒中还可以导致共济失调和温度觉减退。一侧延髓受损者的口腔控制能力接近正常或基本正常，但会有明显的咽期启动和咽期吞咽异常。延髓卒中后吞咽不完全患者的临床表现如下：①咽期反应缺少或延迟，口咽期收缩减少，咽期收缩力减弱，吞咽时有梗噎感；②喉上抬减弱，喉头关闭不全，饮水呛咳；③食管上括约肌开放不全或完全不开放，常在进食时发生呕吐和反流；④整体不协调，导致误吸。

（二）痴呆

吞咽障碍是认知障碍的一种常见症状，它在认知障碍患者吞咽的各个时期均可出现。

1.阿尔茨海默病（Alzheimer disease，AD）　这是一种以记忆减退、认知障碍、人格改变、言语和吞咽障碍为主要临床特征，以大脑皮层、海马等部出现大量细胞外淀粉样老年斑块、细胞内神经原纤维缠结、神经元进行性缺失等为主要病理特征的脑退行性疾病，严重威胁着老年人的健康与生活质量。AD患者对食物的感知觉下降，需要长时间启动食物从口腔到咽腔的转运，口腔感觉功能减退较运动功能下降更明显，所以，AD患者进食液体食物时口腔推送时间延长，而咀嚼和食团形成困难的发生率不高。

2.血管性痴呆（vascular dementia，VaD） 以多发性脑梗死最为常见。多次皮层及皮层下脑卒中导致认知能力下降，伴有言语和吞咽障碍。VaD患者有较高的误吸率，包括显性误吸及隐性误吸，隐性误吸率高于AD患者。

两种类型的痴呆患者均可以出现口腔食物残留，随着病情进展，患者失用及口腔触觉失认症状加重，患者可能拒绝张口进食，或虽接受食物，却不吞咽，导致残留程度逐渐加重。

（三）帕金森病

帕金森病患者吞咽障碍发生率高达82%，但主观评估的发生率仅为35%，隐性吞咽障碍患者所占比例较高。随着病情发展，隐性吞咽障碍会发展为显性吞咽障碍，严重程度不断进展。

帕金森病吞咽障碍主要为口腔准备期、口腔期和咽期受累，表现为咀嚼和吞咽启动缓慢。帕金森病患者进食速度减慢，食物在口腔和喉部堆积，吞咽困难，进食过快会引起噎塞和呛咳；严重的吞咽障碍可导致患者营养不良、社交障碍、焦虑抑郁，更为严重的是增加误吸风险，进而增加吸入性肺炎风险，导致帕金森病患者死亡，吞咽障碍是帕金森病患者预后不良的因素之一。

（四）脑性瘫痪

吞咽障碍是脑瘫患儿较为常见的并发症之一，其发生率占脑瘫儿童的70%~75%，临床主要表现为进食和吞咽的问题，常伴有流涎、饮水呛咳、口腔咀嚼动作不协调、构音障碍等症状，可致患儿营养不良、反复呼吸道感染、吸入性肺炎和误吸等，严重影响脑瘫患儿的生存质量和康复疗效。

（五）其他

运动神经元疾病、肌肉性疾病、多发性硬化、吉兰-巴雷综合征等患者都会出现不同程度的吞咽障碍，引起一系列并发症，从而影响日常生活。

二、器质性吞咽障碍

（一）口咽术后

吞咽障碍是口腔、口咽或下咽肿瘤患者常见问题，口腔肿瘤可以导致一系列可预测但却复杂的吞咽问题。肿瘤的位置、大小、范围及外科重建手法对吞咽功能的预后都有影响。

口咽术后，舌上1/3切除术仅会导致短暂的吞咽障碍，但任何减小舌根部到咽后壁联系手术都会导致咽腔压力降低，造成吞咽启动延迟和吞咽后咽部滞留，从而引发吞咽前误吸，或减少舌骨喉复合体的上抬导致咽部滞留和吞咽后误吸。舌和硬腭的切除会导致推动食物进入咽部的压力丧失。软腭和扁桃体支柱联合切除可能影响食团从口腔向咽部运送，引起鼻咽反流和咽滞留。舌切除术与颌下切除术会降低舌的推进力和唇的感觉。切除舌颌收缩器会导致喉下倾不充分从而导致误吸。全舌和双颈部清扫术会严重影响吞咽功能，除非保留喉上神经、舌骨和会厌。

咽部术后，因肿瘤等原因，切除咽壁、会厌谷或梨状隐窝等结构会发生改变，导致明显的吞咽障碍。任何原因抑制肌肉收缩都可能引起食物在咽部滞留。咽部切除面积越大，吞咽后食物在咽部的残留就越多。另外，侧咽手术会影响喉的固定而致吞咽时无法上抬，从而使会厌下倾受损，产生喉部渗漏或气管误吸。咽部的瘢痕组织也会减弱喉上抬幅度。

喉部术后，手术造成会厌、假声带、真声带受损，特别是真声带受损会导致吞咽时发生误吸。声门上喉切除术会阻碍喉上抬和声带的内收。如果在传统术式的基础上行声门上喉切除术（切除部分舌骨、舌根部、杓会厌襞或假声带），则吞咽功能几乎不能恢复。行垂直半喉切除术的患者一般表现为喉封闭不严。完全喉切除患者由于气管和食管永久性分离，因此很少出现吞咽问题。但是，喉切除患者由于舌骨缺如，食物从口腔向咽部的推送过程会发生障碍；由于咽食管间压力增加，舌的运动也需要更大的力量。

（二）放射性损伤

放疗会导致骨喉复合体固定、舌运动幅度减少、声门关闭不全及环咽肌松弛，最终导致误吸发生。还会引起肌肉、软组织的纤维化，使肌肉的活动性降低。化疗会对吞咽功能及营养状态产生多种副作用，包括恶心、呕吐、黏膜炎、口腔炎（口腔溃疡）、白细胞减少症、无力及疲劳、厌食和体重降低等。黏膜的损伤会导致口腔内的疼痛，进而影响患者主动吞咽的动力。

（三）胃食管反流病

胃食管反流病是指胃、十二指肠内容物反流至食管，引起相应的食管症状和（或）并发症的一种疾病，典型的症状是烧心和反流，也可有胸痛、反食、吞咽困难、吞咽痛、咽部异物感等。并不是所有胃食管反流病患者都有烧心症状，有烧心症状者也并不一定存在吞咽困难，但能影响整个吞咽过程，导致吞咽障碍。严重的胃食管反流病，酸性胃内容物流入咽食管段，进入咽、喉腔甚至口腔，当酸性物质误吸至肺时可能引起化学性肺炎。

（四）颈椎病、颈部手术后

由于颈椎部位的骨质增生及钙化，对颈椎前侧的食管产生挤压，导致食管管腔变窄，易出现吞咽困难。

（五）食管裂孔疝

正常情况下，食管由后纵隔通过膈肌的食管裂孔进入腹腔，若胃贲门部及食管腹段或腹腔内脏经此裂孔及其旁突入胸腔，称为食管裂孔疝，在膈疝中最常见，达90%以上。食管裂孔疝患者可以无症状或症状轻微，其症状轻重与疝囊大小、食管炎症的严重程度无关。严重者吞咽的时候会有吞咽困难的情况，常伴胸骨后疼痛。而且食管裂孔疝患者易伴发反流性食管炎，严重者食管黏膜糜烂或者形成溃疡，反复发作会引起食管瘢痕形成，出现狭窄的情况，从而出现吞咽困难。

任务五　吞咽障碍的临床表现

吞咽障碍的临床表现多样，不仅可表现出明显的进食困难，也可出现非特异性的症状和体征。不同时期的问题可导致不同的吞咽障碍，临床实践中可根据评估结果来判断患者具体情况，进而为患者制定有针对性的训练。

一、吞咽障碍的常见征兆与体征

1.流涎　口腔期常见表现为流涎，指患者唾液外溢于唇外的现象。主要为口腔内分泌的唾液不能被及时地吞咽而流出，或是患者感受不到口水外流。流涎大多数是由于患者面部及唇部肌肉无力或是口腔及面部感觉较差，导致唾液沿口侧或口唇流出。

2.饮水呛咳　咳嗽是对起源于咽、喉部或肺部各种刺激的一种非特异性反应。咳嗽具有清除呼吸道异物和分泌物的保护性作用。吞咽障碍中的呛咳可分为吞咽前呛咳、吞咽时呛咳及吞咽后呛咳。

3.进食后梗阻感　指患者主诉食物卡在咽喉处无法下咽，梗阻感强烈时，患者也会存在窒息感。多见于食管上括约肌群功能障碍患者，同时也见于下咽无力的患者。

4.口腔残留　指口腔器官感觉减弱以及肌肉组织运动不协调，造成食物在下咽后仍有部分存留在口内的现象。常见残留部位为双侧颊、舌面、牙齿潜在空隙、舌根、会厌谷、咽后壁以及双侧梨状隐窝。

5.反流　指食物或液体通过口腔或咽以后返回口腔或至鼻腔的现象。根据反流部位可分为鼻腔反流、口腔反流及食管反流。鼻腔反流指下咽时食物沿鼻咽部进入鼻腔，多见于软腭不能上抬或上抬不足的患者。口腔反流多见于食管上括约肌功能障碍患者。食管反流多发生于鼻饲患者，食物从胃逆转流入食管进入咽部的现象，严重者还会引发误吸。

6.误吸　是指在进食或非进食状态下，在吞咽过程中有数量不等液体或固体食物、分泌物、血液等进入声门以下呼吸道的过程。该症状通常会伴随呛咳的存在。误吸分为显性误吸和隐性误吸。显性误吸是指误吸后，患者即刻出现刺激性呛咳、气促，甚至发绀、窒息等表现。隐性误吸是各种原因导致咳嗽反射减弱或消失时，食物进入气道而没有明显的呛咳现象，这种现象无法直接从体外观察，如患者有肺炎病史，出现咳嗽无力或无咳嗽、气管切开以及出现低热等症状，需要排查是否存在隐性误吸。

7.频发清嗓或进食后声音改变　喉部的神经感觉非常敏感，食物在吞咽时向前溢入喉前庭，会引发患者的清嗓动作来清除异物，当食物进一步侵入喉腔，就会引起机体咳嗽反射发生以进行气道保护。当食物掉落到声带上方则会引起嗓音改变。

8.含食不吞及拒食 某些吞咽障碍患者在进食时存在含食不吞或拒绝进食的行为，主要表现为摇头不吃、食物长时间含于口腔内不下咽、紧闭口唇以及吐出食物等，主要是由于这些患者的认知和情感发生不同程度的障碍所致。

二、吞咽障碍不同时期的临床表现

1.口腔期吞咽障碍的表现 分次吞咽、仰头吞咽，流涎，进食时食物从口角漏出，口腔控制食物、液体和唾液的能力降低。

2.咽期吞咽障碍的表现 饮水呛咳、进食呛咳、吞咽后喘息或憋喘、吞咽后的清嗓动作、唾液在口咽部聚集、低头吞咽、无效吞咽、重复吞咽、发声困难、自主咳嗽异常、咽下困难、吞咽后声音改变等。

3.口期及咽期障碍均可出现的表现 进餐时间延长、一口量减少、吞咽延迟、构音障碍、吞咽启动不能等。

4.其他表现 卒中后出现发热、咳嗽、咳痰，或咳嗽、咳痰较前增多；反复发生肺炎；不明原因的体重减轻、皮肤损害或压疮、意识模糊等；营养不良、脱水。

任务六 吞咽障碍的并发症

正常的吞咽功能由大脑、脑干、小脑、颅神经及其他吞咽反射弧协同完成，任何一个环节损伤均可引起吞咽障碍，影响患者的日常生活和工作。即使是轻度吞咽障碍，也会影响生活质量。人体需要摄入足够的食物和能量，以维持营养与健康。进食困难对患者身体和心理造成极大的影响，而且会带来严重的并发症。

一、误吸

（一）概念

误吸是指来自胃、食管、口腔或鼻的物质从声门进入气管的过程，可以是固体、流质或液体。根据误吸时临床表现不同分为显性误吸和隐性误吸。显性误吸伴随着患者进食、饮水及胃内容物反流出现呼吸道症状（咳嗽、哽咽、作呕等）或吞咽后声音改变（声音嘶哑或水声）。有些患者病情进展较快，一旦发生，可出现呼吸困难和口唇青紫现象，严重者可发生窒息。隐性误吸患者无典型呼吸道症状和体征，不易引起医护人员及家属的注意，直至出现吸入性肺炎才被觉察，有些患者仅表现为精神萎靡，神情淡漠，反应迟钝等。

（二）误吸的危险因素

1.意识障碍 此类患者长期卧床，坠积性肺炎、肺不张合并肺炎等发生率极高。意识障碍患者因张口反射下降、吞咽反射减弱甚至消失、咳嗽反射减弱、胃肠蠕动减弱、胃排空延迟致胃潴留、贲门括约肌阀门作用下降、体位调节能力丧失、抵御咽喉部分泌物及胃内容物反流入呼吸道的能力下降，容易发生误吸。

2.吞咽障碍 是导致误吸的重要原因。神经性疾病常导致吞咽中枢神经传导通路受损、吞咽肌肉麻痹、口咽及舌的黏膜感觉减退、舌的力量及耐力减弱等，患者正常的吞咽活动无法顺利完成，口咽腔分泌物及胃肠道食物容易进入呼吸道，导致误吸。

3.神经性疾病 研究发现，脑干卒中、后循环卒中患者更易发生误吸，其原因可能与病灶导致意识障碍和吞咽障碍有关。

4.气管切开 气管切开状态破坏人体正常气道的完整性，使气道的生理功能发生变化：呼吸道阻力下降或消失，吞咽时无法形成声门下气压，有效的咳嗽反射减弱，发生误吸时无法进行有效的气道廓清，肌肉敏感性降低，吞咽时相关肌群的协调性下降，真声带关闭及协调性减弱，吞咽时喉部抬升减弱等，以上变化均可增加误吸风险。

5.留置鼻饲管 吞咽障碍患者常需留置鼻胃管或空肠管以维持营养和能量的摄入，留置鼻饲管可进一步减弱咽反射、增加呼吸道及口腔分泌物，增加误吸风险。同时，留置鼻导管将影响食管括约肌的功能，当患者存在胃排空延迟和输入营养液速度过快时可导致胃食管反流，增加误吸风险。

二、肺部感染

（一）概念

1.社区获得性肺炎 在医院外罹患的感染性肺实质（含肺泡壁，即广义上的肺间质）炎症，包括具有明确潜伏期的病原体感染而在入院后平均潜伏期内（48小时）发病的肺炎。

2.医院获得性肺炎 患者入院时不存在、也不处于感染潜伏期，于入院48小时后发生，由细菌、真菌、病毒、支原体或原虫等因素引起的肺实质炎症。

3.吸入性肺炎 是指误吸口咽部或胃内容物等导致的肺部损伤，严重者可导致严重低氧血症或者急性呼吸窘迫综合征。

4.卒中相关性肺炎 非机械通气的卒中患者在发病7天内新出现的肺炎。

5.呼吸机相关性肺炎 在气管插管或气管切开进行机械通气治疗48小时后或者去除人工气道48小时内发生的肺炎。

（二）发病机制

1.患者意识障碍、吞咽功能障碍造成的误吸及引起的免疫抑制被认为是肺部感染最主要的发病机制。研究显示，40%~70%的卒中患者会出现意识水平下降、吞咽障碍、咳嗽反射减弱、食管括约肌功能下降、呼吸与吞咽的协调性下降、保护性反射减弱等，因此易使口鼻咽部分泌物及胃内容物被误吸至肺内而引发肺部感染。早期对吞咽功能障碍的识别能够为营养管理提供决策依据，吞咽功能的早期康复训练可减少肺部并发症。

2.神经疾病诱导的细胞免疫功能降低是肺部感染发生的重要内在机制。大脑神经损伤后系统性免疫反应能够避免进一步的炎症刺激，从而保护脑组织。但是会造成免疫抑制，引起免疫抑制综合征和感染。即脑损伤后释放免疫调节介质IL-1β、TNF-α、IL-6及降钙素基因相关肽、神经肽、血管活性肠肽等，作用于血管、肾上腺、神经末梢等部位释放去甲肾上腺素、糖皮质激素和乙酰胆碱，这3种物质作用于中性粒细胞、自然杀伤细胞、Th1细胞、Th2细胞、巨噬细胞等免疫细胞表面相应的受体，使这些细胞的免疫功能下降，从而产生全身免疫抑制，易发生感染。此外，右侧大脑半球也与T淋巴细胞的活化有关，因此右侧卒中更易导致T淋巴细胞数量和活化下降，使患者感染概率增加。

3.长期卧床患者气管内分泌物淤滞坠积于肺底，细菌易于繁殖引起感染。其中，重症脑血管疾病会引起全身应激反应，使交感-肾上腺系统过度兴奋、儿茶酚胺释放增加、全身血管收缩，以及肺毛细血管压力急剧升高（肺循环为低压系统）和肺淤血、水肿导致神经源性肺水肿等，都可能参与肺部感染的发病过程。

（三）临床表现

1.发热，体温≥38℃。

2.新出现或加重的咳嗽、呼吸困难或呼吸急促。

3.新出现的脓痰，或24小时内出现痰液性状改变、呼吸道分泌物增加或吸痰次数增加。

4.肺部听诊发现啰音、爆裂音或支气管呼吸音。

5.年龄≥70岁的老人，无其他明确原因出现意识状态改变。

（四）肺部感染的危险因素

肺部感染危险因素包括意识障碍、脑损伤程度、吞咽障碍、营养不良、侵袭性操作（如气管插管、气管切开、机械通气、鼻饲管置管）。

三、营养不良

（一）概念

1.**营养不良**　是一种不正常的营养状态。由能量、蛋白质及其他营养素不足造成的组织、形体和功能改变及相应的临床表现。

2.**营养风险**　指现有或潜在的与营养有关的因素导致患者出现不良临床结局（如感染相关并发症发生率增高、住院时间延长、住院费用增加等）的风险。正常状态下，人体摄入氮（蛋白质）与排出氮（蛋白质）保持动态平衡。当摄入的氮（蛋白质）<排出氮（蛋白质）时，称为负氮平衡。

（二）营养不良的病因

1.**吞咽障碍**　是导致营养不良的重要因素。脑神经损伤可导致患者出现肢体瘫痪、口颜面部瘫痪、感觉功能减退，影响患者主动进食。同时，吞咽功能障碍可引起患者因呛咳而摄食减少，从而发生营养不良。

2.分解代谢增强　患病后，机体处于应激状态，激活下丘脑-垂体-肾上腺素轴并兴奋交感神经系统，最终导致糖皮质激素和儿茶酚胺分泌增多，使身体消耗增加，从而导致患者营养摄入量低于身体需求量。

3.肠道功能障碍　肠黏膜屏障因应激作用而发生缺血、缺氧及其他功能障碍，肠道内细菌和内毒素通过肠黏膜进入淋巴管、门静脉，继发全身炎症反应综合征，影响机体的消化和吸收功能。同时，可导致患者出现胃肠功能减退、胃排空延迟甚至胃瘫，导致营养的摄入减少。

4.情绪心理障碍　脑神经损伤后，患者精神负担增加，从而产生心理障碍，可使患者产生恐惧、抑郁等情绪，直接导致摄食不足。

（三）营养不良的诊断标准

根据欧洲肠外肠内营养学会（ESPEN）标准，营养不良的诊断标准包括两种方法：

1. BMI $< 18.5 \text{kg/m}^2$。

2. 体重下降（非意向性）在任意时间内 $> 10\%$，或在最近3个月内 $> 5\%$，且符合以下两项之一：①BMI $< 20 \text{kg/m}^2$（年龄 < 70 岁）或 $< 22 \text{kg/m}^2$（年龄 $\geqslant 70$ 岁）；②FFMI $< 15 \text{kg/m}^2$（女性）或 $< 17 \text{kg/m}^2$（男性）。

其中：BMI（体重指数）=体重（kg）除以身高（m）的平方（kg/m^2）；

　　　　FFMI（去脂体重指数）=去脂体重（kg）除以身高（m）的平方（kg/m^2）。

四、水、电解质及酸碱平衡紊乱

（一）水代谢紊乱

吞咽障碍患者由于饮水呛咳、饮水缓慢以及饮水恐惧导致液体摄入量不足、体液容量下降，导致水、钠代谢紊乱。常出现皮肤干燥、少尿、表情淡漠等现象，严重者会加重原有病情，是吞咽障碍患者常见的并发症之一。

在细胞外液中，水和钠的关系非常密切，故一旦发生代谢紊乱，缺水和失钠常同时存在。不同原因引起的水和钠代谢紊乱，在缺水和失钠的程度上会有所不同，既可水和钠按比例丢失，也可缺水少于或多于缺钠。这些不同缺失的形式所引起的病理生理变化以及临床表现也就不同。

1.等渗性缺水　水和钠成比例丢失，因此血清钠仍在正常范围，细胞外液的渗透压也可保持正常，但等渗性缺水可造成细胞外液量（包括循环血量）迅速减少。

（1）病因　消化液的急性丢失，如肠外瘘、大量呕吐等；体液丢失在感染区或软组织内，如腹腔内或腹膜后感染、肠梗阻、烧伤等。其丢失的体液成分与细胞外液基本相同。

（2）临床表现　患者有恶心、厌食、乏力、少尿等，但不口渴。舌干燥，眼窝凹陷，皮肤干燥、松弛，若在短期内体液丢失量达到体重的5%（即丢失细胞外液的25%），患者则会出现脉搏细速、肢端湿冷、血压不稳定或下降等血容量不足的症状；当体液继续丢失达体重的6%~7%时（相当于细胞外液的30%~35%），则有更严重的休克表现，休克的微循环障碍必然导致酸性代谢产物的大量产生和积聚，因此常伴发代谢性酸中毒；如果患者丢失的体液主要为胃液，因有H^+的大量丢失，则可伴发代谢性碱中毒。

2.低渗性缺水 又称慢性缺水或继发性缺水。此时水和钠同时丢失，但失钠多于缺水，故血清钠低于正常范围，细胞外液呈低渗状态。

（1）病因 胃肠道消化液持续性丢失，例如反复呕吐、长期胃肠减压引流或慢性肠梗阻，以致大量钠随消化液而排出；大创面的慢性渗液；应用排钠利尿剂如氯噻酮、依他尼酸等时，未注意补给适量的钠盐，以致体内缺钠程度多于缺水；等渗性缺水治疗时补充水分过多。

（2）临床表现 低渗性缺水的临床表现随缺钠程度而不同。一般无口渴感，常见症状有恶心、呕吐、头晕、视物模糊、软弱无力、起立时容易晕倒等。当循环血量明显下降时，肾的滤过量相应减少，以致体内代谢产物储留，可出现神志淡漠、肌痉挛性疼痛、腱反射减弱、昏迷等。

3.高渗性缺水 又称原发性缺水。虽有水和钠的同时丢失，但因缺水更多，故血清钠高于正常范围，细胞外液的渗透压升高。

（1）病因 摄入水分不够，如食管癌致吞咽困难、危重患者的给水不足、经鼻胃管或空肠造口管给予高浓度肠内营养溶液等；水分丧失过多，如高热大量出汗（汗中氯化钠占0.25%）、大面积烧伤暴露疗法、糖尿病未控制致大量尿液排出等。

（2）临床表现 缺水程度不同，症状亦不同。可将高渗性缺水分为三度：轻度缺水者除口渴外，无其他症状；缺水量为体重的2%~4%。中度缺水者有极度口渴，有乏力、少尿和尿比重增高，唇舌干燥，皮肤失去弹性，眼窝下陷，常有烦躁不安；缺水量为体重的4%~6%。重度缺水者除上述症状外，可出现躁狂、幻觉、谵妄，甚至昏迷；缺水量超过体重的6%。

（二）电解质紊乱

吞咽障碍患者常因饥饿、营养不良、机体衰竭、脱水，或因疾病状态导致慢性消耗、蛋白合成障碍，造成电解质紊乱，包括钾代谢紊乱、镁代谢紊乱、钙代谢紊乱、磷代谢紊乱。

1.钾代谢紊乱

（1）高钾血症 正常血钾浓度为3.5~5.5mmol/L，血钾浓度超过5.5mmol/L即为高钾血症。常见病因：①钾摄入过多；②肾脏排钾功能障碍；③酸中毒；④高渗状态；⑤蛋白合成障碍；⑥其他，如严重感染引起的毒血症、严重缺氧、高渗性脱水等，均可使细胞受损，改变细胞膜的通透性，使K^+透入细胞发生障碍，而使血钾升高。患者可有神志模糊、感觉异常和肢体软弱无力等表现；严重高钾血症者有微循环障碍表现，如皮肤苍白、发冷、发绀及低血压等；常有心动过缓或心律不齐，严重者可导致心搏骤停。

（2）低钾血症 当血清K^+浓度＜3.5mmol/L时称为低钾血症。脑卒中后吞咽障碍患者中低钾血症较为常见。因为钾在体内没有储备，多余的钾都从尿中排泄，体内的钾需依靠每日饮食来补充，当吞咽障碍导致摄入不足时，即可出现血钾降低。最早的临床表现是肌无力，先是四肢软弱无力，以后可扩展至躯干及呼吸肌，一旦呼吸肌受累，可导致呼吸困难或窒息，患者有厌食、恶心、呕吐和腹胀、肠蠕动消失等肠麻痹表现。

2.镁代谢紊乱　正常血清镁浓度为 0.75~1.25mmol/L。

（1）高镁血症　体内镁的调节主要靠肾脏完成，高镁血症常见于急、慢性肾功能衰竭；严重脱水伴少尿；肾上腺皮质功能减退、甲状腺功能减退；静脉镁补充过多、过快；合并糖尿病酮症酸中毒等分解代谢亢进性疾病时，可导致镁转移到细胞外，出现高镁血症。临床表现：内脏平滑肌功能抑制表现，如嗳气、呕吐、便秘和尿潴留等；神经-肌肉兴奋性传递抑制表现，如乏力、倦怠、腱反射减弱或迟缓性麻痹、嗜睡、昏迷等；心血管抑制表现，如心传导阻滞、心动过缓等。

（2）低镁血症　常见于长期禁食、厌食或长时间肠外营养而没有补充镁；严重腹泻、长期胃肠减压引流等导致胃肠道丢失镁；使用利尿剂或某些肾脏疾病导致镁排泄增多；合并糖尿病酮症酸中毒、甲状腺功能亢进或严重甲状旁腺功能减退，导致肾小管对镁的重吸收减少等。临床表现：低镁血症临床表现与钙缺乏相似，表现为肌肉震颤、手足搐搦及 Chvostek 征阳性等，严重者表现为癫痫大发作。低镁血症还常出现眩晕、共济失调、手足徐动症、肌无力和肌萎缩等。低镁血症容易引起心律失常，心电图可出现 P-R 间期和 Q-T 间期延长。

3.钙代谢紊乱

（1）高钙血症　伴有甲状旁腺功能亢进患者，如甲状旁腺瘤或增生患者；白血病、多发性骨髓瘤、维生素 D 中毒患者也容易发生高钙血症。临床表现：轻度高钙血症常无特异性症状，血钙明显增高患者可出现恶心、呕吐、疲乏无力、精神不集中、失眠、抑郁、腱反射迟钝、肌力下降等，严重者可出现神志不清甚至昏迷。高钙血症可使心肌兴奋性增加，容易出现心律失常及洋地黄中毒，心电图表现为 Q-T 间期缩短。

（2）低钙血症　维生素 D 缺乏，如食物中维生素 D 摄入缺乏或光照不足；梗阻性黄疸、慢性腹泻、脂肪泻等影响肠道吸收；肝硬化或肾功能衰竭导致维生素 D 合成障碍；甲状旁腺功能减退导致甲状旁腺素缺乏，破骨减少、成骨增加，可造成低钙血症。临床表现：表现为口周和指（趾）尖麻木及针刺感、手足抽搐、腱反射亢进、Chvostek 征阳性，严重时可导致喉、气管痉挛，癫痫发作，甚至呼吸暂停。可出现为烦躁不安、抑郁及认知功能减退等精神症状。心电图典型表现为 Q-T 间期和 ST 段明显延长。

4.磷代谢紊乱

（1）高磷血症　急性酸中毒、高热、恶性肿瘤等可促使磷向细胞外移出；甲状腺功能亢进可促进溶骨发生，导致高磷血症。临床表现：高磷血症可增加钙磷沉积风险，从而导致软组织及肾脏钙化，引起肾功能衰竭；高磷血症常继发低钙血症，使患者出现抽搐、心律失常、低血压等临床症状。

（2）低磷血症　饥饿、禁食、反复呕吐、腹泻等均会导致肠道磷吸收减少；糖尿病、代谢性酸中毒、长期使用利尿剂或糖皮质激素可导致尿磷排泄增加；应用胰岛素、大量静脉推注葡萄糖可促进磷进入细胞内；长期肠外营养而未补充磷等，均可导致血磷降低。临床表现：低磷血症可引起代谢性脑病，表现为易激动、神志障碍；神经-肌肉症状表现为肌无力、呼吸困难；胃肠道症状表现为食欲下降、恶心、呕吐、腹泻、便秘等；重度低磷血症还可出现心律失常、急性心力衰竭、心搏骤停、低血压、休克等表现。

任务七　吞咽障碍的诊断流程和评估康复团队

一、吞咽障碍的诊断流程

吞咽障碍的诊断过程是康复最基本的流程，治疗师必须熟悉，并运用于治疗之中。整个流程包括：①评估，每位患者在入院初、入院中、出院时进行三次评估；②设定预期目标；③制订治疗方案，该治疗方案并非一成不变，需根据每次评估结果调整训练内容；④治疗的实施；⑤出院后家庭指导（图1-19）。

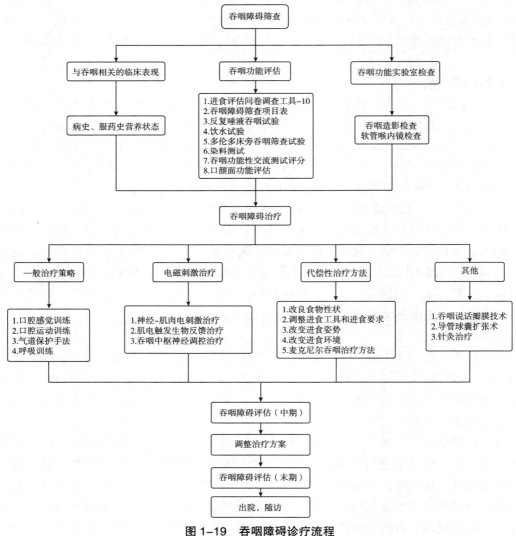

图1-19　吞咽障碍诊疗流程

（一）评估

评估可概括为信息的收集及处理。即收集患者有关资料，逐项分析研究其意义，作为设定预期目标、制定治疗程序的判断数据。需要收集患者的性别、年龄、诊断病史、用药情况、社会经历、工作、护理记录等数据，先对患者进行初步了解。然后，对患者进行有目的的评估，以决定患者目前的功能水平、病程阶段等。处理即问题分析，将上述信息进行全面分析，找出明确需要解决的问题。这些问题主要反映功能受限最明显或影响生活最突出的困难所在，妨碍其恢复的各种可能因素，和（或）导致畸形及个人社交能力产生不良适应的症结。另外，还要仔细分析引起这些问题的实质，并预期最终达到的目标。

（二）设定预期目标

在评估中将各种有价值的资料综合在一起，分析其残存功能，确定阻碍恢复的因素（恢复阻碍因素），从而预测出可能恢复的限度，这就是预测目标的设定。首先了解必要的最低残存功能；发现阻碍因素，并结合个人经验进行进一步核查。治疗目标可分为最终目标（长期目标）和近期目标（短期目标）。

（三）制订治疗方案

在详细了解功能障碍基础上，可确定能达到的基本目标，综合考虑患者原发病损伤程度、吞咽障碍评估结果、设定预期目标等，制定整体化及个体化治疗方案。

（四）治疗的实施

根据处方或确定的治疗程序表，与各专科治疗师密切联系，按照医师的总治疗方针，运用自己的专业技术进行治疗。治疗师可依评估的结果和自己的补充评估，结合自己的经验及技术水平，选择最佳治疗手段。治疗可以分步骤、分阶段完成。

（五）再评估

根据处方或制定的治疗方案进行治疗之后，患者可逐渐恢复，但也可能与预期相反。因此，要进行客观地复评，并要不断观察和记录，这就是再评估。要定期对患者的治疗进行检查，并和原来的结果进行比较，观察治疗方法是否正确。如未能完成预定目标，要检查原因，修正治疗方案。

（六）出院后家庭指导

通过反复再评估，确认患者恢复程度，为患者制定家庭康复计划，根据患者的病情及指定的目标，制定不同难易程度的训练内容。

二、吞咽障碍评估与康复团队

（一）康复团队

吞咽障碍患者入院进行康复时，并不单纯是哪一科室或哪一位医师的责任，而是通过合理的整体管理和工作模式进行锻炼。吞咽的康复需要一个团队支持，由专业医务人员（临床医师、护士、言语治疗师、物理治疗师、作业治疗师、放射科技师、营养师等）和家属及护工参加并密切合作。专业医务人员来自多学科，包括急诊科、神经内科、神经外科、重症医学科、口腔科、耳鼻喉科、消化科、老年科、康复医学科、肿瘤科、呼吸科、营养科等，每位成员有其相应的职责。为达到患者康复的目的，团队成员必须时刻进行沟通和交流。交流方式包括会诊、病例讨论以及通过电话、微信和电子邮件等网络平台。实际上，沟通质量更重要，团队中各位成员必须尊重对方的专业，用简便、快速、专业的方式与对方沟通。该治疗团队的职责为：①确定吞咽障碍的体征和症状；②识别吞咽正常和异常的解剖和生理；③了解患者的适应证和禁忌证；④为患者提供个性化的治疗方案；⑤时刻关注患者的变化，及时调整治疗方案；⑥提供进食的相关指导。

（二）对外宣教

吞咽障碍患者及家属可能会出现相关专业和护理知识欠缺，言语治疗师应该对患者及其家属提供系统的宣传教育知识，包括误吸的预防、误吸的急救、良肢位摆放、呼吸功能训练、预防压疮指导、口腔卫生指导、食物调配与喂食、管道护理，主要目的是提高他们对吞咽障碍的认知，确保患者在家中得到安全而有效的吞咽护理及训练，可减少各种并发症的发生，提高患者的生存质量。

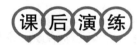

课后演练

一、单项选择题

1. 咽期吞咽障碍的特点不包括（　　）

　　A. 流涎　　　　　　　　　　B. 声带功能病损　　　　　　C. 口咽肌无力

　　D. 吞咽困难　　　　　　　　E. 呛咳

2. 吞咽障碍的特点不包括（　　）

　　A. 言语困难　　　　　　　　B. 声带功能病损　　　　　　C. 口咽肌无力

　　D. 吞咽困难　　　　　　　　E. 脑卒中少见的并发症

3. 气管吸入常引起（　　）

　　A. 食物粘于喉部的感觉　　　B. 咳嗽或吞咽噎住　　　　　C. 胃部容物回流

　　D. 吞咽疼痛　　　　　　　　E. 张口反射过度活跃

4. 患者，男，脑干损伤，饮水有呛咳，进干性食物时食团在口腔停留时间长不能咽下，此患者的吞咽困难发生于下列哪一时期（　　）

　　A. 口腔前期　　　　　　　　B. 口腔准备期　　　　　　　C. 口腔期

　　D. 咽期　　　　　　　　　　E. 食管期

5. 关于吞咽障碍一口量的说法错误的是（　　）

　　A. 正常人的每次入口量为20ml

B.对患者进行吞咽训练时，一般先以大量（30~40ml）试之

C.患者一口量过少时会因刺激程度不够，难以诱发吞咽反射

D.患者开始进食时，餐具以采用薄而小的匙子为宜

E.患者一口量过多时易引起误咽

6.与吞咽障碍有关的解剖结构不包括（　　）

　　A.口腔　　　　　　　　　　B.舌　　　　　　　　　　C.咽喉

　　D.鼻腔　　　　　　　　　　E.会厌

7.吞咽困难是指（　　）

　　A.食物从口腔运送到食管的过程出现障碍

　　B.食物从口腔运送到胃的过程出现障碍

　　C.搅拌成块的食物自口腔进入胃的过程发生困难

　　D.食物从咽喉运送到胃的过程出现障碍

　　E.将食物送入口中过程发生困难

8.下列不属于吞咽障碍的特点为（　　）

　　A.饮水呛咳　　　　　　　　B.口咽肌无力　　　　　　C.误吸

　　D.食物残留　　　　　　　　E.理解困难

9.下列哪项不是吞咽障碍的不良后果（　　）

　　A.吸入性肺炎　　　　　　　B.脱水　　　　　　　　　C.肌张力增高

　　D.营养不良　　　　　　　　E.以上都是

10.神经性吞咽障碍咽期障碍最常见症状的是（　　）

　　A.感觉固体食物卡住　　　　B.呛咳　　　　　　　　　C.流口水

　　D.咀嚼不当　　　　　　　　E.食物进食后喷出

二、简答题

1.在吞咽过程中，食物易滞留在何处？

2.参与吞咽活动的脑神经有哪些？

3.简述吞咽障碍治疗团队成员的组成，以及其中言语治疗师的职责。

书网融合……

思维导图

微课1

微课2

项目二 吞咽障碍筛查

PPT

📖 学习目标

1.**掌握** 吞咽障碍筛查工具的使用方法。

2.**熟悉** 吞咽障碍筛查工具的具体内容。

3.**了解** 吞咽障碍筛查工具各自的优势和不足。

👉 病例导入

病例：患者，女，74岁，2周前晨起后，发现嘴角歪斜、说话困难，家属急送至当地医院神经内科诊治。现病情稳定，因吞咽障碍入我院康复科进行治疗。患者表现：喝水偶有呛咳，固体食物吞咽困难，进食时间长，反射性吞咽正常。MRI示：基底节多发脑梗死、侧脑室旁白质变形。诊断：多发性脑梗死；高血压2级。

思考：1.分析该患者吞咽障碍的原因。

2.针对该患者选择适宜的吞咽障碍筛查方法。

任务一 概 述 🅔微课1

吞咽障碍的管理是一个多学科共同参与的临床管理过程，其核心包括筛查、评价和治疗三个部分。吞咽障碍筛查是一种通过辨认口咽吞咽障碍的临床体征，发现存在吞咽障碍风险患者的简单评估手段。目的是确定患者的吞咽功能是否存在异常，如果认为患者可能存在吞咽障碍，则需要一个详细的全面评估。医护人员接受关于筛查工具的培训后可完成筛查。筛查方法应该是非侵入性的，简单可行，适用于临床环境且应该进行过信度和效度的验证。

一、目的

1.吞咽障碍筛查可以间接了解患者是否有吞咽障碍，以及相关的症状和体征，如咳嗽、肺炎病史、食物是否由气管套管溢出等。筛查的主要目的是发现吞咽障碍的高危人群，判断是否需要做进一步的诊断性检查。

2.通过筛查初步确定能经口进食的患者，以及存在或可能存在吞咽障碍的患者。然后，对于没有通过筛查的患者将由专业人员进一步进行吞咽功能的评估（包括临床吞咽评估和仪器评估），以明确有无吞咽障碍以及吞咽障碍的程度和类型，了解吞咽障碍的病理生理基础，确定治疗目标，制订治疗计划。最后，对吞咽障碍患者进行治疗，促进吞咽功能恢复，减少并发症。

二、筛查与临床吞咽评估的区别

筛查在于发现吞咽障碍的高风险人群，并将患者转介去进行临床（床旁）吞咽评估，并诊断出隐藏的解剖构造或生理功能异常，以便治疗师能计划并实施有效的治疗。但筛查只能判断患者有无吞咽障碍风险，至于吞咽障碍的原因、病理等，需要接受过专门训练的言语治疗师结合临床吞咽评估和辅助性检查做出评定。

三、局限性

筛查并非用于量化吞咽障碍的风险程度或指导吞咽障碍的管理，不能取代临床吞咽功能评估和仪器检查。中国吞咽障碍评估与治疗专家共识（2017版）指出，吞咽障碍筛查与评估不只是筛查有无吞咽障碍，更重要的是评估吞咽的安全性和有效性方面存在的风险及其程度。

四、筛查前准备

（一）操作人员

吞咽障碍的临床筛查可以由受过专业培训的护士、言语治疗师、作业治疗师、物理治疗师或神经科临床医师进行。护士在早期识别吞咽障碍患者中起到至关重要的作用，故通常由护士完成筛查。

（二）筛查内容

筛查内容包括：口腔卫生情况；患者口腔唾液的控制情况；如果允许，给予饮水试验测试。筛查测试后应清晰地写明各种可能结果的执行措施，例如进一步需要请哪些会诊、进食方式的选择、经口进食食物性状的选择等。

（三）筛查工具

通常要求筛查工具简单、准确、可靠、安全、经济及具有高敏感性和高特异性。目前，国际上关于吞咽障碍筛查方法尚没有公认的、统一的标准。临床上常用的筛查工具包括进食评估问卷调查工具–10、吞咽障碍筛查项目表、反复唾液吞咽试验、饮水试验、多伦多床旁吞咽筛查试验、染料测试、吞咽功能性交流测试评分、容积–黏度吞咽测试。

任务二　吞咽障碍筛查工具 🅔微课2

目前临床上早期吞咽障碍筛查工具均存在各自的优势和不足，因此联合应用才可以提升诊断的准确性，以下介绍几种临床常见的吞咽筛查量工具。

一、进食评估问卷调查工具－10

（一）定义

进食评估问卷调查工具－10（eating assessment tool-10，EAT-10）是由Belafsky等人于2008年研发的吞咽障碍筛查工具，其目的为识别吞咽障碍高风险人群。EAT-10中文版仅适用于已有饮水和进食经历的患者，对评估急性期脑卒中患者有良好的信度和效度。

（二）内容及分析

EAT-10有10项吞咽障碍相关问题，每项评分分为4个等级，0分为无障碍，4分为严重障碍。该筛查量表的结果提示是，总分在3分及以上，则表明可能存在吞咽障碍的风险，是吞咽障碍的高风险人群（表2-1）。

表2-1　进食评估问卷调查工具－10（EAT-10）

姓名	年龄	性别	记录日期	科室	病床	住院号

目的：EAT-10主要在判断有无吞咽障碍时提供帮助，在您与医生沟通时非常重要。

A.说明：将每一题的数字选项写在后面的方框，回答您的下列问题处于什么程度？

　　0没有，1轻度，2中度，3重度，4严重

	0	1	2	3	4
1.我的吞咽问题已让我体重减轻	0	1	2	3	4
2.我的吞咽问题影响到我在外就餐	0	1	2	3	4
3.喝液体时费力	0	1	2	3	4
4.吃固体食物费力	0	1	2	3	4
5.吞药片（丸）费力	0	1	2	3	4
6.吞东西时有疼痛	0	1	2	3	4
7.我的吞咽问题影响到我享用食物时的乐趣	0	1	2	3	4
8.我吞东西时有食物卡在喉咙里的感觉	0	1	2	3	4
9.我吃东西时会咳嗽	0	1	2	3	4
10.我吞咽时紧张	0	1	2	3	4

B.得分：

将各题的分数相加，将结果写在下面的空格。

总分：＿＿＿＿＿＿（最高40分）

C.结果与建议：

如果EAT-10的总评分等于或大于3分，您可能在吞咽的效率和安全方面存在问题。建议您带着EAT-10的评分结果作进一步的吞咽检查和（或）治疗。

二、吞咽障碍筛查项目表

（一）内容

许多疾病均可引起吞咽障碍，其症状包括咳嗽、吞咽时清嗓动作（经口进食时）、进餐时唾液分泌增加、吞咽一口量食团时因口腔或咽清除食物能力降低而出现的反复多次吞咽动作等。吞咽障碍筛查时，首先应列出与吞咽障碍有关的疾病与症状（表2-2）。

表2-2　吞咽障碍筛查项目表

吞咽障碍相关临床资料	是	否
1.曾反复发作肺炎		
2.具有高度口咽吞咽可能并有误吸风险的疾病		
①部分喉切除		
②头颈部曾接受全程的放射治疗		
③缺氧症		
④帕金森病/帕金森叠加综合征		
⑤运动神经疾患		
⑥重症肌无力		
⑦脊髓小儿麻痹		
⑧前颈椎融合术		
⑨脑卒中		
⑩吉兰-巴雷综合征		
3.长期或创伤性插管，或曾进行紧急气管切开		
4.严重的呼吸困难		
5.浑浊的嗓音或细湿声		
6.主诉在吞咽前/中/后咳嗽		
7.对口水的控制差		
8.吞咽频率低（5分钟内没有吞口水）		
9.肺部经常有大量分泌物		
10.若患者正在进食，观察他的进食情况，若不在进食，观察吞口水的情况，特别考虑这些状况在进食时或进食后短时间内是否有改变		
①呼吸困难		
②分泌物增多		
③嗓音改变（浑浊嗓音）		
④单一食团需多次吞咽		
⑤喉部上抬不足		
⑥清喉咙		
⑦易疲劳		

(三)结果分析

完成表2-2吞咽障碍筛查项目表需1~3分钟,所有住院患者必须尽快完成此项筛查,针对每个项目勾出合适的描述。如果没有经过筛查,则应尽量避免经口进食,直至完成临床或者仪器评估。

筛查表所列项目10是对患者的饮水及进食进行观察。临床工作中,患者入院后医师常无法立即了解患者实际的吞咽功能,所以不建议让患者直接经口进食,应进行详细的进食筛查试验,通过筛查评估得出项目10所要求的结果。

三、反复唾液吞咽试验

(一)定义

1996年日本学者才藤提出使用反复唾液吞咽试验(repetitive saliva swallowing test,RSST)来评估患者的吞咽反射诱发功能,并认为老年患者30秒吞咽次数<3次可被初步确定为吞咽异常。

(二)操作方法

1.患者取坐位,卧床患者应采取放松体位。

2.检查者将食指横置于患者甲状软骨上缘,嘱其做吞咽动作、当确认喉头随吞咽动作上举、越过食指后复位,即判定完成一次吞咽反射(图2-1)。当患者诉口干难以吞咽时,可在其舌部滴少许水,以利吞咽。

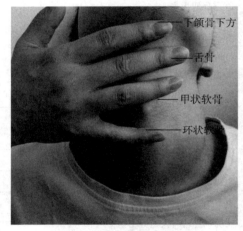

2.嘱尽快反复吞咽,并记录完成吞咽次数。老年患者在30秒内能达到3次吞咽即可。一般有吞咽困难的患者,即使第一次吞咽动作能顺利完成,接下来的吞咽动作也会变得困难,或者喉头尚未充分上举就已下降。

图2-1 反复唾液吞咽试验

4.结果分析:目前临床上主要用于评估高龄患者吞咽功能,将老年人吞咽<3次作为吞咽功能异常的标准对于中国人来说也是比较合适的,其余年龄组的标准应该视年龄做出相应调整(表2-3)。

表2-3 反复唾液吞咽试验结果

结果判断	高龄患者	中年患者	喉上下活动
正常	30秒≥3次	≥5次	>2cm
异常	30秒<3次	<5次	<2cm

四、饮水试验

典型的饮水吞咽筛查方法应该做到：首先观察患者的意识水平，观察姿势控制程度。如果患者可主动配合并能在支持下保持直立位或坐位，需要在确定患者无严重的呼吸困难、痰量少且可通过咳嗽排出、吞咽反射存在的情况下才可进行。目前临床上使用的吞咽障碍的饮水筛查方法有许多种，除常用的洼田饮水试验外，在临床护理实践中，还可采用适合不同患者的其他改良饮水筛查方法。

（一）洼田饮水试验

嘱患者取端坐位或半坐位，让患者单次喝下2~3茶匙水，如无问题，再让患者按照自己的饮水习惯喝下30ml温开水，然后观察和记录饮水时间、有无呛咳、饮水状况等。饮水状况的观察包括啜饮还是含饮，有无水从嘴唇流出、边饮边呛、小心翼翼地喝、饮后声音变化，以及患者反应、听诊情况等（表2-4）。

表2-4　洼田饮水试验

判断	分级
正常	Ⅰ.可一次喝完，无噎呛，且5秒之内完成
可疑	Ⅰ.可一次喝完，无噎呛，5秒以上完成
	Ⅱ.分两次以上喝完，无噎呛
异常	Ⅲ.能一次喝完，但有噎呛
	Ⅳ.分两次以上喝完，且有噎呛
	Ⅴ.常常呛住，难以全部喝完

洼田饮水试验是应用最广泛的临床评估工具，其分级明确清楚、操作简单、易于评估，可较好地反映患者的液体吞咽功能，预测患者是否发生误吸，可以作为能否进行吞咽造影检查的筛选标准，但对于其他类型食物的评价依旧缺乏可靠性。

（二）改良饮水试验

以下介绍临床上常用的6种改良的饮水筛查试验，供检查者针对不同情况选用。

筛查试验1：如果患者意识状态好，自主咳嗽正常，嘱患者取端坐位或由其他方法支持坐姿下，先给5ml水，嘱患者喝下。如果没有咳嗽，给患者水杯让其正常饮一口水。如果患者呛咳，或显示任何误吸症状，则认为存在吞咽障碍的风险。如果上述筛查测试结果显示无呛咳，可给予进一步测试，包括5ml糊状食物、自由饮50ml水、给一小块饼干。如果均显示正常，则允许经口进食。

筛查试验2：分2个阶段进行。第1阶段：每次给予患者5ml水，嘱患者喝下。吞咽3次共15ml，如果出现2次及以上的呛咳或吞咽后声音嘶哑，则可判断有吞咽障碍风险。如果没有达到上述指标则进入第2阶段。第2阶段：给予患者60ml水，限时2分钟内饮完。如果出现了呛咳或吞咽后声音嘶哑，也可判断存在吞咽障碍风险。

筛查试验3：任意程度的意识水平下降；饮水之后声音变化；自主咳嗽减弱；饮一定量的水时发生呛咳；限时饮水试验有阳性表现。其中有一种异常则认为有吞咽障碍存在。

筛查试验4：这一试验是给予患者90ml水，在没有干预的条件下要求患者从杯中饮用，如果吞咽过程中出现咳嗽或吞咽完毕1分钟后咳嗽，或者吞咽之后出现声音嘶哑，则判断为存在吞咽障碍风险。患者必须足够清醒，能坐起，并能拿住杯子自己饮水，以确保测试安全。

筛查试验5：即冰水试验（标准的床旁吞咽评估）。首先检查患者的进食状态、进食姿势、呼吸及配合程度，然后检查口肌、口反射及咽反射，之后给予5~10ml水进行测试。患者取端坐位，首先给予3ml冰水含在口中，评估口的运动。然后嘱其吞咽，观察有无吞咽障碍的指征，如呛咳、吞咽延迟（大于2秒）、缺乏吞咽、喉上抬差或缺乏、有痛苦表情、呼吸困难、声音变化、口内残留冰水等。如果无上述表现，则视为基本正常，然后要求吞咽两次5ml冰水。如果仍然无指征，继续给予50ml冰水进行吞咽。患者对这些测试有任何一种吞咽障碍的表现，均判定为存在吞咽障碍。

筛查试验6：即Burke吞咽障碍筛查试验（the burke dysphagia screening test，TBDST）。①双侧脑卒中；②脑干卒中；③脑卒中急性期的肺炎病史；④进食引起的咳嗽或90ml饮水试验时咳嗽；⑤不能完成进餐的一半食物；⑥进餐时间延长；⑦准备实施非口进食计划。如果出现上述一项或多项阳性指标，就认为未通过该试验，存在吞咽障碍。

五、多伦多床旁吞咽筛查试验

（一）定义

多伦多床旁吞咽筛查试验（toronto bedside swallwing screening test，TOR-BSST）是以饮水试验为主的吞咽障碍筛查工具，其操作简单，受过培训的检查者仅需10分钟即可完成1例患者的评估。多用于对急性期与恢复期的脑卒中患者进行吞咽障碍筛查，灵敏度与阴性预测值均>90%，特异度与阳性预测值均<70%。该试验是目前被认为最高级别循证医学证据的吞咽障碍筛查量表。

（二）内容及操作

TOR-BSST共分为四个任务：任务一为饮水前检查嗓音和舌头运动；任务二为给患者10茶勺水，最后用杯子饮水，每次饮水后都检查嗓音，以及是否存在呛咳、流涎、湿音或嘶哑等改变；任务三为检查饮水后等待1分钟后的嗓音状况；任务四是总判断。前面三项任务任意一项不通过，则任务四总判断为不通过。

TOR-BSST对于有鼻饲喂养、意识障碍和肺炎等并发症患者的评估准确度有限。要求在患者清醒、能在支撑下坐直，并能执行简单指令的情况下，进行舌的活动、咽部敏感度、发声困难（饮水试验之前及之后）、Kidd 50ml吞水试验（每次饮用5ml水，共饮10次喝完）。具体操作步骤如下。

1.筛查前准备 ①一杯水和一把茶匙；②确保患者口腔清洁；③确保患者呈90°直立坐位。

2.任务一 饮水前，提示语：请说"啊"，维持5秒，给患者示范一声清晰发"啊"的音；提示患者不要哼唱，也不要低声说；可以让患者延长"hua"的最后一个音节；记录患者说话时的嗓音情况。假如在说"啊"的时候有异常，用以上建议再指导患者用正常的声音说。观察声音中有无呼吸声、咕噜声、嘶哑或过清音。发现以上任何一种，无论程度轻重，均记为异常。

3.任务二 饮水，采用Kidd饮水试验，给患者10勺水，每勺5ml，嘱其咽下后说"啊"。如为正常，让患者使用杯子喝水。患者应该一直使用勺子喂水，保证每次都是5ml的量。轻柔触诊患者喉部以检查最初几次吞咽时喉部的运动。如发现以下情况，进行记录并停止喂水，并进入任务三：呛咳、流涎、湿润样嗓音（类似于含少量水同时说话的嗓音）或嘶哑等改变；如果没有呛咳声，但有强行抑制呛咳的行为，也视为有呛咳。若无上述异常表现，则记录为正常。

4.任务三 饮水后的声音，在水被咽下后等待1分钟。并嘱患者说"啊"，具体操作同任务一。

5.任务四 结果判断。只要有任何一项异常，结果记录为失败或未通过（表2-5）。

表2-5 多伦多床旁吞咽筛查试验

任务		结果		
任务一：饮水前		正常	异常	
1.让患者发"啊"音维持5秒，并记录患者的嗓音情况				
2.让患者伸舌，左右摆动				
任务二：饮水 让患者端坐饮水，每次喝完后让患者发"啊"音，出现以下体征为异常：呛咳、流涎、嗓音改变。如果出现异常，请停止饮水并跳到"任务三"				
一勺水吞咽（每勺5ml）		正常 呛咳	吞咽时/后呛咳	吞咽后声音改变　吞咽时/后流涎
第一勺	5ml			
第二勺	5ml			
第三勺	5ml			
第四勺	5ml			
第五勺	5ml			
第六勺	5ml			
第七勺	5ml			
第八勺	5ml			
第九勺	5ml			
第十勺	5ml			
茶杯饮水				

续表

任务	结果	
任务三：饮水后（完成任务二至少1分钟后进行）	正常	异常
让患者发"啊"并记录患者的嗓音情况		
任务四：结果判断	正常	异常
只要有任何一项异常，结果记录为失败		

六、染料测试

（一）定义

染料测试（dye test）常用于气管切开患者，可以利用果绿、亚甲蓝等测试，是筛查有无误吸的一种方法。

（二）内容及操作

1.方法 患者取坐位或半卧位，进食一定量的蓝色或绿色染料混合食物，进食前给予排痰，戴指脉氧监测仪监测血氧饱和度和心率，进食后观察或用吸痰管在气管套管中抽吸，确认有无蓝色或绿色染料食物。

2.结果 若咳出有蓝色或绿色染料食物或从气管套管中吸出有蓝色或绿色染料食物，则应安排做吞咽造影检查。如果稍后才从气管套管中吸出蓝色或绿色分泌物，则不一定是误吸，因为正常的分泌物也会流经口腔和咽，染料混合分泌物流经气管并覆盖于气管壁时，可导致吸出染料混合分泌物，此时应视为假阳性结果。这一测试最好给患者尝试各种形状和质地的食物，从中筛选出有误吸危险的食物进行测试，以免出现假阳性结果（图2-2）。

3.改良Evans蓝染料测试（modified evans blue dye test, MEBD） 是另一种误吸的床边测试方法，适用于不方便至放射科行吞咽造影检查的气管切开患者。不同的机构检查方案有

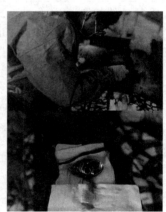

图2-2 染料测试

所不同，包括颜料的类型和用量、食团的大小，以及吞咽后吸痰的时间。让患者吞咽染色的液体或半固体食团，以易于与其他分泌物相区分。通常在吞咽后立即通过气管套管进行深部吸痰，在随后的1小时内每间隔15分钟吸痰一次，也可以每隔1小时吸痰一次，持续3~24小时，仔细观察吸痰管中有无提示误吸的染色物。继续吸痰是考虑到患者可能开始尚未误吸，但是口腔或咽部的残留稍后引起误吸。

对气管切开患者，可直接刺激切开的气管，若感觉减退，可视为发生隐性误吸的临床指标。

七、吞咽功能性交流测试评分

(一)定义

吞咽功能性交流测试评分(functional communication measure swallowing,FCM)由美国言语语言听力协会(american speech-language-hearing association,ASHA)编制,目前已经得到国际认证并被广泛应用。FCM能敏感地反映出经口进食和鼻饲管进食之间的变化,治疗师根据临床检查结果来确定吞咽功能是否受损。

(二)结果分析

结局指标:1~3级是严重的吞咽功能障碍,必须插鼻饲管进食全部或部分流质食物;4~6级为采用某个稠度的食物吞咽或采用代偿方法吞咽是安全的;7级表明吞咽功能完全未受损,可正常进食(表2-6)。

表2-6 吞咽功能分级评定

等级	临床表现
1级	患者不能安全吞咽任何东西,所有的营养和水不能经口摄入
2级	患者不能安全地经口进食营养和水,但是可以仅在治疗时进食一定稠度的食物
3级	当患者经口摄入的营养和水分不到50%时需要进食的代偿方法。吞咽时使用适当的吞咽代偿方法治疗和最大限度地饮食改变是安全的
4级	至少需要以下一个帮助吞咽才是安全的:适当的代偿方式、适当的饮食改变、鼻饲管或增稠剂
5级	通过少量的饮食改变或较小的吞咽代偿方式改变吞咽是安全的,少量个体可以自愈。全部营养和水分都可以经口摄入
6级	患者独立摄入食物和水都是安全的,患者通常可以自愈,少量患者需要轻微的治疗。当有吞咽障碍时需要特定的食物以及进食时间的延长
7级	患者可以独立进食,无吞咽功能障碍。吞咽是安全有效的,如有需要可以采用吞咽代偿方式

八、容积-黏度吞咽测试

(一)概述

1.定义 容积-黏度吞咽测试(the volume-viscosity swallow test,V-VST)作为一种筛查方法在20世纪90年代由西班牙Pere clave教授设计提出,用于鉴别吞咽的安全性和有效性,可辅助早期诊断存在吞咽障碍危险因素的患者,可从以下两个特征进行评估。①功能:评估患者摄取使其营养和水合状态良好所需热量、营养和水分的能力;②安全性:评估患者摄食期间避免呼吸道并发症(喉部渗透和误吸)风险的能力。

2.作用 ①检测口腔期和咽期吞咽的有效性及安全性;②诊断识别口腔期存在吞咽障碍的危险因素;③可以降低严重并发症的发生;④指导喂食:辅助选择摄取液体最合适的

一口量和稠度。

3.适应证

（1）经过初筛怀疑有吞咽障碍的患者。

（2）容易发生吞咽障碍的患者，如虚弱的老年人、患有神经系统疾病或神经退行性疾病的患者、有口咽或喉部手术史或颈部区域接受过放射治疗的患者、其他原因导致营养不良的患者。

（二）内容及操作

V-VST主要用于吞咽障碍安全性和有效性的风险评估，帮助患者选择摄取液体最合适的容积和稠度。测试时选择的容积分为少量（5ml）、中量（10ml）、多量（20ml），稠度分为低稠度（水状）、中稠度（糖浆状）、高稠度（布丁状），按照不同组合，完整测试共需9口进食，观察患者的吞咽情况，根据安全性和有效性的指标判断进食有无风险。具体操作内容如下。

1.用物准备 300ml水（室温），3袋中性增稠剂，20ml注食注射器，3个杯子（用来盛装3种不同稠度的液体），指脉血氧监测仪（测量血氧饱和度），测试记录表，手电筒。

2.患者准备

（1）患者必须处于足够的清醒状态，以配合测试。

（2）患者必须处于坐位，可借助靠垫尽可能坐直。

（3）通过指脉血氧监测仪监测患者的血氧饱和度。

（4）请患者说出自己的名字或其他短语，以此作为音调和音色的参考。

（5）患者了解即将进行的测试的具体步骤。

3.操作步骤

（1）开始让患者吞咽5ml糖浆稠度液体，如吞咽过程无主要的误吸症状（咳嗽或氧饱和度下降>3%），则依次吞咽10ml、20ml糖浆稠度液体；如出现吞咽障碍安全性问题，则直接进入吞咽5ml布丁稠度半固体环节。

（2）上一步吞咽过程安全，则让患者依次吞咽5ml、10ml、20ml水，观察吞咽过程，在分别吞咽3种不同体积水的过程中，一旦出现吞咽障碍安全性问题，则需停止吞咽水直接进行布丁稠度半固体吞咽评估环节；若吞咽安全，则进入下一步。

（3）让患者依次吞咽5ml、10ml、20ml布丁稠度半固体，观察吞咽过程，在分别吞咽3种不同体积布丁稠度半固体时，一旦出现吞咽障碍安全性问题，则需停止吞咽并结束试验；如吞咽安全，则结束试验。

（4）吞咽糖浆稠度液体出现安全性问题的患者，在安全吞咽布丁稠度半固体后，建议进行吞咽5ml、10ml、20ml不同容积的蛋羹或蜂蜜稠度液体，评估安全性及有效性（图2-3）。

（5）稠度越小，食团体积越大，口咽吞咽障碍患者发生吸入的风险越高。因此，患者出现安全问题时，禁止使用稠度较低或体积较大的食团。

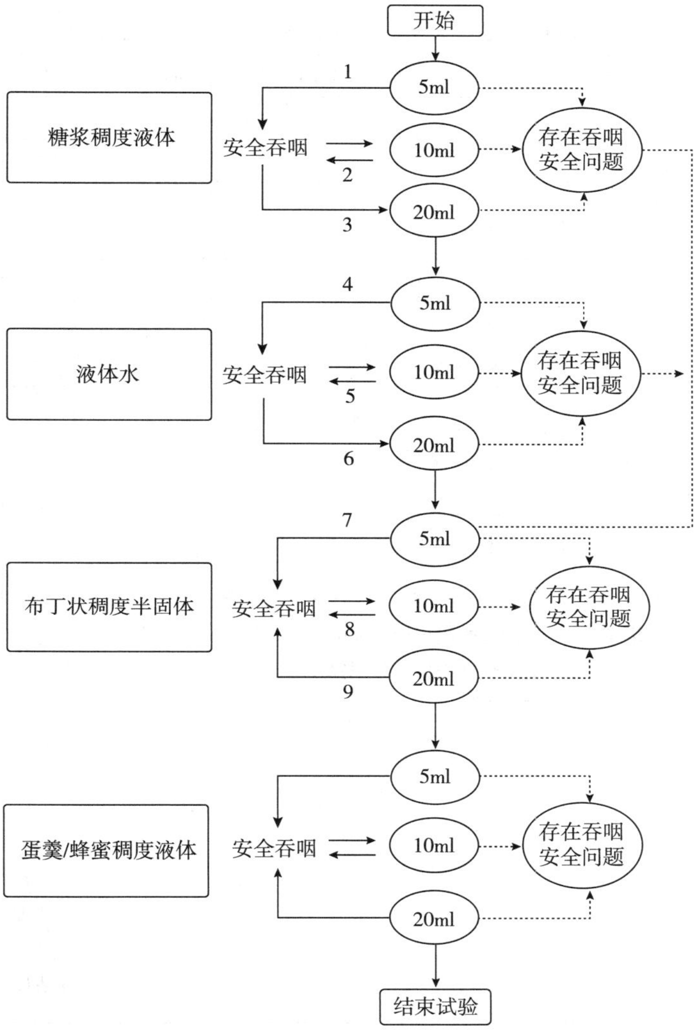

图 2-3　容积 - 黏度吞咽测试

（三）结果分析

在吞咽测试过程中，咳嗽、大于 3% 的氧饱和度下降和音色的改变被视为存在吞咽安全问题的症状，分次吞咽和口咽部有残渣被视为吞咽功效下降的症状。检测过程中出现任何异常应在记录表中对应选项框中记录（表 2-7）。

表2-7　容积-黏度吞咽测试记录表

姓名：　　　　　性别：　　　　　年龄：　　　　　住院号或 ID号：

不同稠度		糖浆稠度			液体+水			布丁状稠度			蛋羹/蜂蜜稠度		
不同容积		5ml	10ml	20ml	5ml	10ml	20ml	5ml	10ml	20ml	5ml	10ml	20ml
安全性受损相关指标	咳嗽												
	音质改变												
	血氧饱和度下降												
有效性受损相关指标	唇部闭合												
	口腔残留												
	分次吞咽												
	咽部残留												
受试者主观指标	顺滑性												
	吞咽力												
	适口性												
	喜食度												

说明：伴有"安全性受损指标"或"有效性受损指标"则标"+"

　　　不伴"安全性受损指标"或"有效性受损指标"则标"-"

　　　未进行该容积-黏度的检测，则标"/"

检测结果评估：

患者饮食建议：

　　　　　　　　　　　　　　　　　　　　　　　　评估人：

　　　　　　　　　　　　　　　　　　　　　　　　评估日期：

1.若吞咽过程中未出现安全性或有效性受损相关指征，则V-VST测试的结果是阴性的。

2.若吞咽过程中未出现安全性受损相关指征，但有有效性受损相关指征。评估结果：该患者患有口咽性吞咽障碍。患者可安全吞咽，但有效性受损，这可能危及患者的营养和补水状况。饮食指导原则：保证患者吞咽过程不出现有效性问题的前提下，最佳方案是选择最低稠度和最大容积的液体。

3.若吞咽过程中出现任何安全性受损相关指征，伴或不伴相关有效性问题。评估结果：该患者患有口咽性吞咽障碍。吞咽过程的安全性下降提示该患者可能已经发生误吸。饮食指导原则：最安全的摄取液体体积和稠度相当于患者能够安全吞咽时液体的稠度。安全性一致的前提下，须优先考虑尽可能大的容积，以保证吞咽有效性和患者优选的稠度。

（四）优缺点

1.优点

（1）简单　可以在医院或护理中心的患者病床旁或门诊使用，所需准备材料也比较简单，与吞咽造影检查相比，技术水平要求相对较低。

（2）安全　通过指脉血氧监测仪监测氧饱和度，可检测不伴咳嗽症状（隐性误吸）的患者。

（3）不易漏诊　V-VST发现吞咽障碍、吞咽安全性受损、吞咽有效性受损的能力较好，不容易出现漏诊。

2.缺点　不能直观地观察到吞咽结构受损的确切位置及存在的问题。

九、注意事项

筛查试验判断患者可经口进食后，护士还需要观察患者一次或更多次经口进食过程。要了解患者的实际吞咽功能，需要观察患者一天中不同时段的进食过程，在患者运动或服用药物前后，任何由于疲劳、药物治疗或其他因素所导致的吞咽功能变化，都需要记录下来。与家属或照顾者交流患者的情况，可以获得更多重要的信息，但由此所获得的信息并不都是可靠的。这些检查用于判断患者是否存在吞咽障碍有一定的局限性，还需与语言治疗师等吞咽障碍小组中其他诊疗人员共同探讨进一步的评估及实验室检查的必要性，以明确患者的吞咽功能。在观察患者进食过程中，需要注意有无以下几点。

1.在进食过程中，嗓音发生改变（可疑声带上有食物残留）。

2.在吞咽中或吞咽后咳嗽（可疑误吸）。

3.在呼吸时，发出痰声和咕咕声（可疑无能力清除咽喉中食物和液体，因而误吸入气道中）。

4.吞咽时明显的代偿方式。比如，多次吞咽、一口量和浓度的控制、避免或倾向于选择某种食物，或采用代偿姿势进食，如点头吞咽、转头吞咽。

5.进食疲劳或进食时间延长。

6.喉部听诊中可听见正常呼吸气流的改变。

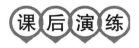

一、单项选择题

1.最方便常用的检查吞咽功能的试验是（　　）

　　A.洼田饮水试验　　　　　　　B.X线造影录像　　　　　　　C.肌电图检查

　　D.咽下内压检查　　　　　　　E.声门电图检查

2.吞咽障碍的评定内容一般不包括（　　）

　　A.初步观察　　　　　　　　　B.饮水试验　　　　　　　　　C.X线造影录像

　　D.心肺功能评定　　　　　　　E.认知评定

3.目前最可信的误咽评价检查方法（　　）

  A.饮水试验　　　　　　　　　　B.反复唾液吞咽测试　　　　　　C.录像吞咽造影法

  D.内镜　　　　　　　　　　　　E.冷刺激试验

4.洼田饮水试验时两次以上喝完，有呛咳，该检查结果为（　　）

  A.洼田饮水试验Ⅰ级　　　　　B.洼田饮水试验Ⅱ级　　　　　　C.洼田饮水试验Ⅲ级

  D.洼田饮水试验Ⅳ级　　　　　E.洼田饮水试验Ⅴ级

5.多伦多床旁吞咽筛查试验共包括（　　）个项目

  A. 1　　　　　B. 2　　　　　C. 3　　　　　D. 4　　　　　E. 5

二、简答题

1.简述吞咽障碍评估的临床意义。

2.吞咽障碍的常见症状和体征有哪些？

3.吞咽障碍临床评估的内容有哪些？

书网融合……

思维导图   微课1   微课2

项目三　临床吞咽评估

PPT

学习目标

1. **掌握**　临床吞咽评估的内容；摄食评估内容。
2. **熟悉**　脑神经评估具体操作方法；摄食评估策略实施方法。
3. **了解**　临床吞咽评估中的认知能力评估。

病例导入

　　病例：患者，女，60岁，两个月前无诱因突发不能站立，伴呕吐，小便失禁，无头痛、头晕，四肢抽搐，头颅CT示右颞顶叶脑出血、蛛网膜下腔出血，急行血肿清除术，术中发现大脑中动脉分叉处存在动脉瘤，行动脉瘤夹闭术，术中输血80ml，既往高血压病史15年。

　　目前患者鼻饲管进食，可自主咳嗽，饮水呛咳，咽反射左侧减弱，伸舌居中，示齿口角略向右偏，左侧肢体运动与感觉能力减退，平时以饮料和稀粥代替饮水，患者自发病体重减轻明显。

　　思考：1.分析该患者存在的吞咽障碍问题。
　　　　　　2.请结合上述病例对该患者选择合适的吞咽临床评估方法。

任务一　概　述　📱操作视频

　　吞咽障碍评估又可分为非仪器评估（临床吞咽评估）和仪器评估，两者相互补充。非仪器评估（clinical non-instrumental evaluation）又称临床吞咽评估（clinical swallow evaluation，CSE）或床旁检查（bedside examination），由经过培训的医师、言语治疗师等进行。临床吞咽评估不同于筛查，筛查的目的仅是为了确定吞咽障碍是否存在；而临床吞咽评估是以吞咽解剖和生理学为依据，对确诊或疑似吞咽障碍患者进行的系统、全面的吞咽评估。常规的临床吞咽评估流程内容包括：患者病史的全面收集、口颜面功能评估（脑神经评估）及摄食评估（图3-1）。

　　临床吞咽评估具有无任何有创操作、无需借助仪器设备、对环境无特定要求、操作便捷等特点，是决定后续治疗计划和进食决策的主要手段，不能被仪器评估所取代，但要求评估者具备扎实的基础知识积累和丰富的临床经验。

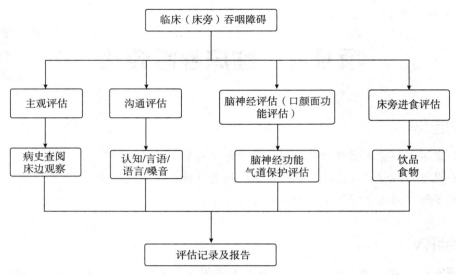

图 3-1　临床吞咽评估流程

因患者的个体差异性，加上不同的评估环境及评估者经验、专业学识不同等因素，评估结果也会存在差异，所以临床吞咽评估也是考验评估者临床技能水平最重要的部分。一份精准的临床评估记录有利于分析出患者吞咽障碍的原因，更有利于下一步的精准康复治疗，缩短患者的治疗时间，减轻患者的经济负担。

一、目的

临床吞咽评估是吞咽障碍诊断和处理的基础，其主要是评估患者口咽期的吞咽问题，通过评估了解患者的吞咽功能，为进食姿势的调整、食物性状的改变及下一步的检查和治疗提供依据。临床吞咽评估后部分患者可能需要进一步的仪器评估，明确吞咽障碍的严重障碍程度。另外，患者在接受阶段性治疗后的疗效评价，也可通过临床吞咽评估结果进行前后对比来实现。

二、评估要点和技巧

临床吞咽评估前要充分掌握患者的相关病史及个人资料，准备好评估工具及评估量表，评估过程中评估者要态度和善、口令清晰，告知患者及家属评估的作用及目的，取得患者及其家属的信任和配合。必要时，可以通过观看正常的摄食吞咽过程图像向患者及其家属进行演示。

三、评估常用物品

1.评估者准备抽吸设备、一次性手套、口罩、小手电筒、压舌板、冰棉签和评估记录单等。

2.患者准备水杯、汤勺、吸管、毛巾、水、饼干、米粉或增稠剂等。

3.也可就地取材，选择合适的食物进行评估。

四、评估量表的填写

吞咽评估量表的填写应该简单易懂，有利于团队人员间沟通，同时应用统一的符号进行填写。如评估内容打√＝有；×＝没有；N/A＝不适用；CNT＝此次无法评估，下次再进行评估。有特殊情况可以使用文字描述，最后由评估者签字确认（详见项目五中表5-1中南大学湘雅二医院临床吞咽评估量表）。

任务二 主观评估与沟通评估

一、主观评估

患者因不同的症状就诊或入院。评估者通过询问患者病史或查阅相关病历，同时主动询问临床医护人员、患者及其家属（或照顾者）相关情况，全面掌握患者病史。吞咽康复是团队工作，必要时评估者可以主动邀请相关人员参加吞咽障碍多学科诊疗（multidisciplinary treatment，MDT）。MDT团队成员包括：康复医师、康复护士、物理治疗师、作业治疗师、言语治疗师、心理治疗师、口腔科医师、营养科医师和患者家属（或照顾者）等。治疗师通过查阅患者病历，并询问相关医护人员、患者及其家属（或照顾者）相关情况，全面了解患者病史。言语治疗师是吞咽康复团队的核心人员，也是联系各成员的重要枢纽，这需要言语治疗师有良好的沟通能力。言语治疗师需要主动与团队中的医护人员、照顾者等沟通，除了评估前的询问，言语治疗师还可以主动邀请医护人员参与临床吞咽评估过程。评估后除了向患者及其家属（或照顾者）交代相关事项，和医务人员的沟通也是非常重要的。除了交代评估的内容和结果，还可以和医护人员一起讨论患者目前的情况及下一步的处理，建立良好信任关系，主动让团队中的成员了解整个吞咽障碍康复工作的重要性，以便更好的合作，让吞咽障碍康复团队的工作更有成效，有利于更好更高效地开展下一步工作。

（一）主要诊断和其他诊断

评估之前查阅患者病历，首先要查看此次住院的原因及相关疾病诊断。了解既往史、影像学检查等实验室检查结果，把握与吞咽障碍相关疾病如脑损伤、肿瘤、重症肌无力等的发生发展，包括该疾病的预后、疾病转归、目前疾病进展阶段等。

1.疾病诊断 根据主要诊断可判断患者可能出现的临床症状，如脑梗死、脑出血、阿尔茨海默病、帕金森综合征、鼻咽癌术后等。了解与吞咽障碍相关疾病的发生发展过程，判断患者的预后。还需要了解除主要诊断外的其他疾病，如高血压、心脏病、糖尿病等，以利于指导评估和治疗，如糖尿病患者需要适当调整饮食、心脏病患者需要控制合适的运动量。

2.影像学资料

（1）肺部的X线片结果，有助于判断是否存在肺炎，评估过程中要考虑肺炎是否由隐性误吸引起。隐性误吸不能被肉眼观察到，需通过仪器评估加以确定。发生误吸不一定会引起肺炎，而与患者误吸的量、气道保护能力以及患者本身的免疫力等因素相关。

（2）脑损伤的位置需要详细记录，脑损伤部位不同，吞咽障碍的临床特点亦不相同。左侧大脑皮质受损可导致口腔期吞咽障碍，右侧大脑皮质受损较左侧受损时咽期吞咽障碍更常见。损伤定位有利于理解感觉运动损害，有利于了解障碍的严重程度和患者的恢复潜力。

3.其他实验室检查　血常规中白细胞的升高提示有炎症，对于留置鼻饲管的患者，要考虑是否存在肺部感染，结合临床。肝炎、梅毒等指标阳性时，提示医务工作者在评估和治疗的过程中要做好自我防护。血清蛋白、前白蛋白计数下降时，提示患者可能存在营养不良。

（二）主诉

患者就诊或入院的主要原因，一般是患者或家属叙述其出现的症状。包括此次症状出现的原因、时间、频率、加重及缓解因素等，以及发病前与发病后吞咽功能的变化等。重点关注和吞咽障碍相关的症状，如饮水呛咳、吞咽后咽部异物感、吞咽后疼痛等。

（三）进食模式

目前是否经口还是非进口进食，何时开始非进口进食？非进口进食装置是长期鼻饲管、间歇鼻饲管、经皮胃造瘘还是肠内营养？患者的适应性如何？有无出现相关并发症？食物质地及液体稠度如何？

（四）营养及用药情况

评估经口或非进口进食模式能否满足水及营养的摄入？有无邀请营养科专业人员参与评估？目前或之前的用药，特别注意是否有使用造成口干、乏力或反应延迟的药物，这些都可能造成吞咽问题

（五）体格检查

检查体重和体温变化，如快速的体重下降（3个月下降大于6kg），提示患者可能存在营养不良，要考虑是否改变患者进食的方式。如患者进食后出现体温的升高，提示可能存在误吸，需进一步评估患者进食的安全性。可以参考如下标准：体重变化（%）＝［通常体

重（kg）−实测体重（kg）］÷通常体重（kg）× 100%。

（六）康复期望

进食除了保证营养供给外，还是社会交往的一项重要内容。因此，吞咽障碍可引发一系列的心理问题，如焦虑、羞耻、窘迫、恐惧及自尊心下降等，约33%的吞咽障碍患者存在抑郁状态。所以，患者及其家人对待其吞咽障碍的态度显得极为重要。患者是否积极寻求专业人士帮助，是否消极接受评估干预或是拒绝接受相关康复治疗，有无强烈的康复意愿，都需要评估者准确掌握。

二、沟通评估

评估内容包括患者是否存在脑损伤导致的沟通障碍，以及使用代偿性策略和吞咽治疗的可行性。言语治疗师应具有一定的沟通障碍知识，其中认知、言语、行为与吞咽关系密切，其专业知识都是互通的。但在吞咽障碍的床旁沟通评估中，我们不需要对认知、言语、语言进行成套或标准化测验，只需要简单筛查患者有无认知、言语、语言障碍，并找出认知、言语、语言障碍与吞咽问题之间的关系和影响。

（一）认知能力

认知是认识和知晓事物过程的总称。认知是高等动物大脑所特有的高级功能，是人们为适应环境的需要而获得和应用信息的能力，包括注意、记忆、计算、思维及语言等过程。获得性脑损伤导致多种医学结局，包括躯体、情感和认知等方面的损害。注意、记忆、计算、推理、判断、执行能力以及各种知觉等认知损害必然会严重阻碍患者功能独立和有价值、有成就的生活方式的实现。大量的研究证据表明，认知损害是所有损害中影响患者最终康复结局最为重要的因素。认知功能障碍除了与营养不良呈正相关外，还可直接限制日常生活活动能力。

1.定向力　是指一个人对时间、地点、人物及对自己本身状态的认识能力。询问 受试者关于目前时间、人物和地点等问题可进行定向力评估。

2.注意力　注意是在一定时间内，从现有的信息中为进一步信息加工而选择刺激的过程，是一切认知活动的基础。注意力分为持续关注、选择性注意、分散注意和交替注意。注意障碍常体现在注意维持和警觉障碍、注意广度缩小、注意选择障碍、注意转移障碍、注意分配障碍等，可以通过反应时检查（记录患者对某一视觉或听觉刺激做出反应所需的时间）、数字复述、连减或连加的测验（最常用的是请患者连续进行 100 递减 7）、视觉注意中的字母划销试验及听觉注意（向受试者播放一段各种声音的录音，要求听到电话铃声或敲桌子声音后举手）等。

3.记忆力　根据保持时间不同，可以将记忆分为瞬时记忆、短时记忆和长时记忆，这三种记忆可视为记忆系统信息加工过程中相互联系的三个阶段。记忆障碍也可分为瞬时记忆障碍、短时记忆障碍和长时记忆障碍。临床上较常使用的记忆评估量表有韦氏记忆量表（Wechsler memory scale，WMS）、临床记忆量表、Rivermead 行为记忆评定量表和日常记忆问卷等。为了更真实地反映患者实际生活中的具体情况，可以采用问卷的方式对记忆障碍进行更为接近日常生活活动的参验。在吞咽临床（床旁）评估中不需要进行成套的测验，只需要关注并重视患者记忆能力，特别是存在可导致记忆障碍病因的情况下。以下评估同理。

4.对话的连贯性 会话是以目的为导向的活动，话语如果理性地朝着某种目的运行，那它就是连贯的，基于此，我们可以观察患者在会话沟通中表达目的是否保持一致，有无语无伦次等现象。

5.思维障碍 思维是人对客观事物本质特征和内在规律性联系的概括的、间接的反映，包括分析、综合、分类、比较、抽象等表现形式。脑损伤后可能出现以上表现形式异常，进而影响患者日常交流学习和解决问题的能力。常用的思维障碍评估方法有威斯康辛卡片分类测验（Wisconsin card sorting test，WCST）、韦氏成人智力量表中的相似性检查项目、LOTCA 成套测验和推理测验等。在吞咽障碍的床旁沟通评估中，我们重点考察患者的解决问题的能力，如询问患者，餐厅付账时发现没带钱包怎么办。

综上所述，意识清醒的患者可以通过简单问答初步筛查患者是否存在认知障碍，其内容主要包括：定向力（询问患者现在是哪年、哪月、星期几、所在城市等）、注意力（读一组数字，让患者重复，观察其是否需要反复提醒）、记忆力（告诉患者三种与其生活相关的物品，让其重复，1分钟后让患者回忆此三种物品）、计算能力（计算100-7=? 递减5次）、单侧忽略（可应用二等分实验或临摹实验）、配合程度（观察患者是否可以完成任务，如无法完成时需要区分是能力问题还是心理问题）。如怀疑其存在认知功能障碍，需进一步评估其认知功能，可采用简易智能状态评定表（MMSE）、蒙特利尔认知评估（MoCA）等评估量表（表3-1，表3-2）。

表3-1　简易智能状态评定表（MMSE）

姓名：　　　　性别：　　年龄：　　科室：　　　床号：　　　住院号：
诊断：　　　　　　　　　　　　　　　　　　　检查日期：

题号	检查内容	记分	
1	现在是哪一年	1	
2	现在是什么季节	1	
3	现在是几月份	1	
4	今天是几号	1	
5	今天是星期几	1	
6	我们现在是在哪个国家	1	
7	我们现在是在哪个城市	1	
8	我们现在是在哪个城区（或什么路、哪一个省）	1	

题号	检查内容	记分	
9	（这里是什么地方）这里是哪个医院	1	
10	这里是第几层楼（你是哪一床）	1	
11	我告诉你三样东西，在我说完之后请你重复一遍它们的名字，"皮球""国旗""树木" 请你记住，过一会儿我还要你回忆出它们的名字来	皮球（1） 国旗（1） 树木（1）	
12	请你算算下面几组算术： 100−7= 93−7= 86−7= 79−7= 72−7=	93（1） 86（1） 79（1） 72（1） 65（1）	
13	现在请您说出刚才我让你记住的那三种东西的名字	皮球（1） 国旗（1） 树木（1）	
14	（出示手表）这个东西叫什么	1	
15	（出示铅笔）这个东西叫什么	1	
16	请你跟我说"如果、并且、但是"	1	
17	我给你一张纸，请你按我说的去做，现在开始："用左或右手（未受累侧）拿着这张纸"，"用（两只）手将它对折起来"，"把纸放在你的左腿上"	3	
18	请你念念这句话，并按上面的意思去做："闭上你的眼睛"	1	
19	请你给我写一个完整的句子	1	
20	（出示图案）请你按这个样子把它画下来 	1	
		总分	

说明：满分30分，文盲小于17分、小学文化水平小于20分、中学以上文化水平小于24分为痴呆。（20~26轻度痴呆，10~19中度痴呆，10以下严重痴呆）。

表3-2 蒙特利尔认知评估（MoCA）

姓名：　　　性别：　　　年龄：　　　科室：　　　床号：　　　住院号：

主诉：

诊断：　　　　　　　　　　　　　　　　　　　　检查日期：

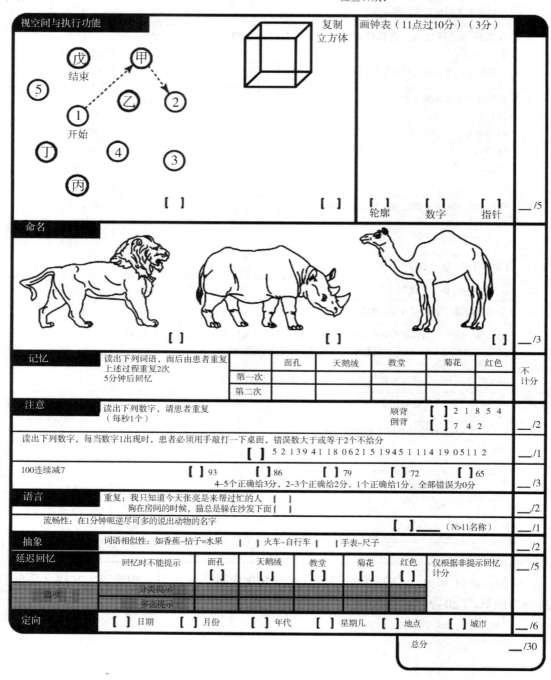

（二）言语语言能力

简单评估患者在构音、音质、语速、语调、鼻音、音量大小等方面的能力。大部分吞咽障碍的患者都合并构音的问题。所以，在吞咽障碍患者治疗的过程中往往伴随着呼吸训练、构音训练等内容。

1.言语

（1）说话及发音的清晰度　在与患者的床旁沟通评估中，留意患者说话及发音的清晰度，可听懂率为多少？可听懂率在单字水平、词组水平还是句子水平？

（2）共鸣　评估患者发音时是否存在鼻音过重或鼻音不足？

（3）说话速度　评估患者说话速度是否适中，有没有过快或过慢？

（4）说话流畅度　评估患者说话是否流畅？有没有不适宜停顿等。

（5）说话语调　又称语气、口气，是指说话者交谈发声的音调，与患者交谈时注意其说话的高低轻重。

（6）口腔轮替运动速率　让患者模仿发如下音节："pa"10次=1.7秒，"ta"10次=1.7秒，"ka"10次=1.9秒，"pataka"10次=5.7秒。

（7）说话与呼吸的配合　最长发声时间是一个人在深吸气后，持续发单韵母/a/的最长时间。它可反映人在深吸气后的最大发声能力，是衡量言语呼吸能力的最佳指标之一。最长发声时间受性别、年龄、健康状况、身高、体重、肺活量以及呼吸方式等因素的影响。任何一种呼吸系统疾病、发声系统疾病或者呼吸系统与发声系统的不协调，均可能导致最长发声时间的缩短。通过将患者最长发声时间的测量值与参考标准（男性：25~35秒，女性：15~25秒）进行比较，治疗师就可以评估患者言语呼吸的质量。

2.语言

（1）理解能力　①是非题理解：自身问题，如提问"你是刘XX吗"？②具体问题：如提问"你吃了饭没有"？③抽象问题：如提问"你觉得这个医院人性化吗"？④听词指图（口语-图卡配对）：根据治疗师的指令指出对应的图卡或实物，如提问"请指出哪个是梨"。⑤理解指令：类似失语症筛查中的三步指令。一步指令，如请指你的鼻子；二步指令，如请指下门，再指向天花板；三步指令，如请拍下手，指下鼻子，再摸摸头。

（2）表达能力　①对话：内容及句子长度。评估患者在对话中句子长度处于以下哪个水平：单词/短语/短句/长句/复杂句水平。②流畅度：言语是否流畅？有没有失语症中流畅性失语与非流畅性失语的症状？③复述：是否可以重复对话者内容？处于以下哪个水平：单音节/双音节/单词/词组/句子/短文。④命名：主要为实物或图片的描述，根据情况提问，如指着床旁的杯子，问"这是什么"？或拿出一支笔，问"它可以用来做什么"？

3.嗓音

（1）音质　评估患者是否存在以下异常音质：沙声、气声、紧声。

（2）音量　评估患者音量是否适合，有没有过小或过大。

（3）音高　评估患者音高是否适合，有没有过高或过低；普通话中的音高变化不同，形成了普通话的四个声调。值得注意的是，音高的不同不会引起声调的变化，音高变化的不同才会引起声调的变化。

任务三　脑神经评估

一、定义

脑神经评估又称口颜面功能评估或口肌评估，脑神经评估是临床吞咽评估中最重要的实操部分，也是诊断吞咽障碍分期的主要依据。了解参与吞咽功能的脑神经功能及检查程序，结合患者的临床症状表现，并由此推断吞咽障碍的原因及程度，可为进一步吞咽评估及管理作准备。

二、与吞咽相关的脑神经

脑神经的纤维成分包括7种：一般躯体感觉纤维（皮肤、肌、腱、口、鼻大部分黏膜），特殊躯体感觉纤维（视器、前庭蜗器），一般内脏感觉纤维（头、颈、胸、腹脏器），特殊内脏感觉纤维（味蕾、嗅器），一般躯体运动纤维（肌节衍化的眼外肌、舌肌），特殊内脏运动纤维（鳃弓衍化的咀嚼肌、表情肌、咽喉肌），一般内脏运动纤维（平滑肌、心肌和腺体）。根据神经支配的功能不同又分为：感觉神经、运动神经和混合神经。在吞咽活动中，共有三叉神经（Ⅴ）、面神经（Ⅶ）、舌咽神经（Ⅸ）、迷走神经（Ⅹ）、副神经（Ⅺ）、舌下神经（Ⅻ）参与吞咽反射活动。参与吞咽的周围神经支配主要包括：①传入性感觉纤维：4对脑神经（三叉神经Ⅴ、面神经Ⅶ、舌咽神经Ⅸ、迷走神经Ⅹ）；②传出性运动纤维：5对脑神经（三叉神经Ⅴ、面神经Ⅶ、舌咽神经Ⅸ、迷走神经Ⅹ、舌下神经Ⅻ）和2个颈神经（C_1、C_2）。

三、脑神经的评估方法

脑神经评估方法是透过直接观察进行运动动能及感觉功能两方面的评估。常用的评估工具包括手套、压舌板、手电筒、测试味觉的食物，例如糖、盐及柠檬汁等。

（一）三叉神经

三叉神经为混合神经，包括一般躯体感觉纤维和特殊内脏运动纤维。三叉神经在吞咽运动中主要支配面部感觉、舌前2/3黏膜感觉以及咀嚼肌的运动。咀嚼肌包括颞肌、咬肌、翼内肌、翼外肌，颞肌的主要作用为上提下颌骨并使下颌骨微向前伸，也参与下颌骨侧方运动；咬肌的主要作用为上提下颌骨，也参与侧方运动；翼内肌主要作用为上提下颌骨，也参与下颌前伸和侧方运动；翼外肌主要作用为使下颌骨向前伸并降下颌骨。重点观察有无咀嚼肌瘫痪、萎缩，张口时下颌的位置，咬合力度及灵活度等。其评估内容主要由脸部感觉和下颌运动组成。

1.损伤表现

（1）运动功能障碍

1）运动神经核损伤（下神经元损伤）　表现为同侧咀嚼肌瘫痪、萎缩，张口时下颌偏向患侧。

2）单侧皮层损伤（上神经元损伤）　轻微影响咀嚼能力。

3）双侧皮层损伤（上神经元损伤）　双侧严重咀嚼肌瘫痪。

（2）感觉功能障碍　周围型损伤影响同侧感觉功能：一侧三叉神经周围型完全损伤，主要为同侧面部皮肤及口、鼻腔和舌前2/3的黏膜感觉丧失。

2.检查重点

（1）运动功能　重点观察唇、下颌的力度（包括最大力度和抗阻能力）、最大活动范围及速度。

1）观察静止及说话时位置　左右是否对称，张口时下颌是否偏向一侧。

2）咬合力度及阻力测试　用压舌板置于双唇之间、左右上下牙齿之间，查看是否有唇闭合不全、闭合无力，咬合不能或咬合无力，最大开口程度等。

3）双侧移动能力　示范并指导患者下颌左右摆动。

（2）感觉　面部触觉和舌前2/3的感觉。

3.检查实践

（1）脸面部感觉检查　包括面部触觉检查，嘱患者闭眼后，用棉签轻触面部（先健侧后患侧），让患者用手指出触碰部位（图3-2）。

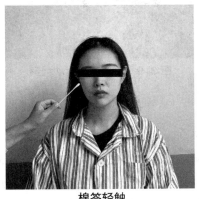 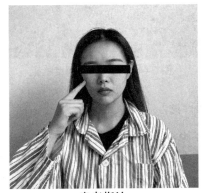

棉签轻触　　　　　　　　　　　患者指认

图3-2　面部感觉检查

（2）舌面感觉检查　用冰棉签触碰舌前2/3部位，让患者感知温度觉和触觉。可同时应用棉签蘸柠檬汁、盐、糖等检查由面神经支配的舌前2/3和由舌咽神经支配的舌后1/3的味觉（图3-3）。

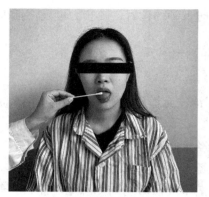

图 3-3　舌面感觉检查

（3）下颌运动检查　静态观察患者下颌位置。检查下颌的运动、力量及灵活度。①下颌关节的咬合力度，用压舌板置于上下牙齿之间，嘱患者尽力咬合后抽出，先健侧后患侧，对比查看双侧咬合力度是否有差异；同时观察患者有无牙齿缺失、牙齿松动或佩戴义齿等。②下颌关节的张口幅度，嘱患者尽量做张口运动，观察张口幅度是否达到2cm（图3-4）。③下颌关节的灵活度，嘱患者做咀嚼运动，观察患者咀嚼的速度、对称性等（图3-5）。

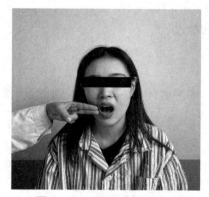

图 3-4　下颌运动幅度检查

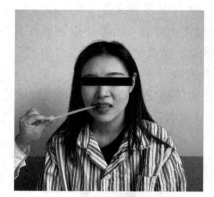

图 3-5　下颌咀嚼运动观察

（二）面神经

面神经为混合神经，包括特殊内脏运动纤维、一般内脏运动纤维（副交感）、特殊内脏感觉纤维和一般躯体感觉纤维。面神经在吞咽运动中主要支配面肌（表情肌）运动、舌下腺、下颌下腺、泪腺的分泌以及舌前2/3的味觉。眼部周围肌主要是眼轮匝肌，该肌为圆形环状肌，由眶部、睑部和泪囊部组成。眶部肌束收缩的作用是紧闭上、下眼睑；睑部肌束作用是闭锁上、下眼睑；泪囊部肌束的作用是牵引眼睑和泪乳头，并扩张泪囊，促使泪液流入泪囊。口部肌肉分为上组、下组、颊肌和口轮匝肌。上组肌肉包括上唇方肌、颧肌和笑肌，上唇方肌的作用是上提上唇，开鼻大孔；颧肌和笑肌的作用是牵引口角向外上方。下组肌肉包括三角肌、下唇方肌和颏肌，三角肌又称口角降肌，其作用是降口角；下唇方肌的作用是下降唇；颏肌的作用是上提颏部皮肤。颊肌的作用是牵引口角向外。口轮匝肌呈椭圆形，浅层肌束为固有肌束，中层肌束来自三角肌和尖牙肌的纤维。深层肌束由在口角处交叉或不交叉的止于上、下唇的肌束组成。口轮匝肌的作用是关闭口裂，深部肌束可使唇靠近牙，口唇突出，成为吹口哨样动作，并可与颊肌共同完成吸吮动作。额肌收缩可使额部皮肤出现额纹。其评估主要由表情肌的运动检查组成。

1.损伤表现

（1）运动功能障碍

1）双侧皮层损伤或神经核损伤（下神经元损伤）　为核下组织受损，出现同侧全部面部肌肉瘫痪，同时分泌增加。

2）单侧皮层损伤（上神经元损伤）　为核上组织受损，出现对侧颜面下部麻痹。

（2）感觉功能障碍　神经核及周围型损伤，舌前2/3味觉障碍。

2.检查重点

（1）运动功能

1）观察面部静止及活动时状态。

2）嘴唇功能，包括抬高、收缩、合嘴及鼓腮。

3）重复发"u"及"i"音。

4）闭眼及皱眉。

5）运动幅度及阻力测试。

（2）感觉功能　舌前2/3的味觉。

3.检查实践

（1）面神经运动功能检查　检查唇力度、幅度及灵活度，颊部运动（鼓腮与凹腮），抬眉、闭眼。

（2）唇力度、幅度及灵活度检查　静态下观察患者，查看双侧是否对称，是否流涎。用压舌板置于患者两唇之间，嘱患者做闭唇运动后抽取压舌板，双侧对比查看唇力度（图3-6）。交替发"i"和"u"音5次，观察唇的运动幅度及灵活度是否正常。

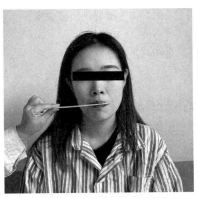

图3-6　唇力度、幅度及灵活度检查

（3）颊部运动检查　嘱患者做鼓腮和凹腮的运动，观察患者是否能完成动作，鼓腮时是否有漏气。鼓腮时可做抗阻运动，查看唇肌、颊肌肌力是否下降（图3-7）。

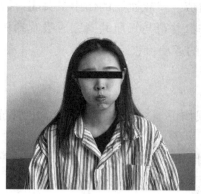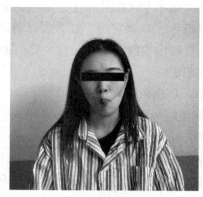

闭唇鼓腮　　　　　　　　　　　　　　　闭唇凹腮

图3-7　颊部运动检查

（4）抬眉、闭眼检查　嘱患者做抬眉，闭眼运动，观察患者是否可以完成，双侧是否对称。同时可做抗阻运动，检查额肌、眼轮匝肌肌力是否下降（图3-8）。

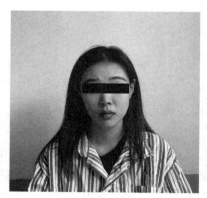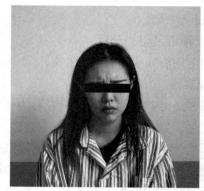

抬眉　　　　　　　　　　　　　　　　　闭眼

图3-8　抬眉、闭眼检查

（三）舌咽神经、迷走神经、副神经

1.损伤表现

（1）舌咽神经　为混合神经，包括特殊内脏运动纤维、一般内脏运动纤维（副交感）、一般内脏感觉纤维、特殊内脏感觉纤维和一般躯体感觉纤维。舌咽神经在吞咽运动中主要支配舌后1/3黏膜的感觉和味觉、腮腺的分泌、咽黏膜感觉以及茎突咽肌的运动。舌咽神经损伤后表现：咽与舌后1/3的感觉障碍，咽反射减退或消失，舌后1/3的味觉丧失，腮腺分泌减少。

（2）迷走神经　为混合神经，包括特殊内脏运动纤维、一般内脏运动纤维（副交感）、一般内脏感觉纤维和一般躯体感觉纤维。

迷走神经在吞咽运动中主要支配：咽部及喉部肌肉活动，发声及吞咽功能咽反射（注意：咽反射≠吞咽功能），平滑肌、心肌及腺体活动；咽部及喉部触觉，咽部味觉，咽反射。损伤后表现：①运动功能障碍，双侧皮层或神经核损伤可能引起死亡（呼吸困难、心律失常、喉部肌肉瘫痪、失声）；②单侧皮层损伤（上神经元损伤），对侧咽部及喉部麻痹吞咽障碍（舌咽及迷走神经合并受损时），腭垂歪向健侧，声音嘶哑（声带麻痹或瘫痪）。

（3）副神经 为运动神经，包括特殊内脏运动纤维。副神经在吞咽运动中主要支配咽喉肌的运动以及胸锁乳突肌、斜方肌的运动（头颈的稳定性）。

2.检查重点 舌咽神经和迷走神经损伤检查重点包括以下方面。①运动功能：观察软腭静止及活动幅度，嗓音，咽反射，吞唾液或喉上抬，咳嗽；②感觉功能：咽反射。

3.检查实践

（1）味觉检查 用蘸有各种味道的棉棒轻刮患者舌面，并询问患者是什么味道。重点观察舌后1/3的味觉是否丧失。

（2）软腭上抬检查 静态观察患者双侧软腭、悬雍垂等结构是否完整，嘱患者发"a"音，观察软腭的上抬、是否对称，是否存在鼻腔漏气。同时观察患者口腔卫生状况（图3-9）。

（3）喉的上抬运动和功能检查 采用三指法或四指法。三指法是评估者将手放在患者下颌下方，食指放在舌骨上，中指放在甲状软骨上，无名指放在环状软骨上，嘱患者做吞咽的运动，观察患者的甲状软骨是否可以越过中指，并完成吞咽运动（图3-10）。正常喉上抬幅度约为2cm。以此判断患者能否完成吞咽启动以及喉上抬的幅度。观察患者发音时的嗓音情况，包括音量、音响等。嘱患者保持舒适的坐姿，大口吸气之后以舒适的音度和音量发"a"音，尽量保持长时间发音，并记录坚持发音的时间。男性正常值为25~35秒，女性为15~25秒。如声音嘶哑且音量较低，提示声带闭合不严，容易发生误吸。嘱患者随意咳嗽，如可以完成，说明其气道保护能力较好，可以及时有效地清除分泌物及食物残渣，防止发生误吸。

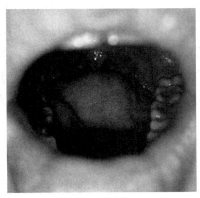

图3-9 软腭上抬检查

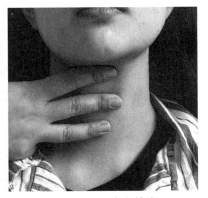

图3-10 喉上检查

（4）呼吸功能检查 嘱患者深吸气后，以最慢的速度呼气，记录最长呼气时间。大量研究表明，呼吸与吞咽之间存在稳定而协调的交互关系，当呼吸功能下降时，协调性被打破，可能会导致误吸。

（5）咽反射、呕吐反射检查

1）咽反射的触发，常表现为恶心反应，严重者可出现呕吐，其触发区域为咽后壁、舌根和双侧腭弓，表现为软腭上抬、腭弓收紧、舌根紧张。可用冰棉签触碰腭弓处观察是否可引出咽反射，双侧对比判断是否异常或减弱。其生理意义主要是防止异物的进入（图3-11）。

2）呕吐是一种具有保护意义的防御反射，其机制比较复杂，机械和化学的刺激都可能引起呕吐。引起呕吐的刺激主要来自消化系统，对舌根、咽部、胃、肠、总胆管的刺激都是造成呕吐的原因。除了消化系统的感受器之外，其他系统感受器受到的刺激也有可能引发呕吐反射，这些刺激有可能来自泌尿生殖系统、视觉、味觉、嗅觉及内耳前庭位置感受器等。临床吞咽评估中可用棉签触碰咽后壁，观察是否引出呕吐反射，双侧对比判断是否异常或减弱（图3-12）。

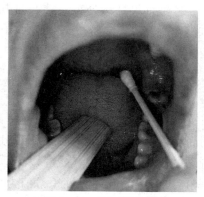 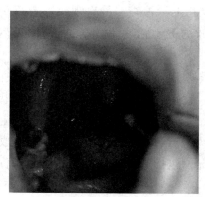

图 3-11　咽反射检查　　　　　　　图 3-12　呕吐反射检查

（四）舌下神经

舌下神经为运动神经，包括一般躯体运动纤维。舌下神经在吞咽运动中主要支配舌肌的运动。其评估主要由舌肌的运动检查组成。舌肌又分为舌内肌和舌外肌，舌内肌主要由三种方向不同而且互相垂直的肌束在舌内互相交织组合而成。舌内肌包括舌上纵肌、舌下纵肌、舌横肌、舌垂直肌，主要作用是改变舌的形态。舌外肌包括颏舌肌、舌骨舌肌、茎突舌肌、腭舌肌，主要作用是改变舌的位置。组成舌的全部舌肌又被舌中隔分为左右对称的两份，因此舌肌是两侧同形、左右成对的肌群。

1. 损伤表现

（1）运动功能障碍　①单侧神经核损伤（下神经元损伤）：患者出现同侧舌肌瘫痪及萎缩，在要求伸舌时，舌尖偏向患侧；②双侧神经核损伤（下神经元损伤）：患者出现双侧舌肌瘫痪及萎缩的情况。

（2）感觉功能障碍　表现为舌部感觉功能丧失。

2.**检查重点**　重点观察静止及活动时位置，舌头上、下、左、右的活动，运动幅度及阻力测试，并检查感觉功能。

3.**检查实践**　舌力度、幅度、灵活度的检查：静态观察患者舌的位置，舌面情况，是否出现舌肌萎缩。嘱患者做伸舌运动、舌向双侧运动、舌上抬运动，观察舌的幅度，可描述为伸舌及齿、伸舌及唇、伸舌触及嘴角等。嘱患者快速交替做以上运动5次以上，观察舌的灵活度。用压舌板顶在患者舌尖上，嘱患者做以上运动，同时给予抗阻，判断患者舌的力度（图3-13）。

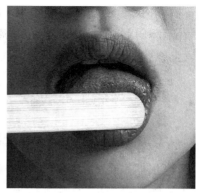

图3-13　舌运动检查

任务四　摄食评估

一、概述

（一）目的

摄食评估是了解吞咽功能的重要检查，在患者进食时，通过观察和测试了解患者进食情况。包括患者的进食模式、进食体位、进食方式、食物性状、进食时间和进食量等，以及进食过程中是否存在误吸风险。通过摄食评估中患者的表现，分析患者吞咽功能障碍的原因，找到适宜患者进食的食物性状、入口份量，为下一步治疗干预提供意见。临床中，安全、有效的摄食评估可以帮助治疗师及时获得患者吞咽动力信息，制定治疗计划，为患者选择最安全的食物，以保证患者获得均衡营养。

在实现以上目的的同时，还要综合考虑不同患者的饮食喜好，特别注意可提供的环境因素，吞咽障碍ICF综合类目从躯体功能、结构、活动和参与、环境因素四大方面全方位地描述了患者吞咽功能状况，其中环境因素包含食品、个人护理提供者和个人助手、直系亲属家庭成员的个人态度以及卫生的服务、体制和政策等10个方面。

（二）进食评估的入选标准和禁忌事项

临床中治疗师应严格掌握入选标准和禁忌事项，注意以下几种情况。①意识清楚；②可以最佳姿势饮水和进食；③有保护气道的能力：如存在吞咽、咳嗽、清除气道能力，或已观察到吞咽反射、咳嗽或清除气道；④有足够的体力或耐力完成进食评估，如患者不会在检查过程中因疲乏而睡着；⑤气管切开患者评估时应有医学助手（如物理治疗师、护士等）为患者吸痰，言语治疗师应接受过吸痰的培训，以确保需要时能够提供支持。

在不同的临床吞咽评估研究和检查中，建议不同容量和不同黏稠度的食团，有大有小

（有多有少）的液体、酱或布丁以及固体被认为是标准的和必要的，除非在检查过程中出现吞咽障碍症状。通常情况下，患者在进食1～20ml的饮水量没有吞咽困难，临床工作人员可尝试给患者测试多种食团。

二、评估工具准备

（一）适宜性状的饮品和食物

根据患者的病情、日常进食喜好、生活习惯，因地制宜地选择色香味俱全、营养均衡的食物。可采用国际吞咽障碍食物标准（international dysphagia diet standardisation initiative，IDDSI）将选择的食物调配成合适的性状。国际吞咽障碍饮食标准化创办组织于2012年6月在加拿大多伦多成立，组织成员来自世界各国和地区，包括营养与营养学、医学、言语病理学、职业治疗学、护理学、患者安全、工程学、食品科学与技术等多个领域专业人员，旨在建立全球吞咽障碍患者的食品质地与增稠液体的国际标准化术语和定义，适用于不同年龄、不同文化、不同健康照顾机构。IDDSI将吞咽障碍饮食分为8个连续等级（0～7级），饮品为0～4级，食物为3～7级，以此来准确描述吞咽障碍患者常用的质地发生改变的食物和增稠饮品，分别适用于不同程度的吞咽障碍人群（图3-14）。等级用数字、名称和颜色区分。

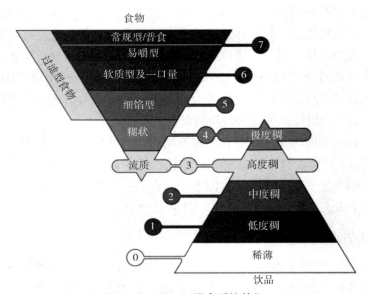

图3-14　IDDSI膳食质构等级

1.饮品特点

（1）0级，稀薄饮品　水样流动液体，可使用与饮用者年龄和能力相符的奶瓶、杯子或通过吸管饮用。

（2）1级，低度稠型饮品　适合于轻度吞咽障碍的患者，可以用"吸"表达，低稠食物入口便在口腔内扩散，下咽时不需要太大的力量，倾斜勺子能感觉到落下稍有延迟，但容易从勺子中以线条状流出，可使用细吸管（约5.3mm）吸食。

（3）2级，中度稠型饮品　适合于开始治疗性经口进食的患者，可以用"喝"表达，可用杯饮用，需要用力吸啜才能通过用标准或大口径的吸管饮用（大口径吸管=6.9mm）；无法在餐碟上独立成形，可用汤勺食用，质地顺滑，没有颗粒（如团块、纤维、硬壳、种子或果实的外壳或皮、软骨或碎骨）。

（4）3级，高稠型饮品　适合于重度吞咽障碍患者，可以用"吃"表达，不适合使用吸管，使用汤勺舀起后倾斜勺子呈团块状，不会马上流下；不含团块，不黏口；没有液体从固体中分离的现象。

2.食物特点

（1）4级，糊状食物　适合于有运送能力，经口进食的患者。食物特点：①均质、光滑，易聚集，可用汤勺舀起；②通过口腔的简单处理可以形成食团，易吞咽，不易在口咽部残留或误吸；③不需撕咬或咀嚼，但需具有食团形成和食团保持能力；④食物具有顺滑性和内聚性。食物举例：各种肉类、蔬菜、粥等食物加入食品功能调整剂搅拌后的糊状食物或冻状食品。

（2）5级，细馅型食物　适合于舌与上下腭具有压碎食物，能通过舌运送食物能力的患者。食物特点：①有一定形状，但容易压碎；②有一定的内聚性且容易形成食团，不会在口腔内发生大量的离水，通过咽腔不容易散开的食物；③在舌和上下腭之间可被压碎；④加入食品功能调整剂经过搅拌机搅拌或者粉碎能再塑形的食物。食物举例：三分粥、五分粥、各种软食及加入食品功能调整剂搅拌后制成的食品。

（3）6级，软食型食物　高龄患者以及存在误吸及窒息风险的吞咽功能及咀嚼功能轻度下降的患者，患者无需具备牙齿或义齿等咀嚼相关能力，但必须具备上下牙床间的碾压能力。食物质软，不易分散，不易粘连，用筷子或汤勺就能切断。食物举例：以软食的食品作为主要食物，有全粥、软饭以及加入食品功能调整剂搅拌后制成的硬度较高的食品。

（4）7级，常规型食物　与年龄和发育相适应的各种质地的日常饮食，可以被任何方式进食采用，食物质地可以是硬的、脆的或天然绵软的。

（二）进食餐具和工具

1.餐具　茶勺、汤勺、杯子、筷子、吸管等。

2.工具　颈部听诊器、血氧饱和度监测仪、抽吸设备等。

三、评估前准备与选择

（一）了解患者进食情况

了解患者目前进食情况，判断是否可以进行摄食评估。在临床工作中，并不是每一位患者都可以进行摄食评估，尤其是认知功能下降、无法配合并存在较高误吸风险的患者。这就需要评估者掌握好摄食评估的适应证：意识清楚，有一定的气道保护能力，有足够体能和耐力配合完成摄食评估等。如可以进行，需依据患者的主观评估、沟通评估和口颜面功能评估结果，选择适宜性状的饮品、食物及一口量对患者进行直接摄食评估。考虑到摄食评估过程中患者可能会出现的口咽腔食物残留、食物进入气道发生误吸等情况，评估时应让患者佩戴好血氧饱和度监测仪（血氧饱和度下降超过3%，提示有误吸），必要时使用抽吸设备，及时帮助患者清除残留在口咽腔的食物，防止误吸的发生。

（二）选择进食姿势

评估前需要考虑以下问题：是否需要摇高床头？摇高多少度？患者是否需要侧卧？是否需要姿势矫正椅辅助？是否需要靠背椅辅助？一般来说，患者可取坐位或支持情况下尽可能保持直立位，如70°~90°。患者的姿势一般遵循患者原本的体位，如长期卧床者，一般抬高床头60°，就不能直接将其变成90°，而是根据医生、物理治疗师等建议调整姿势。但同时也不能忘记患者潜在的姿势调整能力，密切观察检查过程中患者姿势的变化，及时和物理治疗师确定最佳姿势。还需要根据患者的基础情况确定最佳进食姿势，如食团控制能力差但吞咽启动及幅度正常的患者，可以先低头以免液体或食物在吞咽前流入咽部，启动吞咽前再仰头吞咽。

（三）选择食物质地和黏稠度

需要重点考虑以下问题以确定食物的质地和黏稠度。

1.口肌功能及沟通能力　食团控制能力、唇闭合能力差的患者宜从增稠的液体开始，再逐渐变稀薄。

2.咽部及喉部功能　吞咽启动慢的患者宜从增稠的液体开始，声门闭合不全的患者宜从增稠的液体开始。

3.病史　如喉切除手术患者造成吞咽启动延迟时宜从增稠的液体开始。痴呆患者宜选择刺激性强的食物。

（四）选择食物放置口中的位置

根据患者口腔结构是否完整以及口肌功能选择食物放置最佳位置，舌癌舌切除术后患者宜将食物放置舌根处。舌控制差的患者宜在舌中后部放置食物。

（五）选择最佳吞咽指令

经过以上选择后，言语治疗师应给予患者相应指令要求其吞咽，特别是结合姿势改变、餐具改变的吞咽指令，需要细分步骤，让患者最大程度地理解并执行指令，合并严重认知障碍的患者需要多重刺激的吞咽指令。口腔感觉、咽部感觉下降的患者，吞咽时宜将头偏向健侧，以使液体或食物从健侧通过。

四、评估策略实施

（一）实施内容

摄食评估的内容包括进食的模式，进食的体位，进食的方式，一口量，食物的性状，进食时间，进食量，误吸风险，摄食过程中口腔期、咽期的功能等。

1.进食的模式　包括经口进食、部分经口进食和非经口进食。非经口进食包括鼻饲管饲、间歇管饲、肠内营养、胃造瘘等，以及其他方式维持营养。

2.进食的体位　采取端坐位是比较理想的进食体位。也可采取半卧位，头部确保维持在30°以上。综合考虑患者体能、吞咽功能等因素选择合适的进食体位（图3-15）。亦可通过之前的评估信息选择代偿性进食体位，如低头吞咽、仰头吞咽、转头吞咽等体位。

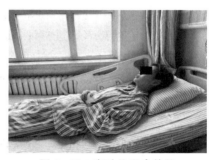

图3-15　半卧位进食体位

3.进食的方式　患者能否自主进食，是否需要他人喂食，需要帮助的程度如何，是否需要使用喂食工具。（如患者认知及肢体功能允许的条件下，应该鼓励患者自主进食，逐渐减少对他人的依赖）。

4.一口量　根据患者的吞咽功能，选择适于患者吞咽能力的一次口腔摄入量。其过多或过少都会引起问题。过多，容易发生残留，加大误吸的风险；过少，有时会影响吞咽反射的发生。一般一口量建议从小剂量（1~5ml）开始。

5.食物的性状　选择的食物应柔软，密度及性状应均匀；有适当的黏度，不易松散；通过口腔和口咽时容易变形；不易粘在黏膜上。如有需要，可以使用增稠剂调制。

6.进食时间和进食量　患者的进食时间是否延长，包括一次吞咽的时间和一餐的进食时间。如患者进食速度过快、进食时间缩短也是要引起注意的。评估进食量是否足够。

7.误吸风险　进食后患者出现呛咳、血氧饱和度下降等，提示患者存在误吸风险，考虑更换食物性状及一口量，严重误吸时，及时终止评估，并将口咽腔残留的食物吸出。

8.摄食过程中口腔期、咽期的功能　检查患者的唾液分泌情况，是否存在口水过多或过少，是否可以与食物充分搅拌形成食团。在进食的过程中观察患者的嘴唇闭合情况，是否有食物从鼻腔反流或经口腔溢出；患者的咀嚼力度是否足够；食物是否顺利由舌推送至咽部；观察患者是否存在气管切开，了解气管套管佩戴时长，是否影响喉上抬运动。吞咽启动是否可以完成，喉上抬幅度是否正常；吞咽后口腔内是否由残留，如有残留，残留在哪个部位；吞咽过程中有无呛咳，呛咳发生的时间（吞咽前、吞咽中、吞咽后），吞咽后是否出现频繁清嗓动作，吞咽前后音质、音量是否有变化，进食后是否出现痰液增多、呼吸急促现象。同时还要观察患者在口腔期食物推送的时间、咽期吞咽启动的时间等指标。

（二）注意事项

在尝试进食评估时，治疗师必须注意患者各个方面的表现，从而制定最佳的进食评估方案，重点观察吞咽前、吞咽中及吞咽后的情况，且在整个过程中注意以下几点。

1.**看** 观察患者对食物的反应；唇闭合后，注意观察有无前方泄漏或唇角左右泄漏；舌头运动；咀嚼动作；是否出现咳嗽、清喉咙或呼吸困难、呼吸变化，这些情形出现的频率，以及发生的用餐时段（起始、中途或末尾）；吞咽后口腔内是否有食物残留；用餐过程中分泌物的改变量；用餐时长和进食量；呼吸和吞咽的协调性；患者主动避免哪些食物和（或）液体。

2.**摸** 在给患者行进食评估时，治疗师在其进食过程中将手指放置在喉部位置，一方面感受吞咽的动作，另一方面感受是否存在有咽期吞咽延迟。手指放置的压力不宜太大，避免影响患者喉上抬运动，但也不能太小以致无法感受喉上抬运动。放置时机需要恰当，太早会让患者产生紧张心理，且长时间手指放置喉部会使患者有不适感，太晚有可能错过感受完整的吞咽过程。放置的位置也很重要，治疗师要熟悉准确的解剖位置，了解不同年龄、性别患者喉部的特点，如女性喉突出部位普遍没有男性明显，肥胖者、颈部短者较难摸到喉部位置，需要治疗师反复在不同人群中练习。手指放置位置正确方法：食指轻放在下颌骨正下方的前端（可以感受舌头动作的起始），中指放在舌骨位置（感受舌骨运动），无名指放在甲状软骨的顶端，小指放在甲状软骨的下端。无名指和小指可以在咽期吞咽启动时感受喉部的动作，比较出舌头开始动作和舌骨与喉部动作的时间差，可提供给治疗师口腔期通过时间和咽部启动延迟时间总和的粗略值，或可以说是舌头引发吞咽到咽期吞咽启动的时间。需要注意的是，吞咽时喉部触觉结果很主观，不同治疗师给出的答案可能不一致，而且整个吞咽过程不是通过肉眼直接观察到的，而需根据各种外部表现间接判断，所以可能存在各种偏差。

3.**听** 进食评估过程中，注意听如下声音。①音质：包括吞咽前、中、后的声音质量，可以嘱患者在吞咽前后发"啊"音进行对比，看前后是否有变化。②咳嗽：包括吞咽过程中有无咳嗽的发生以及发生时间。③嘎音和湿音：特定的吞咽异常的声音。④吞口水的声音。

（三）吞咽各期评估

1.**床旁口腔准备期及口腔期评估内容** ①主动开口：患者主动张口及幅度；②唇闭合：患者唇闭合能力，食物有无从唇中间、两嘴角溢出；③咀嚼能力：一侧咀嚼还是双侧咀嚼，咀嚼费力程度、咀嚼时间长短；④下颌运动：下颌的上下及左右圆圈运动能力，力度及活动范围如何；⑤口腔传送时间：从食物进入口腔（闭唇开始）至吞咽启动的时间。

2.床旁咽期评估内容　①吞咽反射启动时间：治疗师用"四指触摸喉部法"粗略估计咽部启动时间，食指感受舌头动作的起始，中指感受舌骨运动，无名指感受喉上抬动作，从口腔转运停止至感到舌骨及喉上抬的时间；②喉上抬幅度及速度：通过无名指和小指感受患者喉上抬幅度及速度；③喉上抬协调性及顺畅度：患者是否出现反复启动吞咽，但每次都没有完成一个完整的吞咽动作；或者出现习惯性立刻反复吞咽；④过程中喉上抬的改变；⑤每口吞咽次数。

3.床旁食管期评估内容　虽然食管期问题不是由治疗师处理，但是我们需要了解食管期吞咽障碍的异常表现，并留意观察转介至消化科。观察患者有无以下问题：易饱胀感、食物反流、进食后呕吐、患者自诉有食物卡在喉咙的感觉。

4.吞咽后评估观察内容　①咳嗽：注意咳嗽时间是在吞咽前期、中期还是后期，在前面基础评估中患者是否已经出现咳嗽情况；②喉部清理：吞咽后患者是否有自觉的喉部清理，是否可以遵从指令进行喉部清理；③声音变化（浊水声）：嘱患者吞咽后轻轻发"啊"音，声音较前有无变化，有无出现湿音、嘎音；④气喘：也应注意气喘时间是在吞咽前期、中期还是后期，在前面基础评估中患者是否已经出现气喘情况；⑤口腔残留：患者进食评估后，应查看其口腔内有无残留食物，以及残留位置，注意硬腭、左右沟、舌面等位置；⑥咽部残留：食物残留在咽部是不容易观察到的，可以通过吞咽后声音改变、不自觉清嗓来间接判断；⑦鼻反流：有无从鼻腔反流，是液体还是固体食物等。

（四）尝试吞咽策略

如果没有仪器评估的条件，治疗师在观察吞咽障碍症状时，为提高安全性和营养摄入量，在口腔摄入过程中可以尝试控制食团的黏稠度、温度、容量，改变患者的体位和（或）进食行为。在保证安全的前提下，可以尝试更多的补偿策略，如可以尝试更稠的液体、下巴向下、转动头部。如果这种策略对于食团转运没有明显改善，终止此策略并转介患者去做仪器评估是非常有必要的。

1.喂食或进食速度　如果患者能自行进食，则鼓励患者自己动手，此过程上密切观察患者及照顾者的进食（或喂食）速度，如出现进食速度过快、一口未吞干净便开始下一口或边吞边咳嗽等现象，则提醒患者及照顾者减慢速度，如患者仍不能领会，必要时给患者喂食以示范合适的速度。也有出现患者及照顾者进食（或喂食）速度过慢的情况，不能给患者足够的刺激从而顺利地完成进食，间隔时间过长可能导致患者更容易疲劳。

2.喂食或进食用具及餐具　吞咽评估也与喂食或进食用具及餐具密切相关，不同病种患者可选择的用具及餐具也各有不同，应注意杯子和吸管的选择、勺子大小的选择，如舌癌舌切除后患者饮水不宜选择吸管，而应该选择杯子，宜选长柄勺喂固体，这样可让食物直接放在舌根处而避免口腔推动期或口腔期。勺子大小也很关键，张口困难的患者宜使用小尺寸短柄勺，同时也应根据患者平时的饮食习惯来选择适合其进食的餐具，如平常喜欢吃西餐的患者则较偏向选择叉子和勺子，而喜欢中餐的患者则更钟意用筷子夹饭菜、用勺子来盛汤。

3.自行进食或他人喂食 根据患者的认知能力及肢体活动能力指导其调整喂食或进食方式，在认知能力及肢体活动能力允许的情况下，应鼓励患者自行进食，对认知能力及肢体活动能力稍差的患者，也应鼓励其参与一部分进食动作，如照顾者协助患者用手使用餐具取食物，同时也能帮助患者认知功能及日常生活活动能力训练。反之，如果在进食评估过程中，患者虽自行进食，但明显障碍了进食进度，且增加了误吸等风险，应该立即调整为照顾者辅助进食或完全替代喂食。

4.喂食或进食时间 应选择患者有足够的体力或耐力时候进食，尤其高龄患者和认知障碍患者，如果其午间最佳状态是13∶00-14∶00，之后是固定午休时间，应选择其最佳状态时间进行评估。偶尔我们会听到照顾人员反映说"××中午总是一吃饭就想睡觉，"不要立即判定患者"不适合进食评估"，相反，我们可以考虑是否错过了患者的"最佳状态时间"。

5.喂食或进食食物的质地和份量（大小） 一般选择采用一茶勺（5ml）或更小的量（2~5ml）液体评估患者吞咽功能。如果是固体（各种不同稠度），通常从一茶勺（5ml）开始，但在喂食或进食过程中需要根据实际情况随时调整，不需要每种稠度的每种份量都试一次，如患者已经口饮水数月，目前只是吞咽固体困难，则重点调整固体的稠度以及合适的份量。如给患者食用一小块蛋糕时，张口幅度很小，一边吃一边从嘴角泄漏，一方面需思考引起这些问题的原因并找出相应的对策，另一方面调整蛋糕的份量。最后，在仔细询问患者及照顾人员其之前的喂食或进食份量后准备进食评估的份量是非常重要的。

6.代偿性吞咽策略 治疗师可根据之前的评估部分预判患者可能存在的生理异常，从而在进食评估中有选择性地改变进食姿势，以便更明确生理异常部位及原因。如针对可能存在梨状窦残留的患者，嘱患者进食后头部向左后及右后转动，这样可将该侧梨状窦的残留物挤出咽部；如针对可能存在会厌谷残留的患者，嘱抬头做下巴上抬动作并维持数秒，以使舌根向后挤压会厌谷的残留物，既是代偿性吞咽策略同时为治疗策略。另外，增加口腔感知觉的技巧也可以运用到进食评估中，特别是吞咽失用症、吞咽启动延迟及口腔感觉能力下降的患者，从味觉、触觉、温度觉等着手，如使用冷刺激和酸的刺激、用金属勺喂食时给舌部施压、选择患者喜欢的甜食等。

五、评估后建议

评估后建议为总结并建议阶段，需要治疗师回顾患者的所有基本情况，包括患者病历中的信息、主观评估结果、沟通评估结果、脑神经评估结果等，基于以上结果综合分析患者是否有进食评估的能力，进食评估后的结果如何，患者是否存在吞咽障碍，吞咽障碍程度、吞咽是否安全，患者是否存在误吸风险，营养是否足够，水和食物是否都能满足基本需求，影响吞咽能力的关键因素是哪些，患者的预后如何，这些都需要治疗师掌握。此阶段需要治疗师牢牢记住患者临床诊断，同时并给出关于吞咽障碍的大致诊断，临床吞咽评估结束后及时给患者及照顾人员吞咽建议。确定吞咽障碍程度的关键因素是安全性和误吸和（或）窒息的危险程度。风险程度决定管理和治疗计划。依据临床吞咽评估结果总结患者吞咽障碍类型及吞咽障碍的严重程度（表3-4），为下一步的康复策略提出意见和建议。临床吞咽评估因患者的疾病、吞咽严重程度不同，患者配合能力也不相同，这需要评估者根据患者情况灵活安排评估内容，临床吞咽评估并没有统一标准的流程，但基本的框架是一致的，具体进行情况需结合评估者的应变能力和临床经验。

表3-4 FOIS分级法

分级	内容
1	不能经口进食
2	依赖管饲进食，最小量的尝试进食食物或液体
3	依赖管饲进食，经口进食单一质地的食物或液体
4	完全经口进食单一质地的食物
5	完全经口进食多种质地的食物，但需要特殊的准备或代偿
6	完全经口进食不需要特殊的准备，但有特殊的食物限制
7	完全经口进食没有限制

（一）进一步评估的需要

临床吞咽评估对于吞咽障碍口腔期的评估是可以做到精准量化的，但对于咽期的评估是比较难以推断的，进一步的仪器评估就显得非常必要，在某些情况下，在仪器评估程序完全完成后才能制定诊断和管理计划。所以，对于没有仪器评估条件的单位，建议将患者转诊到有条件的机构进行评估。

（二）进食方法建议

1.进食的方式 包括经口进食或非经口进食。如为非经口进食，是插鼻饲管、经皮胃造瘘术还是胃肠外营养。如果基于以上评估仍不能确定，请进一步行仪器评估确诊。条件允许下，请联系患者主管医生和营养科医生（或营养师）一同来制定患者的进食方式，不管选择哪种方式，需要满足以下两种条件：安全的进食和营养的需求。

2.液体食物和固体食物质地选择 根据患者进食评估的结果，并综合患者其他方面情况，可以参考IDDSI中关于食物测量方法，为患者选择食物的质地。

（1）液体食物（喝的） 高度稠型（4级）、中度稠型（3级）、稍微稠型（2级）、轻微稠型（1级）、稀薄型（0级）。

（2）固体食物（吃的） 常规食品（7级）、软质型及一口量（6级）、细馅型（5级）、细泥型（4级）、流态型（3级）。

3.进食建议

（1）进食或喂食姿势 包括直立独坐，抬高床头（多少度），靠背椅、姿势矫正椅、老人椅，侧卧等。

（2）进食或喂食方法　①餐具：勺子（柄长短、粗细，材质等）、杯子（材质、形状等）、吸管（管径、质地等）、筷子（"学习筷"或加粗筷子）、碗（带吸盘的碗且不易摔碎的碗；碗口径）。②速度：宜慢不宜快，确保上一口吞咽完后再继续下一口。③放置食物的位置：放置舌头前中部还是舌根处。

（3）进食或喂食份量及时间　一口量、一餐的食量、每餐进食时间。

（4）需要辅助程度　自行进食、辅助喂食或完全喂食。

（5）代偿性吞咽策略　①有选择性地改变进食姿势：低头吞咽、仰头吞咽、侧头吞咽、转头吞咽等；②增加口腔感知觉的技巧：利用温度、味觉、触觉等增加口腔感知觉。

（三）宣教技巧

吞咽障碍康复强调"团队"的概念，在这个"团队"里，言语治疗师是核心和枢纽，对整个"团队"的顺利运作起到非常重要的作用。言语治疗师需要及时从患者日常情况中找出问题所在，并把情况及时与团队成员共享，以保证治疗计划顺利进行和及时修改。言语治疗师需要和团队各个成员沟通患者的吞咽评估与管理情况，同时也承担了吞咽障碍康复健康宣教者的重要角色，让患者家人及照顾者了解吞咽障碍基础知识，如吞咽障碍高危人群、征兆、症状和体征，预后，康复治疗效果；同时也要教会患者家人及照顾者如何给患者安全喂食、采取哪些吞咽策略、如何延续家属训练等，家属的支持和参与非常重要，患者出院后吞咽食物的选择及制作、口腔护理等都需要家属协助完成。吞咽障碍患者的管床医师需要具有全面的吞咽障碍相关知识以及协调各学科的能力，在接诊患者、预测预后、风险及并发症管理、协助吞咽障碍诊断及评价、明确吞咽管理目的等方面发挥重要作用。言语治疗师需要和主管医师沟通患者目前的吞咽情况，吞咽障碍诊断、严重程度分析等，特别是关于进食方式的选择要和医师充分沟通，也从医师那里获得更多关于患者临床疾病和预后的信息（应注意患者在治疗室与病房出现的情况有可能不一样），从而综合分析，共同制定康复目标和计划。护士在吞咽障碍管理中也担当非常重要的角色，护士是和患者接触最多的医务人员，所以应该具备一定的吞咽相关知识。护士可担任吞咽障碍筛查工作，可以监督患者及其家人或照顾者在病房的进食或喂食、家庭训练情况、口腔管理情况，给予相关指导并记录，及时把患者的状态及问题向言语治疗师和团队其他成员反映。言语治疗师应及时与物理治疗师沟通患者目前体位对吞咽的影响，头颈部控制能力对患者进食的影响，让物理治疗师更明确运动训练目标；并与职业治疗师沟通患者的日常生活活动能力状况，特别是手够取食物的能力；与辅具矫形师沟通如何改良患者目前的餐具，使其能更好地配合顺利进食。

（四）跟进（随访）日期

每次评估与治疗完毕后，治疗师需要告知患者及其家人或照顾者下次跟进（随访）的时间，以及随时前来就诊的情况。

课后演练

一、单项选择题

1.吞咽中枢模式发生器位于（　　）

　　A.延髓　　　　　　　　　　　B.桥脑　　　　　　　　　　　C.中脑

　　D.大脑半球　　　　　　　　　E.小脑

2.舌后1/3感觉由（　　）支配

　　A.舌下神经　　　　　　　　　B.舌咽神经　　　　　　　　　C.迷走神经

　　D.副神经　　　　　　　　　　E.三叉神经

3.患者通过视觉和嗅觉感知食物，用餐具或手指将食物送至口的过程为（　　）

　　A.口腔前期　　　　　　　　　B.口腔准备期　　　　　　　　C.口腔期

　　D.咽期　　　　　　　　　　　E.食管期

4.吞咽障碍患者应以较正常人缓慢的速度进食，一般每餐适宜的进食时间应控制在（　　）

　　A.35分钟　　　　B.45分钟　　　　C.25分钟　　　　D.15分钟　　　　E.55分钟

5.吞咽障碍患者进食一口量一般从（　　）开始

　　A.10ml　　　　　B.15ml　　　　　C.5ml　　　　　D.20ml　　　　　E.25ml

书网融合……

思维导图

视频

项目四　吞咽的仪器评估

PPT

👉 **病例导入**

　　病例：患者，女，60岁，2个月前无诱因突发左侧肢体不能站立，伴呕吐、小便失禁，无头痛头晕，四肢抽搐。头颅检查显示右颞顶叶脑出血、蛛网膜下隙出血。急行血肿清除术，术中发现大脑中动脉分叉处存在动脉瘤，行动脉瘤夹闭术，术中输血80ml。既往史：高血压病史15年。患者目前饮水呛咳，咽反射左侧减弱，伸舌居中，示齿口角略向右偏，左上肢肌力0级，左下肢肌力1+级，左侧偏身感觉减退。患者因每次饮水呛咳，平时以饮料和稀粥代水。

　　思考：1.请结合上述病例，为该患者制定吞咽障碍仪器评估方法。

　　　　　　2.分析该患者吞咽障碍发生时期。

　　临床或床旁进行的吞咽功能评估能够得到的信息有限，比如我们无法明确看到口腔、咽腔和食管内部发生的变化，只能依靠推断是否存在吞咽功能障碍以及可能导致吞咽障碍的原因，尤其是隐性误吸，因其没有明显的症状，加大了临床吞咽评估的难度。采用各种吞咽功能仪器检查不但可以确认我们的猜测，也可以客观地数据化和量化评估过程，收集吞咽功能障碍的各种数据。现常用的吞咽功能仪器检查主要包括视频透视吞咽功能检查（video fluoroscopic swallowing study，VFSS）、纤维内镜吞咽检查（video endoscopy，VE或fiberoptic endoscopic evaluation of swallowing，FEES）、食道压力测试、超声检查、放射性核素检查等。其中，VFSS和VE在国际上被称为"金标准"。

任务一　视频透视吞咽功能检查

一、基本信息

（一）定义

视频透视吞咽功能检查也称吞咽造影检查，是一种利用X线透视和造影剂（显影剂）来观察食物吞咽的所有过程，对口、咽、喉及食管吞咽运动进行透视检查，是评估吞咽功能的重要方法。该方法被认为是诊断吞咽障碍的首选和理想方法，常被认为是评价吞咽障碍的"金标准"之一，不仅对吞咽障碍的结构特性和功能特点进行评价，还可以明确异常的病因、部位、程度及代偿效果评价，判断患者是否存在误吸，可以为选择有效的治疗措施（进食姿势、体位和食物性状等）和治疗效果评价提供有效证据。

（二）与传统胃肠造影的区别

胃肠道造影（图4-1）主要演示胃肠道内腔和黏膜皱襞的形态和功能，对胃肠道常见疾病（如溃疡）、胃肠道血管病变、肿瘤浸润等具有诊断价值。吞咽造影（图4-2）主要观察食物从口进入胃的过程，诊断是否存在误吸，分析吞咽障碍原因，为评估吞咽功能的有效性和安全性提供了重要的客观依据。

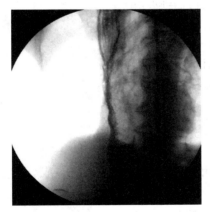

图 4-1　胃肠道造影

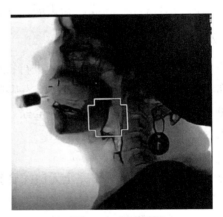

图 4-2　吞咽造影

胃肠道造影通常需要大量造影剂（多为钡剂），要求造影剂浓稠达到涂布多、清除慢的效果，以能够观察到食管和胃的动力性排出、胃肠道的功能状态，以及黏膜异常和特殊病变。吞咽造影需要少量造影剂（多为钡剂、泛影葡胺等），造影剂浓稠度较胃肠道造影相比涂布少、清除快，以能够观察口、咽、喉和食管在吞咽运动过程中的动态过程，包括吞咽时的有效性及安全性，以分析吞咽异常的原因。

（三）目的

1.通过直接观察食物从口腔通过咽部进入食道的过程，分析患者吞咽功能的安全性和有效性，明确吞咽障碍发生的原因，为精准治疗提供依据。

2.视频透视吞咽功能检查能够通过技术方法将自口咽至食管上段迅速的吞咽过程逐帧播放，尤其是食物通过咽的时间约为0.75秒，更需要高速摄影将该过程记录后，才能仔细分析功能异常的原因。同时，在检查过程中，言语吞咽治疗师可以指导患者进行进食方式、进食体位等方式的处理，在透视条件下选择最合适患者的代偿方式完成吞咽。

（四）适应证

借助视频透视吞咽功能检查，可以很好地观察内部提供的信息，探索分析吞咽障碍的机制。美国言语语言听力协会的《吞咽障碍仪器评估的临床指征》中，相关适应证如下。

1.临床检查为基础，对可疑的口咽期吞咽障碍、高危患者，进行诊断、设计有效的管理策略和制定治疗计划。下列情况出现时，要及时作出有效的处理和治疗：患者体征、症状等和临床检查不同时；疑似诊断需要明确时；需要鉴别诊断或确诊时；考虑是由于吞咽障碍导致的营养或肺功能障碍；吞咽功能的安全性和有效性需要分析时；管理患者吞咽功能时需要特殊信息。

2.为更好地诊断疑似吞咽障碍患者，可以针对下列症状采取造影措施：吞咽障碍相关高风险诊断（包括但不限于神经、肺、心脏、消化系统、免疫系统疾病；头颈部手术或放射治疗、头面部异常）；既往吞咽障碍诊断；认知障碍或沟通障碍，无法配合临床检查评估；既往诊断为退行性疾病或已知进展疾病，需管理吞咽功能。

（五）注意事项

以下情况需注意，谨慎选择是否进行视频透视吞咽功能检查。

1.临床吞咽功能评估提示患者没有吞咽障碍时。

2.患者病情不稳定无法耐受检查全程。

3.患者可能存在咽、食管阻塞时。

4.患者存在高误吸风险。

5.患者意识不完全清醒，完全无法配合参与检查。

6.临床人员判断检查无指导意义时。

7.患者有既往造影剂过敏史（钡剂、泛影葡胺等）。

（六）优点与缺点

1.**优点** 设备要求简单，敏感性高；能够评估吞咽过程中的解剖和生理机制，分析吞咽异常的模式，观察到临床评估中无法观察到的部分；不仅可以明确临床上患者是否存在吞咽障碍，还可以分析吞咽障碍主要存在于何时期，发现吞咽障碍相关的结构和器官，评估异常的程度，明确病因的同时能够选择合适的代偿方式给后续治疗进一步指导，为后续治疗措施的选择和治疗效果的评价提供了有力依据。

2.缺点 吞咽造影时需转移患者至专业的场地；需要多学科人员共同参与；需要注意放射安全，患者需接受X线辐射；由于舌、喉、舌骨等运动过程，不能直接反映出咽腔体积的变化，咽腔数据较难评估；无法直接对咽腔分泌物，如口水等进行评估；无法获得咽部力学指标；无法直接评估感觉障碍引起的吞咽功能障碍；无法区分神经源性疾病和其他疾病。

（七）团队及角色

视频透视吞咽功能检查团队主要包含患者的主管医师、放射科医生（技师）、言语治疗师、护理人员等。团队人员各司其职，共同讨论分析吞咽造影结果并探讨制定相应的治疗方案及计划。

1.主管医师 主要负责患者整体病情的把握和管理，详细了解患者基础情况、既往史、现病史及特殊情况的处置，与患者及家属沟通检查可能存在的不良反应和风险，征得患者的书面同意。

2.放射科医生（技师） 调试操作造影设备并采集影像，针对解剖学异常提出建议，同言语治疗师共同完成报告的撰写。

3.言语治疗师 根据患者临床吞咽功能检查情况，设计吞咽造影方案，根据患者体力等情况，制定适合患者的个性化方案。主要包括食物种类、质地和一口量；患者体位；选择和准备造影剂；造影前与患者及家属沟通检查可能存在的不良反应和风险，告知其出现不适时，需及时反馈；在造影过程中，根据实时造影情况，有选择地提出系统性的建议，适时给予患者指导或调整进食顺序；与放射科医生共同完成报告的撰写，并根据造影结果对患者进行进食管理，给予适当的意见。

4.护理人员 负责准备防护服等防护装备；做好突发事件处置准备（大量误吸、窒息抢救等）。

二、分期分析

（一）认知期

1.正常表现 患者张口接受喂食者的食物或自己用勺子进食，较好地控制头和口唇部运动，接受喂食者的食物。

2.异常表现 患者一直闭口咬紧牙关；或需大量提示才能张口或张口幅度很小；有时会出现不适时的控制，如突然咬住勺子、将刚入口的食物喷出或吐出口。

3.结果分析 大部分是由于患者视觉、嗅觉等对食物刺激的高级脑功能处理较差，无法完成进食与吞咽的有关指令，无法做好前期准备。以上现象主要出现在认知功能障碍导致的吞咽功能异常患者，大部分患者不能配合完成吞咽造影全程，故如果患者存在认知期严重障碍，治疗师和医师需谨慎选择是否进行吞咽造影检查，设计方案时需更加谨慎，防止出现除误吸、跌倒外的其他情况。

（二）口腔准备期

1.正常表现 食物放置在舌上，通过舌体运动和咀嚼肌的配合完成咀嚼形成食团，并防止食物从口唇漏出或落入咽部，该时期以随意运动为主，故能够随时停止。

2.异常表现 患者无法控制口唇关闭，食物从口角流出；患者含住食物无法咀嚼；患者无法控制食物在口中的位置，食物由于舌后部无法阻挡，可能流入气道。

3.结果分析 患者无法控制口唇关闭主要有两方面原因，一是由于口颜面肌群力量不足，导致无法关闭口唇；另一种原因考虑患者口唇感觉差，尤其是唇感觉，食物进入口前庭时口唇无法及时关闭，导致食物流出。部分患者在口腔准备期会出现含住食物，虽经努力完成咀嚼动作但无法完成，考虑患者咀嚼肌力或舌等咀嚼相关肌群运动功能较差，认知功能较差患者大部分表现为含住食物既不咀嚼也不吞咽；食物在口腔准备期时，为防止食物进入咽部，舌根部会上抬软腭封闭食物，如发生食物早期流入气道可能和舌根力量不足相关（图4-3）。

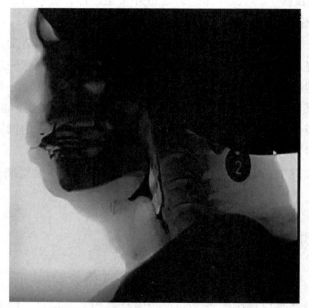

图4-3 口腔准备期异常，食物流入会厌谷

（三）口腔期（口腔推送期）

1.正常表现 舌推送食团向后进入舌后根及咽部，此时舌尖顶住硬腭最前方（前门牙内侧牙龈），逐步向后将舌与硬腭空腔变大，食团向后挤压，此时出现软腭上抬封住鼻腔，舌根稍向下向前运动，食团被挤压入咽。食物进入咽弓时，便会启动吞咽，此时变为反射，无法受随意运动控制。

2.异常表现　患者用力后食团仍滞留在口腔无法运送，或患者用力时出现食物从口唇漏出或直接进入咽部等。

3.结果分析　患者反复多次吞咽或多次运动，食团仍滞留口腔，无法推送食物进入咽或喉部，主要考虑舌体力量不足或协调性差。力量不足无法形成足够的压力将较硬或黏稠程度较高的食物推送至后部，协调性较差主要表现为有时可能将少量食物向后推送，但大部分可能向前推送或不推送。食物从口唇漏出考虑舌体时序性或口颜面肌肉控制障碍，舌体应从前向后进行逐步挤压，将食团推送至咽部，有可能收缩时挤压方向改变，食团向前运动，加之口颜面肌肉控制较差，无法及时封闭口腔，导致食物漏出口唇。食团提前进入咽部更可能是早发溢出，食物本应从口腔逐步推送向后至咽部，但推送较差，食物突然进入咽部（图4-4）。

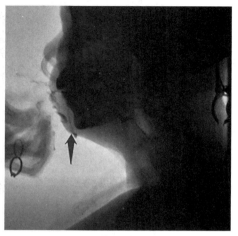

图4-4　食物从口唇漏出

（四）咽期

1.正常表现　吞咽反射启动，软腭上抬，食团从舌后根向后，舌-喉复合体上抬，舌根下降和后缩与前突的咽后壁闭锁上咽腔，咽缩肌自上向下规律运动，会厌翻转、声门关闭，食物向下运动到达环咽肌入口，环咽肌开放进入食管。咽期是吞咽的关键时期，许多功能在此期间快速的发生，此时期是不随意运动为主，一旦启动是不可逆的，所以如果运动功能出现异常时，最容易在此时期发生误吸。

2.异常表现　吞咽反射启动延迟；软腭上抬不足或反流入鼻腔；时序性错误导致食物运动异常；舌-喉复合体上抬不足，会厌翻转幅度低或不足；声门关闭不全，食物残留在会厌谷或梨状隐窝内；食物向下运动到达环咽肌入口，环咽肌开放不全或失弛缓。

3.结果分析　吞咽反射启动延迟，需要主动意识和吞咽反射双重参与，一般为患者口腔或咽弓感觉减退，无法启动吞咽反射；软腭上抬不足，食物反流入鼻腔，可能是由于腭帆提肌、腭帆张肌力量不足导致；吞咽时序性紊乱，主要是指吞咽过程中，口、咽、食管三者之间运动功能出现时间上的不协调，吞咽时间延长或时间顺序出现错误，不符合吞咽各期的表现，无典型的异常特征，大部分为吞咽功能紊乱，主要分析描述时序性紊乱发生的部位、时间、代偿情况及失代偿情况，例如喉上抬受限、咽肌萎缩等情况；舌-喉复合体上抬不足，可能是由于上抬肌群肌力不足，继而也会造成会厌翻转不足及食管上括约肌开放不足等问题；喉部闭合不足，可能是因为呼吸运动错误导致无法在吸气末呼气初吞咽；咽缩肌力量不足或收缩无法按照由上到下规律收缩，无法形成由上至下的挤压过程，并无法将所有食物推送入食道；环咽肌开放不足或环咽肌失弛缓时，会出现食物无法进入食管，大量残留在会厌谷及梨状隐窝等处，导致食物溢出或误吸（图4-5至图4-8）。

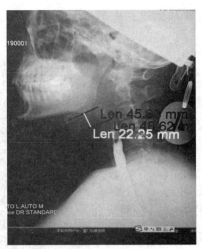

图 4-5　舌 – 喉复合体上抬

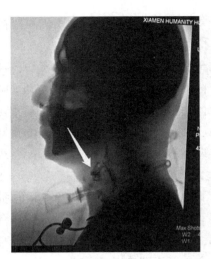

图 4-6　渗漏

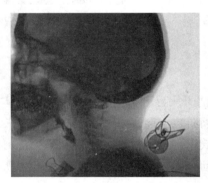

图 4-7　梨状隐窝残留

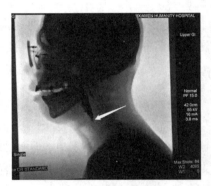

图 4-8　环咽肌失弛缓

（五）食管期

1.正常表现　造影剂从食管流入胃；食管期时，食物通过食管的时间最长，起于舌–喉复合体下降、环咽肌开放，食物经过食道至贲门入胃内结束；该时期一般从前后正位观察食管内食物运动过程，能够看到食管肌肉有顺序地收缩（又称为蠕动），这是一种向前推进的波形运动，食管上端为收缩波，下端为舒张波，加上重力作用则使食物进入胃内；但食管的蠕动一旦启动可能会消散，主要依赖感觉反馈调节蠕动波的速度和强度，故食物的性状和质地对食道蠕动波有较大的影响。

2.异常表现　造影剂滞留食管、反流、龛影、充盈缺损、造影剂滞留贲门部（图4–9）；食物滞留食管时，造影剂会顺利经过环咽肌进入食管中，但由于食管运动障碍

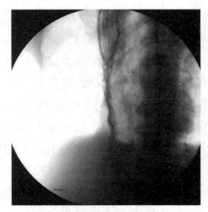

图 4-9　造影剂滞留食管

等原因，使食物滞留在食管或卡在贲门部，形成鸟嘴征；食管反流会发现造影剂在食管内不是由上向下运动，而是由下向上运动的现象；龛影是指由于溃疡原因导致造影剂涂布溃疡部位形成突出原食道内壁外位置的影像，与之相对应的还有充盈缺损，即由于食管表面存在突出物，导致造影剂涂布于该部位形成突出原食道内壁内位置的影像。

3.结果分析　动态分析食管动态造影，会发现上食道括约肌开闭功能不协调，大部分与神经因素相关；下食道括约肌狭窄或失弛缓主要考虑贲门部位痉挛狭窄，考虑食道结构或功能问题，报告管床医师，建议后续由专科处置；频发、多量的胃食管反流，主要是蠕动较弱清除力降低，多考虑为食管病变，可建议管床医师后续专科处置；造影过程中出现龛影、充盈缺损等特殊征象时，应及时和放射科医生沟通确认，必要时使用造影剂反复观察，并通知管床医师，书写报告时应明确告知。

三、操作步骤

（一）物品及人员准备

1.设备　数字胃肠造影机，最好配备录制功能，至少包括摄像机、吞咽造影检查数字化采集系统等可以将吞咽造影全过程录制的设备。录制时需要确定能够采集吞咽全过程，能够进行高速摄影，检查设备电源及储存是否充足。

2.造影剂　一般由造影操作人员调配（主要为言语治疗师），大部分由硫酸钡混悬液（45%~100%）、碘海醇、泛影葡胺（20%或76%）等。根据前期临床吞咽评估结果设计患者造影时所需造影食物的质地，具体食物质地的制备标准应按照国际吞咽障碍食物标准（详见项目三摄食评估）制备。在操作前，将食物调配好各种不同黏稠程度、不同味道的造影剂，保证整个造影过程中用量充足。同时需要关注造影食物的视觉效果、口感是否存在造成患者不适的可能，建议操作前品尝。

3.物品准备　注射器（明确进食量）、压舌板、纸杯、记号笔、金属标牌（造影时佩戴在患者身上，造影过程中可明确进食食物、种类）、勺子、纸巾和吸痰器（必要时需吸痰操作）等（图4-10）。

4.患者及喂食者宣教　造影前，患者清洁口腔及气道分泌物，必要时吸痰；如可能，尽量将患者鼻饲管拔除，因鼻饲管会影响食物流动时速度、黏附食物，影响吞咽食物的顺应性和协调性；进行放松训练及体位指导，对部分坐位平衡较差的患者可以使用保护带或有专人

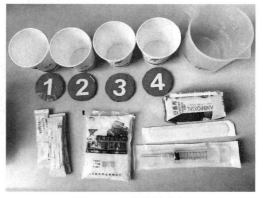

图4-10　造影剂准备

协助；患者及喂食者辐射防护（图4-11），喂食者需穿好防辐射服，尤其注意带好颈围、腰围等。吞咽造影流程宣教后根据当地法律法规签署特殊检查知情同意书。

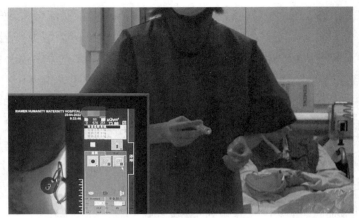

图 4-11　防辐射服穿戴

（二）操作方法

1. 患者体位及视野调整　吞咽造影时的体位，要根据当时患者的身体状态进行选择。患者最好选择正坐位，造影时可以嘱患者侧坐和前后坐位转换，可采集患者侧位及正位成像（图 4-12，图 4-13）。患者体力较差、坐位平衡较差时，可允许其采取半坐位，同时注意固定和安全保护；部分口腔运送差的患者可借助体位变换改善，故而需正坐位、半坐位、半卧位变换体位进行多次检查。特别注意需使用固定设备帮助固定患者，必要时家属陪同协助，防止发生跌倒、倾倒等风险。

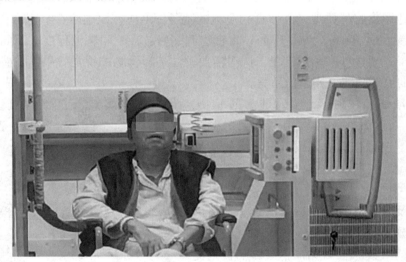

图 4-12　患者侧位

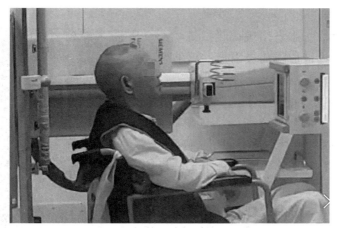

图 4-13 患者正位

放射科医生（技师）协助进行选择视野，一般先从侧位开始，重点观察口腔、咽部、颈部及食道的一部分。观察时需要明确部分结构的运动状态，如舌骨运动幅度、环咽肌开放程度、会厌翻转和梨状隐窝残留等。故而需调整视野，充分暴露需观察的部位（图 4-14）。检查过程中，需要观察吞咽时的动态录像及吞咽前后发声的静态动态对比图像；需要观察食管运动和贲门的开放情况；无论患者是否发生误吸情况，都需要在吞咽前后进行肺部透视检查，了解肺的情况。

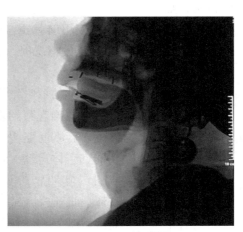

图 4-14 透视视野

2.进食顺序 根据临床检查结果，通常建议尽可能缩短检查时间，明确患者存在吞咽障碍的类型，判断患者吞咽安全性及有效性。通常建议可以使用容积-黏度吞咽测试教程进行造影检查。

（1）稀流质钡剂 5ml，勺子喂食两次，用杯子喝一小口，连续喝。

（2）花蜜状钡剂 5ml，勺子喂食两次，用杯子喝一小口，连续喝。

（3）蜂蜜状钡剂 5ml，勺子喂食。

（4）布丁状钡剂 5ml，勺子喂食。

（5）固体食物，涂有布丁状钡剂的饼干。

（6）吞咽代偿方式试验。

（7）其他安排。

其他进食流程需要注意：患者口腔功能减退时，尽可能将食物送至舌根部，并刺激吞咽启动，帮助患者完成吞咽；尽量确保每次吞咽后的造影剂通过食管后，再进行下一次的吞咽；发生呛咳时，及时采取拍背、诱发咳嗽及吸痰的方法，尽可能将造影剂排出气管及肺部。

3. 造影结束指征 患者出现误吸（图4-15）和咽腔大量残留时设定为最危险的极限点。评估患者在各种不同食物性状和一口量情况下能否安全进食，同时评价吞咽有效性即能否耐受一餐食物能够进食完成，在反复多次吞咽后，吞咽安全性是否能够得到保障。重点做好充分的吞咽风险管理，不能超过极限点。

4. 观察内容 吞咽造影检查过程中，一般检查从鼻咽部至第七颈椎范围，包括软腭、舌骨、咽部及部分食管。一般选择正位和侧位观察，患者条件允许情况下吞咽造影检查前后均需拍摄正位胸片确认呼吸系统情况，后续开始侧位观察进食情况，为明确咽部残留位置及残留量时，可使用前后正位拍摄；偶有部分

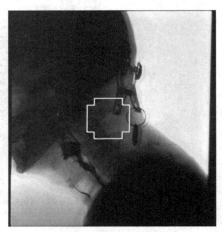

图4-15 大量残留误吸

情况，需要确认环咽肌开放情况时，需拍摄左右45°斜位，判断环咽肌开放程度和对称情况。

侧位主要观察吞咽各期的器官结构和功能异常，侧位像时是观察食物从口唇到食管的最佳观察位置，此位置可明确观察到食物是否进入气道。可以通过该位置造影分析出吞咽功能的时序性、协调性、吞咽时肌肉力量、会厌翻转情况和环咽肌的开放情况等。口腔期主要能观察到咀嚼功能、舌体运动、食团控制与运送、早发溢出等。咽期主要能够观察吞咽功能时序性、协调性、咽期启动、舌-喉复合体运动、会厌翻转、滞留、残留、反流、溢出、渗漏、误吸和环咽肌开放情况等（图4-16）。

前后正位主要观察吞咽器官结构的对称性，并做出最佳评价。两侧咽壁、会厌谷、梨状隐窝等解剖结构应对称；主要观察会厌谷和梨状隐窝残留情况；可以嘱患者发长"i"音，或者发假音，观察辨别咽壁及声带功能双侧是否对称（图4-17）。

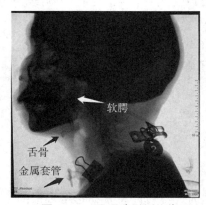

图4-16 吞咽造影侧位像

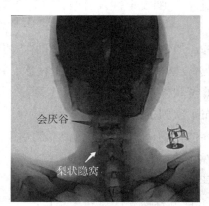

图4-17 吞咽造影正位像

四、报告分析

（一）吞咽过程分析

1.吞咽过程的安全性分析　吞咽造影的主要目的之一是确认是否存在渗漏和误吸等严重后果。国内常用的评价渗漏误吸严重程度的量表是Rosenbek及其同事提出的渗漏误吸量表（penetration-aspiration scales，PAS）（表4-1）。该表主要是定性评估，是目前临床、科研广泛使用的量表之一，主要根据造影过程中，食物进入喉、气道深度及咳嗽能力将渗漏和误吸情况分为8个等级。

表4-1　渗漏误吸量表

等级	内容
1级	无食物进入气道
2级	食物短暂瞬时进入声门上空间，可咳入咽部
3级	食物进入声门上空间，停留无法咳出
4级	食物到达真声带水平，可咳出
5级	食物到达真声带水平，不可咳出
6级	食物进入气道，可咳出
7级	食物进入气道，有咳嗽动作，但无法咳出
8级	食物进入气道，无咳嗽

同时，常用配合使用另一种评估患者误吸清除能力量表（表4-2）。针对PAS的3、5和8级情况，制定了清除能力评价标准。

表4-2　清除能力评级表

等级	内容
a级	有效：能将气管、喉口和（或）下咽的异物排出
b级	中度有效：能将异物从气管、喉口排出，但无法到达高于下咽的位置
c级	轻度有效：能将异物从气管排出，但无法到达高于喉口的位置
d级	无效：不能将异物从气管排出

2.吞咽过程的有效性分析　吞咽过程的有效性一方面是指单次吞咽是否可以将食物吞咽干净，是否造成残留，吞咽造影可以用来确认咽部残留情况，主要有两个位置容易残留食物，即会厌谷和梨状隐窝；早期一般有最简单的评估方式"有"或"无"；2012年Person等提出标准化残留比率量表（normalized residue ratio scale，NRRS），利用第二颈椎到第四颈椎作为标尺，矫正咽腔相对大小，然后计算残留区域的大小。吞咽过程有效性的另一方面指的是吞咽功能的耐力情况，即进食一餐的过程中，能够坚持一餐食物均能够安全进食，可以在造影时多次嘱患者进食食物，观察多次进食后吞咽功能安全性等是否有变化。

3.吞咽过程的半定量分析　改良钡剂吞咽造影文档（MBSImP）是将传统造影检查进行

细化，将吞咽运动过程细化成17个生理部分，包括唇闭合、舌控制、食物准备（咀嚼）、食团运送、口腔残留、咽期吞咽启动、软腭抬升、喉上抬、舌骨运动、会厌翻转、喉关闭、咽蠕动、咽收缩、食管上括约肌开放、舌根收缩、咽部残留、直立位食管清空；该方法制定相应评分及分级标准，最大限度地减少了评估过程中的主观分析。

（二）VFSS下吞咽异常影像

1.鼻腔反流　主要存在的反流情况主要有两种，一种是由于软腭上抬差等原因导致食物反流至鼻腔；还有一种是由于食管原因，造成食物反流至咽腔乃至鼻腔（图4-18）。

2.会厌谷残留　吞咽完成后，食物仍未全部进入食管，有部分在会厌谷残留（图4-19），经过数次吞咽后仍不能有效排干净；会厌谷残留一般在侧位片和前后正位片均能明显显示。如果吞咽前食物就进入会厌谷，较多的食物存在于会厌谷内，数次吞咽后能及时排出，则称为会厌谷滞留。 操作视频 1

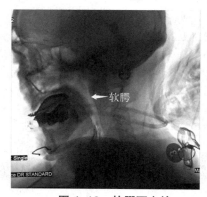

图 4-18　软腭不上抬

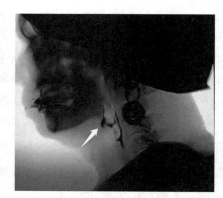

图 4-19　会厌谷残留

3.梨状隐窝残留　吞咽完成后，食物仍未全部进入食管，有部分在梨状隐窝残留（图4-20），经过数次吞咽后仍不能有效排干净；梨状隐窝残留一般在侧位片和前后正位片均能明显显示，临床中最好使用前后正位片观察梨状隐窝残留情况，此时可以判断双侧残留情况，给出更有效的代偿方式，清除梨状隐窝残留。如果吞咽前食物就进入梨状隐窝，较多的食物存在于梨状隐窝内，数次吞咽后能及时排出，则称为梨状隐窝滞留。

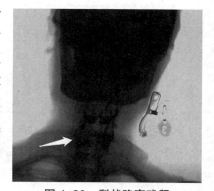

图 4-20　梨状隐窝残留

4.渗漏　食物进入声门上的空间（向下延伸至真声带）（图4-21）。造影剂流向喉前庭等声门上的空间，要在观察时注意渗漏发生的部位（喉、声带、气管等）、渗漏量和时间（吞咽前、中、后时期）。应注意头和体位的变化，正常人也偶尔会出现渗漏。

5.误吸　指食物进入气道（真声带以下），包括气管、支气管乃至肺泡（图4-22）。误吸发生后不仅需要看侧位片，也需看前后正位片，观察肺部情况，同时及时告知主管医师及护士采取必要排痰措施进行处理。误吸时相分析是出现误吸时需要着重进行的内容，分为吞咽前误吸、吞咽中误吸、吞咽后误吸。操作视频 2

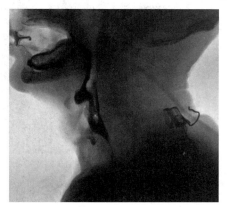

图 4-21 渗漏

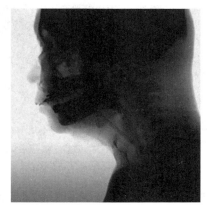

图 4-22 误吸

（1）吞咽前误吸　通常有两种原因，一种原因是由于口腔运动控制能力不足，食物突然流入会厌及梨状隐窝处，由于会厌未翻转且声带未闭合，造成的误吸；另一种原因是由于口腔感觉变差，导致食物到达咽部时，刺激强度无法引起咽期吞咽反射，未能启动吞咽，此时舌根未上抬，会厌翻转不及时且声带没有办法闭合，食物大量进入咽腔流入喉前庭进而导致误吸发生。

（2）吞咽中误吸　大部分原因均是由于舌-喉复合体上抬不足、吞咽肌群力量不足导致会厌翻转不足，此时喉前庭无法封闭，导致食物流入喉前庭，声带上方存在食物残留，吞咽结束后声带打开造成误吸。食管上括约肌功能障碍时，食物大量残留在梨状隐窝和下咽腔，食物溢入喉前庭内，声带开放时会造成食物进入气道，导致误吸。声带运动障碍往往伴随前两种状况同时发生，影像学上表现主要是由于声门关闭延迟或声门固定而导致食物进入气道。

（3）吞咽后误吸　一般是指吞咽完成咽部放松后食物进入气道，有一种原因是咽部残留过多，由于咽部放松后下咽部空间变小，部分食物进入喉前庭或气道，此时声带开放，食物流入气道中，导致误吸；另一种原因是由于残留于会厌谷的食物过多，由于吞咽结束后会厌谷体积变小，原残留食物流出，导致食物向下进入喉前庭部位，此时声带未关闭，则流至气道引起误吸。

6.环咽肌开放不全　指食道开口变细（图4-23）。造影过程中，可以观察到食物残留在会厌谷和梨状隐窝处之外，患者经反复多次地吞咽，只有少许的食物能够通过食管上段进入食管中，食物进入食管后的影像表现为细线状（流线），并且普遍存在中断，咽腔食物大量聚集，此时如果发生会厌谷或梨状隐窝食物过多，溢至喉前庭乃至导致误吸的状况，可以称为溢出。

7.环咽肌失弛缓　即环咽肌不开放（图4-24）。造影过程中，可以观察到食物除残留在会厌谷和梨状隐窝处之外，咽腔底部还有大量食物残留，食团不能通过食管上段入口进入食

管中（无法观察到食物流线），食物大量溢出至喉前庭乃至流入气管导致误吸。 📱操作视频3

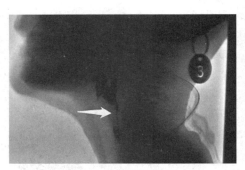

图 4-23　环咽肌开放不全

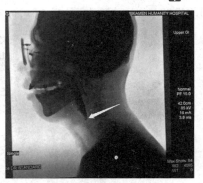

图 4-24　环咽肌失弛缓

8.食管反流　食道运动障碍（图 4-25）。食管反流是由于食管病变或运动障碍导致的食管期障碍，由于贲门或食管蠕动波异常，导致食物无法顺利到胃内，故会向上反流。

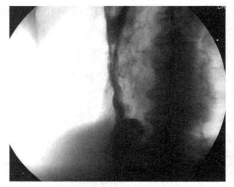

图 4-25　食管反流

五、辐射安全

一般来说，吞咽造影要求患者接受低水平的辐射暴露。随机辐射效应是在没有阈值剂量水平的情况下随机产生的效应。随着辐射剂量的增加，吸收辐射的人发生随机辐射效应概率也会增加，但辐射效应的严重程度与剂量无关。部分研究报道，吞咽造影的辐射暴露时间约171s，剂量0.2mSv，日常生活中乘坐飞机为0.005mSv/h，胸部X线检查为0.02mSv，CT为10mSv。

人体对放射性敏感的组织器官包括皮肤、晶状体、睾丸、乳腺、甲状腺等，故在检查过程中，注意做好非检查人员及患者非检查部位（尤其是会阴）的辐射防护。陪同人员规范穿戴防护服。

任务二　纤维内镜吞咽检查

一、概述

（一）定义

纤维内镜吞咽检查是指利用纤维内镜经鼻至咽后壁观察吞咽功能的检查（图4-26）。使用该检查方法不但能够观察鼻腔、鼻咽、口咽、下咽和喉部的静态影像，更可以在基本自然的状态下观察声带、咽喉部位以及吞咽过程中的运动过程，以及观察到吞咽过程中吞咽运动、呼吸运动与声带运动三者之间的关系。该方法近年逐步广泛开展，被认为是另一种评价吞咽障碍的"金标准"，它不仅可以发现吞咽功能结构性和功能性特点，还可以分析出吞咽异常的病因、部位、程度及代偿情况，明确是否存在误吸，及进行咽部分泌物管理等，也可以为选择有效治疗措施和评价治疗效果提供主要依据，更加方便地进行吞咽功能评价。

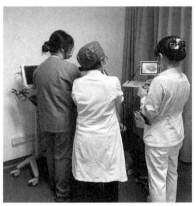

图4-26　纤维内镜吞咽检查

（二）分类

软管喉内镜分为两种，一种是纤维喉镜，利用光纤的导光特点，制作成镜体细而软的喉镜，将纤维喉镜和影像系统相连，可以进行动态、静态观察；另一种是电子喉镜，是利用喉电子内镜系统，作为小型摄像机进行采集。软管喉内镜吞咽检查是针对吞咽障碍患者进行直接的进食观察，应该在设备上连接电动吸引器及时清除痰液、分泌物、食物等残留，可以及时清除防止误吸，以保证安全。现阶段我国使用纤维喉镜进行的检查较多，故又称为纤维喉镜吞咽功能检查。根据我国《咽喉科内镜诊疗技术临床应用管理规范（2019版）》明确纤维喉镜属于无创检查操作。

二、操作准备

（一）设备准备

纤维内镜检查设备包括纤维喉镜及电视成像系统，据国家标准和制造商指南，对内镜和其他设备进行充分消毒和测试。操作过程符合规程。

（二）食物及用品准备

亚甲蓝或可食绿色素、呋麻滴鼻液、利多卡因胶浆、矿泉水或温开水、老酸奶、面包、纸杯、定量汤勺、压舌板、棉花签、手套、注射器、指夹式血氧饱和度监测仪或监护仪等物品。使用蓝色或绿色食用色素增强食物可视性。但要注意本地区食用色素规定、交叉感染可能、以及不良反应或过敏反应的发生等，做好应急预案。

（三）宣教并签署知情同意书

纤维内镜吞咽检查的第一步应向患者充分解释其检查过程。对患者及其家属进行检查前宣教，向其充分解释检查过程。虽然经鼻内镜检查是安全无痛的，但是还会给部分患者带来不舒适的感觉，所以充分及时了解此项检查过程中可能出现的感觉和情况，得到理解和支持后，可以更好地取得配合。此外，应根据本地法律法规制定并与患者或其家属签署知情同意书。

（四）鼻腔准备

确认患者无药物过敏情况，可使用鼻腔麻醉或黏膜收缩药物缓解鼻腔不适感，同时确认两侧鼻道后选择通畅路径，可提前清洁鼻腔，必要时向鼻内喷入血管收缩剂（呋麻滴鼻液），同时，临床上常使用利多卡因凝胶涂抹在纤维喉镜前段表面，对需插入内镜的鼻腔进行局部麻醉。如果使用上述药物，一定要注意药物潜在副作用及不良反应，要注意在任何情况下，保证患者安全是临床工作人员最重要的工作。

（五）体位准备

一般情况下，患者尽量坐位，保持头部直立位，目视前方，四肢放松。对于无法坐起或转移困难的患者，也可采取半卧位的检查方式。

检查者建议取站位，与此同时检查前必须将患侧佩戴管道全部整理清楚并明晰相关位置，尤其是吸氧装置和负压吸引装置需充分准备，防止在操作过程中由于需要调整体位或吸引分泌物、痰液和食物残留而影响纤维内镜操作。

三、评估人员技能

（一）程序性技能

评估人员需经过教育培训，具备专业吞咽功能相关解剖生理等专业知识，需具备可弯曲内镜成功地通过鼻道、将内镜进入下咽高位的技能，同时具备吞咽时适当地操控内镜至合适角度的能力。

（二）认知技能

评估人员经过教育培训需能够对结果加以正确解释，同时及时给予适当的干预措施或建议进一步转诊。评估人员需参加规范化培训后方可操作。美国言语语言与听力协会指南要求,检查人员培训内容需要包括观察、直接督导实践和间接督导实践结合的模式。受训者在有资格的老师督导下学习如何进行操作,同时逐渐在已有的理论基础和运用技能基础上模拟练习,并进阶到实际患者操作。除操作者外,至少还需要一名助手和一名护理人员。

四、操作步骤

(一)经鼻插入内镜

1.检查者做好基本防护、戴好手套后,使用一块纱布将少许麻醉剂或润滑剂均匀涂布在镜头前1/3表面。

2.检查者一手持镜体近端,用拇指操作控制镜头方向杆,另一手持内镜远端控制镜头进入;在经鼻孔进入时,由于上、中、下鼻甲血流每4小时交替一次,故不同时间段通畅性不同,一般置于下鼻甲和中鼻甲之间的中鼻道,远离鼻中隔,尽量从鼻腔缝隙中穿过不碰触鼻腔黏膜。确定通畅的鼻道后,连续插入可看见鼻咽穹隆等结构,继续小心调整控制镜头方向,逐渐递送至口咽部,可以清晰地看见会厌时,固定在腭咽口上方。

(二)镜下检查

1.**鼻咽检查** 指导患者发"ma"和"wu、yi"观察软腭的开闭情况,再指导患者发"heng"音后软腭打开,继续进镜至口咽,观察舌根和喉部入口。

2.**静态观察** 顺时针或逆时针旋转内镜,静态观察咽和喉状态。

3.**咽部观察** 将内镜置于高位,观察舌根、咽后壁、咽侧壁、会厌、会厌谷、喉和梨状隐窝。可嘱患者做吞咽动作,观察软腭功能,观察局部黏膜颜色和光泽度,会厌的形状大小、倾斜角度,舌根部及会厌谷的滤泡增生情况,咽喉披裂是否存在红、肿,两侧咽壁及咽后壁是否有溃疡,喉前庭、声带以及假声带的外观,两侧梨状隐窝。喉前庭大小形态的不一致,决定了吞咽时发生喉前庭渗透的风险也不同。对一些有气管插管史的患者,可以观察到声门后或者声门下部位的肉芽肿。

4.**动态观察** 指导患者发"i",观察呼吸过程中声带运动情况,必要时使用镜头触摸咽部皮肤,测试咽部感觉。观察杓状软骨会厌皱襞、声带内收外展的运动功能,观察单侧咽的功能,必要时可以做Valsalva动作(令患者行强力闭呼动作,即深吸气后紧闭声门,再用力做呼气动作,呼气时对抗紧闭的会厌),观察咽腔。

5.**咽部分泌物观察** 吞咽障碍患者咽部常残留分泌物(图4-27),对分泌物进行评分采用三分分泌物量表(表4-3)。咽部分泌物滞留情况主要观察会厌谷、梨状隐窝、

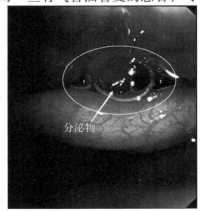

图4-27 咽部分泌物

喉前庭、假声带等处，同时可以嘱患者空吞咽和咳嗽，观察咽部分泌物的清除情况，分析患者分泌物管理情况。

表4-3　三分分泌物量表

水平	分泌物估计量
1	功能性：≤25%滞留在会厌谷或梨状隐窝
2	严重：真声带上方的分泌物渗漏；吸气过程中分泌物的间歇渗漏；无分泌物误吸；喉内分泌物
3	极重度：声带上的分泌物误吸

6.进食观察　根据临床吞咽检查评估结果，进食配制好的食物。注意尽量让患者自己进食或喂食后，不给予语言提示，观察患者本身反应。观察舌根部运动情况可以了解口腔期食团推送功能，然后需注意观察吞咽启动的速度、吞咽后咽腔残留、是否出现会厌下方气道染色。下一步可在提示下进行进食功能评估，给予患者部分提示，观察吞咽功能是否会有所改变。

7.治疗性干预　根据进食测试结果，采取各种进食管理方法，如姿势变化、食物性状及容积改变、交互吞咽方法等，观察是否可以改善吞咽效果；例如，一侧咽腔麻痹出现单侧梨状隐窝残留较多时，可嘱患者将头转向麻痹侧后，继续空吞咽，再观察食物通过情况；如是会厌谷残留较多，可嘱患者采用点头吞咽，清除残留食物。同时视频下可以给予患者视觉反馈，学习气道保护手法等。

五、观察内容　e操作视频4

（一）进食前观察

1.器官结构　包括软腭、舌根、咽后壁、会厌、声带结构和咽部分泌物等（图4-28）。镜头到达鼻咽部时，可以通过空吞咽或发"heng"等鼻音，观察软腭与咽后壁收缩情况，判断鼻腔闭锁功能；镜头继续深入口咽和喉咽时，可以观察整个口咽和喉部结构，观察局部黏膜颜色、光泽度、会厌形状、大小、倾斜角度，喉部淋巴滤泡增生情况，有无会厌水肿等；也可评估喉前庭大小、形态，预估是否可能发生渗漏等，部分气管插管或气管切开患者可观察到声门后结构变化。如果患者咽喉部分泌物积聚较多，可以使用国外学者才藤荣一的分法，将分泌物聚集情

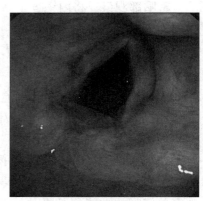

图4-28　喉镜下视野

况分为0~3级：0级是指咽喉部无分泌物积聚或仅有轻度积聚；1级为咽喉部有较多分泌物，但是没有积聚至喉前庭；2级为分泌物积聚在喉前庭但可以咳出；3级为分泌物积聚在喉前庭但不能咳出。

2.声带运动　包括呼吸过程和发音时声带变化；可以嘱患者发假音，做Valsalva动作（屏气），假音可观察到咽壁收缩，评估双侧咽壁运动是否对称，明确咽壁情况；嘱患者发

"yi" 音时，可检查会厌皱襞、声带内收外展运动。

3. 口咽分泌物　观察患者会厌谷、梨状隐窝等处有无分泌物潴留情况，以此来评估分泌物情况；也可嘱患者进行空吞咽或自主咳嗽，可以评估患者吞咽启动时间、白屏时间、咳嗽反应时间和力量，同时观察整个咽腔的收缩情况，分析患者咽腔分泌物清除能力；如果发现分泌物量较多，可以观察分泌物性状和量，判断患者分泌物来源和种类；同时也可使用此方法评估咽部感觉功能，若大量潴留仍未启动吞咽，考虑可能是由于咽部感觉异常导致的。

4. 感觉功能测定　近年来，国内外学者通过带有工作通道的软管喉内镜发出的气脉冲观察咽喉部黏膜感觉，

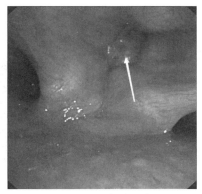

图 4-29　声带闭合

有时也可直接使用镜头刺激咽喉部黏膜来评估感觉状况；使用气脉冲刺激咽后壁可观察吞咽启动情况，包括吞咽启动时间、咽缩肌力量及咽部分泌物清除情况；使用气脉冲刺激梨状隐窝可观察到患者的吞咽动作及潴留物的清除情况；可用气脉冲或镜头轻触杓状软骨部位，观察杓状软骨反射；也可用气脉冲刺激声带和气管部位，观察咳嗽反射情况，评估咳嗽反射的时间、力量及清除能力。

（二）进食观察

1. 吞咽启动前阶段　观察口咽分泌物的量、吞咽启动前食团运动情况（溢出至会厌谷、梨状隐窝或喉前庭）、有无启动延迟和误吸（图 4-30）；通过观察舌根部的运动情况评估舌体运送作用及推动食团的时间和对称性，尤其是特定食物类型控制，如果出现食物头部提前进入会厌谷或咽部，提示舌根部和软腭运动控制较差，甚至导致患者误吸。

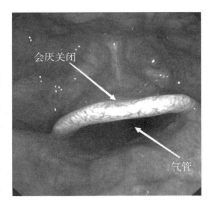

图 4-30　吞咽启动延迟

2. 吞咽启动时白屏　吞咽启动后，由于软腭上抬、舌根上抬、咽后壁向前增加上部压力，将镜头包裹住，故而会出现白屏现象，此过程应该看不到下咽动作。部分患者由于舌-喉复合体上抬不足、咽缩肌压力较小等因素导致无白屏现象或非常短时出现，此时极易出现误吸。有时需要左右移动镜头，观察左右两侧咽缩肌力量是否平衡，但此方法可能受操作者熟练程度影响，一般较少使用。

3. 吞咽后阶段　吞咽后，根据观察情况，可以将内镜推到低位，评估气道、会厌谷、梨状隐窝残留，及观察残留是否溢出、渗漏甚至误吸（图 4-31）；尤其是可以嘱患者进行重复吞咽或其他进食代偿方式，并观察代偿方式是否有效。同时可以检查咽部的分泌物清除情况，除使用吞咽方法，可以使用咳嗽方法清除。部分可能存在反流情况的患者，可以将内镜固定在检查部位更长时间，观察吞咽后的反流情况，评估时可以适量增加患者进食

量来评估反流，因为少量食物可能无法出现明显反流现象。反流出现时，考虑是由于上食道括约肌功能紊乱或食管运动功能异常等导致的，应通过上消化道造影或使用胃镜等专科检查手段进行确诊，故发现反流时要及时上报上级医师进行相关处置。

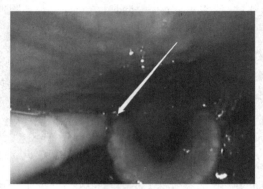

图 4-31　咽部残留

六、优点与缺点

（一）优点

纤维内镜吞咽功能检查除可以评价有无误吸和咽喉的器质性病变外，还可以评估自主吞咽、咳嗽、发声等运动功能，同时能够弥补吞咽造影无法评估感觉障碍的短板。相对于VFSS，FEES没有辐射，不用转移到特定场所，方便搬运，可以灵活改变体位和食物条件等。在宣教方面，容易让患者看到影像，带来更好的视觉反馈。

（二）缺点

咽期白屏现象无法评估误吸的时间点，也无法看到口腔期和食管期的障碍；操作时患者舒适性会受到影响。

无论使用哪种方法，都要理解其优缺点并加以利用，以便进行最佳的治疗。

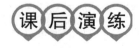

课后演练

一、单项选择题

1.下列检查被认为是吞咽障碍检查的"理想方法"和诊断"金标准"的是（　　）

　　A.电视荧光放射吞咽功能检查　　　　　　B.电视内镜吞咽功能检查

　　C.超声检查　　　　　　　　　　　　　　D.放射性核素扫描检查

2.吞咽障碍的评定内容一般不包括（　　）

　　A.初步观察　　　　　　　　　　　　　　B.饮水试验

　　C.X线造影录像　　　　　　　　　　　　D.心肺功能评定

3.最方便常用的检查吞咽功能的试验是（　　　）

    A.洼田饮水试验   B.X线造影录像

    C.肌电图检查   D.咽下内压检查

4.吞咽障碍检查常选择（　　　）

    A.X线断层扫描技术   B.MRI

    C.吞咽造影   D.DR

5.吞咽障碍患者，滞留常发生于（　　　）

    A.食管期   B.咽期

    C.口腔期   D.认知期

    E.准备期

二、简答题

1.简述吞咽障碍影像学检查的应用价值。

2.比较吞咽造影和软管喉内镜吞咽检查的异同。

3.软管喉内镜吞咽检查可观察哪些内容？

书网融合……

    思维导图   视频1   视频2   视频3   视频4

项目五　吞咽障碍评估记录及报告书写规范

📖 **学习目标**

1.**掌握**　吞咽障碍评估记录及报告的书写规范。

2.**熟悉**　吞咽障碍评估记录及报告的内容。

3.**了解**　吞咽障碍评估记录书写目的。

☞ **病例导入**

病例：患者，男，63岁，于2022年3月16日突然摔倒在地，神志清，精神差，左侧肢体活动不利，无呕吐，无大小便失禁，立即送至医院，急查头颅MRI示右侧延髓背外侧梗死，给予改善脑循环、抗感染治疗（具体用药不详）后上述症状好转，仍遗留左侧肢体活动不利，吞咽困难，饮水呛咳，声音嘶哑，后转入康复医院治疗，症状未好转，为求进一步治疗，于2022年4月5日转入我科进行康复治疗。患者目前左侧肢体活动不遂伴吞咽困难20天余，留置胃管，饮水呛咳。患者及家属期望可安全经口进食任何食物。

思考：1.分析该患者目前存在的吞咽问题，并制定评估方案。

2.对该患者的评估结果进行规范化记录。

任务一　吞咽障碍评估记录及报告内容

一、评估记录的目的

1.吞咽障碍评估记录是对吞咽评估结果的总结，可客观体现患者的吞咽障碍情况，记录预期吞咽目标、计划及治疗方案、患者及其家属的期望等内容，有助于吞咽障碍康复团队成员间的沟通。

2.通过初期、中期、末期吞咽评估报告进行效果评价，确定治疗的有效性，决定是否需要调整治疗目标及治疗方案，确定进一步治疗的必要性。

二、评估记录的主要内容

（一）结构组成

1.日期　评估或治疗日期及报告撰写日期。

2.患者资料　包括姓名、性别、年龄、职业、语言、出生日期、联系方式（包括地址及电话）、病历号。

3.评估人员　负责进行评估或治疗的工作人员。

4.转介途径　转介的人员或单位，如医师、护理人员或自行转介等。

5.转介及求诊原因　简单列明原因，如吞咽困难、饮水呛咳等。

6.病史　从患者的病历、医护人员或患者本人及其家属获得。

7.评估内容及结果　①主观评估：床边观察、呼吸状态；②沟通评估结果：语言、言语、认知、嗓音；③脑神经/口肌评估：每组神经/每组口肌的功能；④吞咽评估的方法：如床旁评估或辅助仪器评估；⑤吞咽评估结果：评估食物（口腔期、咽期）吞咽后的情况、尝试过的吞咽策略及成效、血氧饱和度及吞咽声音的改变。

8.评估总结及诊断　①沟通及吞咽的诊断；②沟通及吞咽能力总结：吞咽障碍程度及显著特征、误吸的风险；⑤推断吞咽障碍的原因。

9.建议　①进食方式及食物质地；②进食建议；③吞咽治疗方案；④进一步评估的需要；⑤治疗密度。

10.治疗目标　包括长期及短期目标；具有针对性、可量度、切实、相关、时限性。

11.治疗进度　①治疗次数；②治疗后表现及成效。

12.治疗计划　①进食或食物的改变；②其后治疗计划；③进一步评估或转介。

吞咽障碍临床评估记录模板可参考表5-1。

表5-1　吞咽障碍临床评估记录表

病室：　　　　　　床号：　　　　　　　住院号：		
姓名：　　　　　　性别：　　　　　年龄：　　　　　语言：		
评价日期：　年　月　日　　发病日期：　　　　住院日期：		
文化程度：　　　　　　　　职业：		
联系方式：　　　　　　　　现住址：		
转介途径：		
转介及求诊原因：		
主诉：		
临床诊断：		
影像学检查：		
言语语言障碍诊断：		
既往史：　　　　　　　　　家族史：		
治疗经历：		

续表

一、评估内容

（一）主观评估

（二）床旁沟通评估

（三）脑神经评估/口肌评估

（四）进食评估及其他评估

二、吞咽障碍诊断：　　　　　　　分期：　　　　严重程度分级：

三、建议：

（一）进食方式：　　　　　　　　　　　NOP/OP/鼻饲/PEG/其他

（二）食物质地：

（三）进食建议：姿势、喂食方法、量及时间、代偿性策略等

（四）进一步评估需要　　VF/FEES：是/否　　　　日期＿＿＿＿＿＿＿

四、治疗目标：

短期治疗目标：

长期治疗目标：

五、治疗计划：

（一）指导家属及陪护

（二）跟进日期

六、其他

评估人员：

（二）主观资料

主观资料主要是通过患者、家属及照顾者告诉医务人员情况信息，由医务人员整理记录。

1.初次记录　主观资料在门诊接诊或者病房评估时，治疗师需要详细记录，同时筛选有价值的信息，进行整理，筛查/评估报告主要包括以下内容。

（1）基本信息资料　包括患者姓名、年龄、性别、职业、联系电话、家庭住址、发病日期、评估日期、门诊号或住院号或ID号等信息。

（2）患者病史资料　包括主诉、现病史、既往史、诊断、重要影像学资料及其他检查。

（3）主观资料书写原则　要求用词准确，当患者信息由家属代诉时，治疗师在记录时需写明由家属代诉；当治疗师记录患者困惑时要直接用患者原话。

2.进展记录　对于主观资料进行选择性记录，主要记录患者进展治疗效果、患者近期配合程度及身体状况，进展中需注意患者主观资料与治疗诊断及治疗方案保持一致。

3.评估记录常见错误内容　主观资料书写过程中常见错误包括书写患者资料、问题与治疗不相关，文字书写太长，没有体现书写重点内容。

（三）客观资料

客观资料一般是由治疗师在观察及评估过程中所获得的有关患者的信息，这些信息必须是经过专业人员评估及操作的，在客观资料记录中规范的问题。

1.初次记录

（1）初次记录目的是方便医务人员查找资料，进行系统地评估、整理和归类。

（2）记录内容按照一定的顺序整理，包括量表筛查、评估的结果，及患者目前功能的描述。

（3）记录客观资料包括规范使用医学术语，用文字描述患者的功能，按不同的系统将评估结果进行整理。

2.进展记录

（1）重复初始检查时所做的评估及测试并记录，与初始检查记录进行比较，如果患者的功能没有改善，可以记录并标明无变化，并简要地进行描述。

（2）详细记录干预措施、治疗时间及次数及患者治疗后的反应。

3.评估记录常见错误　客观资料的书写错误包括收集评估资料不完整，记录与吞咽不相关的评估等。

三、评估与分析

评估与分析是指治疗师根据主观及客观资料记录所进行的专业解释，并完成治疗诊断，根据评估结果设定功能性治疗目标及计划。分析结果包括诊断、吞咽障碍类型及严重程度和在评估与分析记录中规范的问题。

（一）初次记录

对主客观资料进行解释，分析患者目前存在的问题，评估记录的书写原则。

1.治疗诊断书写原则　治疗诊断是由患者的损伤位置及功能上的限制所组成，记录时要求使用以下格式：由于何种影响因素，导致患者无法完成何种功能活动。

2.长期目标书写原则　长期目标的制定需与患者的目前状况及患者与家属的期望相一致；内容包括治疗期限、治疗对象、治疗内容、实施的条件以及预期达到的水平。

3.短期目标书写原则　短期目标是指患者功能达到进步，这些目标是完成长期目标的基础，内容包括达成目标的期限、治疗对象、所采取的治疗手段、实施的条件以及预期达到的水平。书写原则遵循SMART原则。

（1）S（specific）代表具体，制定的目标要用具体的语言清楚地说明要达成的行为标准。

（2）M（measurable）代表可度量，指目标应该是明确的。如果制定的目标没有办法衡量，就无法判断这个目标是否实现。

（3）A（attainable）代表可实现，经过正确规范的治疗可以实现，避免设立过高或过低的目标。目标过高会让患者有受挫感，设定过低会使患者积极性不够。

（4）R（relevant）代表相关性，目标的相关性是指实现此目标与其他目标的关联情况。如果实现了这个目标，但与其他的目标完全不相关或者相关度很低，那么此目标设定的意义则不大。

（5）T（time-bound）代表时限性，目标设置要具有时间限制，拟定完成目标项目的时间要求，并定期检查目标的完成进度，及时掌握项目进展的变化情况，以方便及时调整治疗方案。

（二）进展记录

进展记录中评估与分析书写包括患者长期目标及短期目标相关的进步，在临床中所有的评估与分析都需要主观、客观资料的支持。

（三）评估与分析常见错误

评估与分析常见错误包括没有主观、客观资料的支持，内容不够完整，书写治疗诊断、长期目标和短期目标时内容描述不清，对可量化的标准表达过于模糊，治疗目的不全等。

四、治疗计划

治疗计划包括描述对患者实施的治疗方法或在下次治疗时的具体治疗项目。特别要强调，在评估与分析报告中，此部分是治疗师记录的为实现患者长期目标和短期目标而进行的具体治疗内容。在书写计划中应注意以下问题。

（一）初次记录

初始记录中的计划必须包含完成治疗目标的方式，需要详细描述为达到目标而采取的治疗方案。治疗计划的书写应遵循以下原则。

1.治疗计划及功能性活动训练的内容，根据短期目标安排的治疗方案。

2.选择治疗的种类数、治疗持续的时间、治疗的频度（次／天或次／周）、总的治疗次数或疗程、治疗的注意事项，签名并注明日期。

（二）进展记录

进展记录的具体项目内容包括治疗时间及次数，治疗师在下次治疗前需做的准备工作，患者最新评估内容，患者功能与能力的变化和进展，短期目标是否变更，治疗计划的变动等。

1.治疗时间及次数　记录初次治疗到再次评估的时间，住院期间一周一次，详细记录日期和治疗次数。

2.进展变化　应用吞咽障碍筛查量表、吞咽临床功能评估、进食功能评估及吞咽造影检查等方式评估患者治疗进展，尽量采用量化指标评估此较患者进展情况。

（三）常见错误书写

常见书写错误包括描述计划时内容不完整，治疗计划与治疗目标混淆或关联性较弱。完整的治疗计划包括项目名称、项目实施过程以及详细的治疗处方，常见内容的缺失。

五、评估记录及报告书写原则

在临床评估记录及报告书写的格式与通常医学论文的格式不同，书写的文本或图表记录需要使用医疗术语，语言简洁明了。下面介绍临床中评估记录书写原则。

（一）准确

准确性即记录的精准度，康复评估记录及报告中错误的语法和标点符号等都可能影响整个治疗过程，确保通过主观资料获得的筛查与评估结果的真实性，保证信息的准确性。

（二）简洁

评估记录及报告要用简明扼要的语言陈述相关信息，避免整个评估记录文字过长，同时，需要有充足的信息来描述相关的内容，保证评估记录内容的完整。

（三）清晰

评估记录及报告的文字应一目了然，避免使用含糊不清的术语。手写的评估记录要保证字迹工整、清楚，容易辨认。

（四）及时

治疗师评估过患者后，应尽早将患者相关信息记录下来。如果同时接受治疗的患者比较多，来不及及时记录，为了避免遗忘，我们可以随身携带一个记事簿，以便在给患者做治疗时随时记录患者进展情况。

（五）不能涂改和伪造

评估记录及报告不允许涂改、毁坏，或企图涂抹信息，这些都可被认为是想"掩盖"行为。遵照以下原则就可以确保没有任何机会伪造信息，手写评估记录及报告使用黑色墨水书写，在书写过程中如有错误，应在错误地方画一条线并改正，在错误上方签上姓名和日期。

（六）标点符号规范

使用正确的标点符号书写评估记录及报告是非常重要的。

（七）签名及日期

评估记录及报告完成后，必须签署治疗师的姓名，实习生所写的评估记录及报告需要其带教老师共同签署。最后，每份记录均需加上日期，并且以规范的格式呈现出来。

任务二　常见吞咽筛查及吞咽临床评估报告书写

一、常见吞咽筛查报告书写

（一）吞咽筛查工具简介

临床上，怀疑患者存在吞咽功能障碍首先应该进行吞咽筛查，常见的吞咽筛查工具有：进食评估问卷调查工具–10、反复唾液吞咽试验、饮水试验（洼田饮水试验及改良饮水试验）、多伦多床旁吞咽筛查试验、染料测试、容积–黏度吞咽测试等。吞咽筛查怀疑存在吞咽功能障碍的患者需进行临床评估或吞咽仪器评估，进一步明确患者的吞咽功能障碍。

（二）常见吞咽筛查量表书写举例

1.进食评估问卷调查工具–10书写举例　进食评估问卷调查工具–10（EAT–10）中有10个问题，患者根据自身情况在0~4分不同的等级上划√：0分代表没有，1分代表轻度，2分代表中度，3分代表重度，4分代表严重的。对10个问题打分后获得总分记录如下：EAT–10总分10分，患者吞咽的效率和安全方面存在问题。建议您带着EAT–10的评分结果做进一步的吞咽检查和（或）治疗。

2.洼田饮水试验书写举例　患者体位：端坐位。洼田饮水试验结果：异常，Ⅳ.30ml水分两次以上喝完，且有噎呛。饮水时间：用时30秒。饮水状况：吞咽启动延迟5秒，有水从右侧口角流出，吞咽后有声音改变，听诊有湿啰音。

3.多伦多床旁吞咽筛查试验书写举例

（1）饮水前　患者说"啊"，嗓音：正常。伸舌，左右摆动：异常，伸舌偏左，左右活动灵活性降低。

（2）饮水　体位：端坐位。饮水第1勺5ml，吞咽时流涎；饮水第2勺5ml，吞咽后有声音改变；饮水第3勺5ml，吞咽时有呛咳。

（3）饮水后　患者发"啊"，嗓音：异常。

（4）结果判定　失败。有三项异常体征，需进一步临床评估。

4.吞咽筛查试验书写量表举例

（1）容积–黏度吞咽测试　V–VST主要用于吞咽障碍安全性和有效性的风险评估，帮助患者选择摄取液体最合适的容积和稠度。测试时选择的容积分为少量（5ml）、中量（10ml）、多量（20ml），稠度分为低稠度（水状）、中稠度（糖浆状）、高稠度（布丁状）。按照不同组合，完整测试共需9口进食，观察患者吞咽的情况，根据安全性和有效性的指标判断有无进食风险。记录内容：①安全性指标，包括咳嗽、音质改变、氧饱下降>3%；②有效性指标，包括食物外溢、口腔残留、分次吞咽、启动延迟；③受试者主观感受，包括顺滑性、喜食性、适口性。在测试期间应该密切观察和记录患者是否在吞咽的安全性和（或）有效性方面出现问题或临床征象。

（2）V-VST评估结果书写举例 如测试结果的评估或解释。

1）无安全性及有效性受损 评估结果：患者无口咽性吞咽障碍。

2）有效性受损，但无安全性受损 评估结果：患者有口咽性吞咽障碍，患者可安全吞咽，但有效性受损，这可危及患者的营养和补水状况。饮食指导原则：保证患者吞咽过程不出现有效性问题，最佳方案是选择最低稠度和最高容积的液体。

3）安全性受损（伴或不伴相关有效性问题） 评估结果：患者有口咽性吞咽障碍，吞咽过程的安全性下降提示该患者可能已经发生误吸。

二、临床吞咽评估报告书写

（一）主观评估书写举例

主观评估：患者坐位，意识清醒，交流态度良好，由患者妻子照顾，自主呼吸，呼吸为16次/分，无气管切开，有大量白色痰液，可自行经口咳出。

（二）床旁沟通评估书写举例

1. **认知方面** 排除认知功能障碍，无单侧忽略。
2. **言语** 音量小，音质稍有嘶哑，音调语速等均正常。
3. **语言理解及表达** 问题理解、命令执行、语言表达均正常，排除失语症。

（三）目前进食情况书写举例

患者目前留置鼻饲胃管，经口进食少量3级中度稠型饮品。进食体位为90°轮椅坐位，食欲一般，由他人使用勺子进行喂食，一口量约2ml，经口进食总量约30ml/d，进食时间约为20分钟，偶有进食后声音改变。

（四）脑神经评估书写举例

1. **三叉神经** 下颌咬合力量减弱，下颌左右运动异常，下颌灵活度下降，脸部感觉正常。
2. **面神经** 左侧有轻度中枢性面瘫，唇力度减弱，左侧唇幅度异常，唇灵活性下降，鼓腮口漏气，吸吮力量减弱，抬眉闭眼正常，味觉正常。
3. **舌咽神经、迷走神经、副神经** 软腭上抬不对称，左侧下垂；左侧咽反射减弱，右侧正常；吞咽启动延迟，吞咽幅度减弱；自发清嗓及自发咳嗽力量减弱；呕吐反射减弱；最长发音时间为6秒，最长呼气时间为5秒。
4. **舌下神经** 舌力度异常，伸舌偏左，舌往上、下、左、右幅度下降，舌运动灵活性下降。

5.相关症状 存在轻度流涎，有可活动假牙，口腔卫生较差。

（五）进食评估书写举例

进食评估：尝试经口进食饮品：IDDSI 0级稀薄型2ml有明显呛咳，IDDSI 3级中度稠型2ml无异常，4ml有声音改变。尝试食物，IDDSI 4级细泥型，半勺（约2ml）有声音改变，有食物从口腔流出。口腔期：进食时有食物从口角流出，唇闭合力量轻度异常，咀嚼力度中度不足，食物推送中度异常，进食后有食物残留在舌面及左侧唇齿沟。咽期：吞咽反射中度延迟，延迟5秒，喉上抬不充分，进食后有呛咳及声音改变，存在误吸。

（六）总结与建议举例

通过评估对吞咽障碍进行功能诊断：吞咽障碍严重程度分级及吞咽障碍分期，分析吞咽障碍发生的原因，判断患者预后。制定吞咽障碍长期目标、短期目标、治疗计划及方案。确定是否需要进一步的仪器评估如VFSS、FEES。举例如下。

1.功能障碍：重度吞咽功能障碍（口腔期、咽期）。

2.严重程度分级（FOIS）：2级，依赖管饲进食，最小量的尝试进食IDDSI 3级中度稠型液体。

3.建议进一步吞咽造影检查，可治疗性进食IDDSI 3级中度稠型液体，选择90°端坐位，一口量控制在2ml。

（七）临床吞咽评估记录表模板

吞咽评估量表的填写使用统一的符号进行填写，如评估内容打√＝有，×＝没有，N/A＝不适用，CNT＝此次无法评估，下次再进行评估。有特殊情况可以使用文字描述，最后由评估者签字确认。临床吞咽评估量表参见表5-2。

表5-2 中南大学湘雅二医院康复医学科临床吞咽评估记录表

姓名：	性别：	年龄：
住院号：	科室：	床号：
电话：	地址：	
受伤（患病）日期：		记录（评估）日期：
□门诊患者 □住院患者		

诊断	
主诉	
影像及其他检查	
康复期望	
体格检查	□体重 □体温

注：以下评估内容打√＝有；×＝没有；N/A＝不适用；CNT＝此次无法评估，下次再进行评估

吞咽功能评估

续表

第1步：主观评估	
体位	□坐位　□半坐位　□卧位或半卧位　□其他_____
意识状态	□清醒　□嗜睡　□呼唤有反应　□仅对疼痛刺激有反应 □昏睡　□昏迷　□谵妄
交流态度	□良好　□淡漠　□攻击　□情绪不稳
照顾者	□有（与患者关系___）　□无
呼吸	□自主呼吸　□异常（每分钟呼吸次数：____次） □辅助呼吸（鼻导管吸氧、面罩吸氧、人工呼吸机） 氧流量___L/分钟　SPO$_2$___%　呼吸方式：_____
痰液	□无　□白色　□黄色　□绿色　浓稠度：□稀　□稠 吸痰次数：□无　□少　□多
气管切开	□无　□有
第2步：沟通评估	
●认知	□正常　□认知障碍
定向	□时间　□地点　□人物
注意力	□集中　□分散
记忆力	□正常　□异常
计算能力	□正常　□异常
单侧忽略	□正常　□患侧忽略
配合程度	□配合　□不配合
●言语	□构音　□音质　□语速　□语调　□鼻音　□音量
●语言理解及表达	
问题理解	□是/否　□什么　□谁　□哪里　□为什么
命令执行	□一步指令　□二步指令　□三步指令
语言表达	□对象命名 □表达能力：对答自如/完整句/词语/杂乱无意义（词/句子）/无 □其他
第3步：目前进食情况	
进食方式	□完全经口进食　□鼻饲　□胃造瘘　□其他_____
进食体位	□90°　□30°　□60°　□其他：_____
进食方式	□自行进食　□别人喂食（部分依赖/完全依赖） □喂食工具：_____　□一口量：_____ml
食物/固体/液体	□3级液态型　□4级细泥型　□5级细馅型 □6级轻质型　□7级常规　□混合食物（例如：汤饭）
食欲	□正常　□减退
进食量	□正常　□不足

续表

进食时间	□正常　□过慢 □过慢（时间：_____）
误吸症状	□有　□无

第4步：脑神经评估（口颜面评估）

●三叉神经（CN Ⅴ）

下颌力度	□正常　□异常
下颌幅度	□正常　□左边异常　□右边异常　□上下异常
下颌灵活度	□正常　□异常
脸部感觉	□正常　□异常

●面神经（CN Ⅶ）

唇力度	□正常　□异常（左/右）（轻微/中度/严重）
唇幅度	□正常　□左边异常　□右边异常　□上下异常
唇灵活度	□正常　□异常
颊部运动（鼓腮、吸吮）	□正常　□异常
眉抬、闭眼	□正常　□异常

●舌咽&迷走&副神经（CN Ⅸ，Ⅹ，Ⅺ）

软腭上抬	□正常　□上抬不对称（□左下垂　□右下垂）
咽反射	□正常　□减弱　□无
吞咽启动	□正常　□减弱　□无
吞咽幅度	□正常　□减弱　□无
自发咳嗽	□正常　□减弱　□无
嗓音	□正常　□减弱　□无
呕吐反射	□有　□无　　说明_____
最长发声时间	_____秒
最长呼气时间	_____秒

●舌下神经（CN Ⅻ）

舌力度	□正常　□异常（轻微/中度/严重）
舌幅度	□正常　□左边异常　□右边异常　□上下异常
舌灵活度	□正常　□异常

●相关症状

流涎	□无　□有（左/右/中间）
牙齿	□完好　□缺失　□假牙　□无牙
口腔卫生	□良好　□差

续表

第5步：进食评估（吞咽评估）	
尝试饮品	□0级稀薄　　□1级轻微稠　　□2级稍微稠 □3级中度稠　　□4级重度稠
尝试食物	□3级液态型　　□4级细泥型　　□5级细馅型 □6级轻质型　　□7级常规　　□混合食物（例如：汤饭）
入口分量	□茶勺___ml　　□汤勺___ml　　□杯子___ml　　□饮管　　□筷子
●口腔期	
嘴唇闭合	□正常　　□异常（轻微/中度/重度）
咀嚼	□正常　　□力度不足（轻微/中度/重度）　　□无
食物推送	□正常　　□异常（轻微/中度/重度）
残留	□无　　□有，则残留部位是：_____
●咽期	
吞咽反射	□正常　　□延迟（轻微/中度/重度）　　□无
喉上抬	□足够　　□不充分　　□多次
食物/流质表现（误吸表现）	□呛咳　　□清喉咙　　□痰音　　□呼吸急促　　□没有
分析	
第6步：总结与建议	
障碍印象	□吞咽障碍　　□构音障碍　　□沟通障碍　　□失语症（有/无） □认知障碍　　□正常
严重程度分级（FOIS）	□Level1　　□Level2　　□Level3　　□Level4 □Level5　　□Level6　　□Level7
进一步仪器检查	□VFSS　　□FEES
进食体位	□90°　　□60°　　□30°　　□其他：_____
进食方式	□经口　　□鼻饲　　□PEG　　□其他：_____
进食方法	□自行进食　　□他人喂食
食物/固体	□3级液态型　　□4级细泥型　　□5级细馅型　　□6级轻质型　　□7级常规
饮品/液体	□0级稀薄　　□1级轻微稠　　□2级稍微稠　　□3级中度稠　　□4级重度稠
入口份量	□茶勺___ml　　□汤勺___ml　　□杯子___ml　　□吸管___ml　　□筷子
治疗师签名：	

三、视频透视吞咽功能检查评估报告书写

（一）报告内容

吞咽造影检查评估报告中需要对不同性状的食物（如中稠度、低稠度、高稠度、液体

等）在不同吞咽分期（如口腔期、咽期、食管期）中的生理成分（如唇闭合、舌控制、食团运送、软腭抬升、食管上括约肌收缩等17个生理成分）进行评分。

（二）报告记录

对视频透视吞咽功能检查结果进行分析，例如检查结果：1.吞咽功能障碍（口腔期、咽期、食管期）；2.误吸（显性、隐性）；3.环咽肌开放（完全不开放、开放不完全、开放正常）。视频透视吞咽功能检查评估报告书写，要求造影结束后及时在表格对应位置上正确书写，不允许涂改。视频透视吞咽功能检查评估报告参见表5-3。

表5-3　视频透视吞咽功能检查评估报告

姓名：　　　　性别：　　年龄：　　ID号：　　病区：　　　床号：

检查日期：　　　主要诊断：　　　　　报告医师签名：

检查结果：吞咽功能＿＿＿障碍（＿＿＿＿＿＿期）；＿＿误吸：环咽肌开放＿＿＿＿＿＿＿

编号	生理成分	评分标准	中稠度			低稠度			高稠度			液体（水）		
			3ml	5ml	10ml	3ml	5ml	10ml	3ml	5ml	10ml	3ml	5ml	10ml
1	唇闭合	0＝食团无溢出唇；1＝食团从唇间溢出，无流出到唇前部；2＝食团少许从唇间或一侧口角溢出，未超过唇边缘；3＝食团溢出到达下颌中部；4＝食团溢出超过下颌中部												
2	舌控制	0＝整个食团控制在舌与软腭之间；1＝溢出到口腔颊部或口腔底；2＝小于一半的食团向后溢出；3＝多于一半食团向后溢出												
3	食团准备/咀嚼	0＝快速、有效的咀嚼；1＝咀嚼速度稍缓慢，但食团仍可完全聚集在一起；2＝无序的咀嚼，小部分食团进入咽部前未被咀嚼；3＝咀嚼无力，大部分食团未咀嚼												

续表

编号	生理成分	评分标准	中稠度			低稠度			高稠度			液体（水）		
			3ml	5ml	10ml	3ml	5ml	10ml	3ml	5ml	10ml	3ml	5ml	10ml
4	食团运送	0=舌快速运动；1=舌运动启动延迟；2=舌运动缓慢；3=反复/紊乱的舌运动；4=舌运动微弱或无运动												
5	口腔残留	0=无残留；1=微量残留；2=少量残留物聚集在口腔；3=大量食团残留；4=仅极少量食团可从口腔清除或无清除												
6	咽期吞咽启动	0=食团头部位于下颌角后部（舌骨首次位移时）；1=食团头部位于会厌谷；2=食团头部位于会厌后部的喉表面；3=食团头部位于梨状隐窝；4=无明显的吞咽启动												
7	软腭抬升	0=软腭与咽壁间无食团；1=软腭与咽壁间可见微量造影剂；2=造影剂反流至鼻咽部；3=反流至鼻腔内；4=反流至鼻孔或滴出												
8	喉上抬	0=甲状软骨向上运动完全并杓状软骨与会厌柄完全接近；1=甲状软骨部分上移并杓状软骨与会厌柄部分接近；2=甲状软骨微弱向上移动，杓状软骨与会厌柄轻度接近；3=甲状软骨无向上移动												

续表

编号	生理成分	评分标准	中稠度			低稠度			高稠度			液体（水）		
			3ml	5ml	10ml	3ml	5ml	10ml	3ml	5ml	10ml	3ml	5ml	10ml
9	舌骨运动	0=向前位移充分；1=向前位移幅度下降；2=无明显向前位移												
10	会厌翻转	0=翻转完全；1=部分翻转；2=无翻转												
11	喉关闭	0=完全，喉前庭无空气/造影剂；1=不完全，喉前庭可见窄条带的气体/造影剂；2=无，喉前庭有宽条带的气体/造影剂												
12	咽蠕动	0=存在，完全；1=存在，不完全；2=消失												
13	咽收缩	0=完全；1=不完全（假性憩室）；2=咽收缩时一侧咽壁膨出；3=咽收缩时双侧咽壁膨出												
14	食管上括约肌开放	0=扩张完全，食物可顺利通过；1=环咽肌开放程度下降或时间缩短，影响食团通过；2=环咽肌开放不明显或时间显著缩短，致食团通过困难；3=完全不开放												
15	舌根收缩	0=收缩完全，舌根和咽后壁间无造影剂；1=舌根和咽后壁间少量造影剂；2=舌根和咽后壁间窄条带的造影剂；3=舌根和咽后壁间宽条带的造影剂；4=无舌根向后移动												

续表

编号	生理成分	评分标准	中稠度			低稠度			高稠度			液体（水）		
			3ml	5ml	10ml	3ml	5ml	10ml	3ml	5ml	10ml	3ml	5ml	10ml
16	咽部残留	0=咽清除完全；1=任何部位见微量残留；2=任何部位见中等量残留；3=任何部位见大量残留；4=咽部完全无清除，咽腔内部位包括舌根、会厌谷、咽壁、杓状会厌襞、梨状隐窝												
17	直立位食管清空	0=食管清除完全；1=中到远端的食管滞留；2=中到远端的食管滞留伴反流至PES下方；3=中段和（或）远端食管滞留伴反流超过PES，或反流通过无力的憩室，如Zenker憩室；4=食管清空微弱或无清除												

任务三　治疗记录书写

一、治疗记录的内容

治疗记录包括患者的基本信息、主要问题、长期及短期治疗目标、治疗方案、治疗建议等（表5-4）。

表5-4　吞咽障碍临床治疗记录

病室：　　　　　　床号：　　　　　　住院号：

姓名：　　　　　　性别：　　　　　　年龄：　　　　　语言：

评价日期：　年　月　日　　发病日期：　　　　　住院日期：

一、治疗目标

（一）短期治疗目标

（二）长期治疗目标

二、治疗进度：

三、治疗建议：

（一）进食方式

（二）食物质地建议

（三）进食建议

（四）治疗计划

（五）指导家属及陪护

（六）跟进日期

（七）其他

治疗人员：

二、治疗目标及方案

（一）设定治疗目标

1.长期治疗目标书写举例 1个月内患者可经口进食IDDSI 3级中度稠饮品200ml/顿，2顿/天。

2.短期治疗目标书写举例 2周内改善自主呼吸，最长呼吸多少秒，最大发声多少秒，清嗓力量目标值。

（二）制定治疗方案

1.治疗方案选择

（1）直接训练

1）食物的选择 IDDSI分级：饮品包括0级稀薄、1级低度稠、2级中度稠、3级高度稠、4级极度稠。食物：3级流质、4级糊状、5级细馅型、6级软质型及一口量、7级常规型、普食（例如汤饭）。

2）进食餐具的选择 碗、勺子、筷子、吸管等。

3）进食体位的选择 坐位、卧位。

4）代偿方式的选择 转头吞咽、低头吞咽、交互吞咽等。

5）一口量的选择 如一口量：3ml。

6）直接摄食训练记录 直接摄食训练记录表，治疗师在经过临床摄食评估或者吞咽造影检查后，确定患者目前可以经口进食，治疗师给患者及家属进行摄食训练方法及注意事项，在记录时根据患者实际情况记录，不允许在记录表上涂改，字迹要工整。例如，食物性状，在对应位置可以记录中稠度、每次入量等。直接摄食训练记录模板见表5-5。

表5-5　直接摄食训练记录

患者姓名：　　　　　性别：　　　　年龄：　　　　　住院号：　　　　　床号：

日期	体位	进食餐具	食物成分	食物性状	一口量（ml）	进食总时长	进食反应（吐出量）	代偿方式	24h总入量	24h出量	签名

（2）间接训练

1）口腔感觉训练　如冰刺激，用冰棉签刺激舌根及咽后壁并快速滑出，同时嘱患者做吞咽动作，20个/天，6天/周。

2）口腔运动训练　如舌往上、下、左、右主动运动，10次/组，3组/天，6天/周。

3）气道保护手法　如声门上吞咽法，10次/组，3组/天，6天/周。

4）呼吸训练　如呼吸训练器，20次/组，3组/天，6天/周。

5）家属宣教及家庭康复指导。

2.治疗频次　一般建议一周治疗5~6天，每天1次，每次治疗20~30分钟。

三、治疗记录

详细记录患者整个治疗过程的治疗进度，包括吞咽主要问题、长期目标、短期目标、治疗方案、注意事项及治疗进展情况等，详见表5-6。

表5-6　吞咽治疗记录模板

| 患者姓名： | 性别： | 年龄： | 住院号： | 床号： |

一、初期评估记录

（一）主要问题

（二）长期目标

（三）短期目标

（四）治疗方案

（五）注意事项

治疗人员签字：

日期：

二、进展记录

（一）重要的诊疗经过及治疗效果评价

（二）仍存在的主要问题

（三）目前情况及目标

（四）治疗方案

治疗人员签字：

日期：

任务四　评估及治疗进度和严重度测量

在临床上，通常需要对吞咽障碍进行评估及治疗进度测量，分为描述性评估及进度测量和吞咽障碍结果与严重度量表。描述性评估如患者进食液体有呛咳、有明显误吸表现等。常见吞咽障碍结果与严重度量表评估有吞咽障碍结局与严重度量表（dysphagia outcome and severity scale，DOSS）、摄食–吞咽障碍的等级评定、功能性经口摄食量表（functional oral intake scale，FOIS）。

一、评估及治疗进度测量

（一）描述性评估及进度测量

1. **特点**　具有主观性，适于临床应用，内容包括文字描述或非标准等级，能针对细微变化。

2.内容

（1）详细文字描述　如患者有中度吞咽反射迟缓及轻微喉上抬不足，导致吞咽稀薄液体时有间歇性咳嗽，表现出床边误吸的征兆。进食糊状食物及稍稠流质则没有明显误吸征兆。

（2）自定等级　分为正常、轻度、中度、严重。

（二）量表评估

1.特点　具有客观性，适于研究应用，标准等级，比较困难量度细微变化。

2.量表介绍

（1）澳大利亚治疗结果量表（Australian therapy outcome measures，AusTOMs），可分为活动受限、日常活动参与受限和情绪健康三部分障碍。

（2）曼恩吞咽能力评估量表（Mann assessment of swallowing ability，MASA），详见表5-7。

表5-7　曼恩吞咽能力评估量表（MASA）

评估内容	分级标准
1.意识 任务：观察并评估患者对语言、肢体被动活动或疼痛刺激的反应	10分：清醒 8分：嗜睡——波动的觉醒/清醒状态 5分：很难被语言或刺激唤醒 2分：昏迷或没有反应
2.合作度 任务：吸引患者的注意力并尽量促使患者与检查者交流或主动活动	10分：合作（可通过某种语言或非语言的形式交流） 8分：间断合作 5分：不愿意合作 2分：昏迷或没有反应
3.呼吸 任务：评估患者的呼吸状况	10分：呼吸音清晰，无临床或影像学异常的依据 8分：上呼吸道痰鸣或其他呼吸系统异常情况（如哮喘伴气管痉挛性阻塞性肺疾病） 6分：肺底细小湿啰音/可自净 4分：肺底粗糙水泡音 2分：可疑肺部感染/需经常吸痰应用呼吸机
4.表达性言语障碍 任务：评估言语表达受限情况	5分：无异常 4分：找词/表达语义轻度障碍 3分：只能用有限的方式/短语或单词表达自己的意思 2分：无功能性言语声音或无法译解的单词 1分：无法评估
5.听理解力 任务：评估理解基本语言进行交流的能力	10分：无异常 8分：进行一般对话有轻度困难 5分：对重复性简单言语指令可理解 2分：提示时偶尔作答 1分：无反应

续表

评估内容	分级标准
6.构音障碍 任务：评估言语清晰度	5分：无异常 4分：变慢，偶尔停顿或急促不清 3分：言语可被理解，但讲话的速度、力度、完整性、协调性有明显缺陷 2分：言语不清，无法理解 1分：无法评估
7.唾液 任务：观察患者控制唾液的能力；注意观察任何从口角边分泌的唾液	5分：无异常 4分：讲话时唾液飞溅，唾液增多随时需吐出 3分：说话、侧躺或乏力时流涎 2分：有时持续性流涎 1分：无法评估
8.舌肌运动 任务；评估舌的运动 前伸运动：让患者尽可能向前伸舌然后缩回	10分：舌活动范围完整，无异常 8分：运动范围轻微受限 6分：运动范围不完整 4分：只能轻微活动 2分：无活动或不能执行

二、结果与严重度测量

（一）吞咽障碍结局与严重度量表

为更好地描述吞咽的严重程度，提高治疗人员之间沟通的有效性，使患者在不同医院之间保持一致的治疗，提高病历及治疗记录一致性，需进行吞咽障碍的结局与严重度量表（DOSS）的评分（表5-8）。

表5-8　吞咽障碍的结局与严重度量表（DOSS）评分

7=任何情况下均正常
6=有功能限制/改良的独立
5=轻度吞咽障碍：无须身体接触的监督，某一种黏稠饮食可能受限
4=轻、中度吞咽障碍：时常监督/指示，一或两种黏稠饮食可能受限
3=中度吞咽障碍：需要完全辅助、监督或给予代偿性策略，两种或多种黏稠饮食可能受限
2=中度吞咽障碍：最大可能应用辅助或仅部分经口营养的代偿性策略
1=严重吞咽障碍：不能安全耐受任何经口营养

（二）摄食-吞咽障碍的等级评定

吞咽障碍程度分为正常、轻度、中度、重度4个层面，从严重吞咽困难到正常吞咽功能共10级。该量表以所能吞咽食物的种类及营养摄取途径为线索，详见表5-8。

表5-8 摄食-吞咽障碍的等级评定

四级评定标准	十级评定标准及相应治疗方案
Ⅰ.重度 无法经口腔摄食，完全需辅助进食	1.吞咽困难或不能，不适合吞咽训练
	2.误咽严重，吞咽困难或不能，基础性吞咽训练
	3.误咽减少，可进行摄食计划
Ⅱ.中度 经口腔和辅助营养	4.少量摄食
	5.一部分（1~2餐）营养摄取可经口腔进行
	6.三餐经口腔摄取营养
Ⅲ.轻度 完全经口腔进食	7.三餐均可经口腔摄取吞咽食品
	8.除特别难吞咽的食物外，三餐均可经口腔摄取
	9.可以摄取吞咽普通食物，但需要临床观察和指导
Ⅳ.正常 完全由口腔进食	10.摄食-吞咽能力正常

注：进食需要帮助时加上A（如7A）

（三）功能性经口摄食量表

功能性经口摄食量表（functional oral intake scale，FOIS）分为1~7级，级别越高吞咽障碍越轻，详见表5-9。

表5-9 功能性经口摄食量表（FOIS）

Level 1级：不能经口进食
Level 2级：依赖管饲进食，最小量的尝试进食食物或液体
Level 3级：依赖管饲进食，经口进食单一质地的食物或液体
Level 4级：完全经口进食单一质地的食物
Level 5级：完全经口进食多种质地的食物，但需要特殊的准备或代偿
Level 6级：完全经口进食不需要特殊的准备，但有特殊的食物限制
Level 7级：完全经口进食没有限制

任务五 出院及转介记录

吞咽障碍只是一个症状，许多疾病都可以出现吞咽障碍。当患者经治疗达到出院标准时，为了进一步改善患者的机体功能，保证治疗的连续性，治疗师需要让患者在家中或将其转介到其他医疗机构进行有计划的、有针对性的治疗，并提供后续治疗的建议。如果患者吞咽功能已改善，出院回家当天，治疗师需向患者及家属讲解进食过程中的注意事项，及教会患者及家属对误吸的预防及窒息处理；如果患者还需要到其他机构继续治疗，治疗师需给予患者转介记录单。

一、出院及转介单内容

（一）基本信息

患者姓名、年龄、性别、发病日期、就诊医院或医疗机构、临床诊断、影像学检查。

（二）患者目前吞咽情况介绍

患者预期目标、采取的治疗方案、进步情况、存在的问题、治疗注意事项、是否有治疗的禁忌证。

（三）转介医院

患者即将转诊医院或医疗机构的名称，转介的原因、时间。

二、模板参考

有效的转诊制度可以避免患者原发病的恶化，保证患者出院后治疗的连续性，详见表5-10。

表5-10 出院及转介单

一、患者基本信息

姓名：　　　　年龄：　　性别：　　发病日期：　　就诊医院或医疗机构：

临床诊断：

影像学检查：

二、患者目前的吞咽情况介绍

（一）预期目标

（二）采取的治疗方案

（三）进步情况

（四）存在的问题

（五）治疗注意事项

（六）是否有治疗的禁忌证

三、转介医院

转介医院或医疗机构名称

转介原因	
转介时间	

治疗人员签名：
日期：

任务六　SOAP病例书写

一、概述

SOAP是英文首字母的缩写。S：subjective，指主观资料，包括患者主诉、现病史、既往史、患者期望及对康复治疗的依从性等；O：objective，指客观资料，包括相关的测试及检查，患者近期的功能状态等；A：assessment，指评估，关于患者问题的解释与分析、治疗目标的制定等；P：plan，指计划，包括治疗频率、次数、持续时间，新增的训练项目，再评估及出院计划等。SOAP是以问题为导向医疗记录（problem-oriented medical record，POMR）系统中的一部分。该记录形式已广泛应用，是治疗师必备的基本技能。

二、SOAP病例书写方法

吞咽障碍SOAP病例书写模板详见表5-11。

表5-11　吞咽障碍SOAP病例书写

一、基础资料

姓名：李某　性别：男　年龄：63岁　住院号：0007****

发病日期：2022年3月16日　入院日期：2022年4月5日

职业：个体户

西医诊断：脑梗死；2型糖尿病；原发性高血压病

中医诊断：中风　　证型：风痰瘀血

二、S：subjective（主观资料）

（一）主诉

左侧肢体活动不遂伴吞咽困难20天余，留置胃管，饮水呛咳。

（二）现病史

患者于2022年3月16日突然摔倒在地，神志清，精神差，左侧肢体活动不利，无呕吐，无大小便失禁，立即送至××医院，急查头颅MRI示右侧延髓背外侧梗死，给予改善脑循环、抗感染治疗（具体用药不详）后上述症状好转，仍遗留左侧肢体活动不利，吞咽困难，饮水呛咳，声音嘶哑，后转入××康复医院治疗，症状未好转，为求进一步治疗，于2022年4月5日转入我科进行康复治疗。

续表

（三）既往史

高血压病史3年，发现糖尿病3年。

（四）过敏史

否认药物及食物过敏史。

（五）饮食习惯

××地方人，当地饮食以面食为主。

（六）情感态度

积极配合各种检查和治疗。

（七）康复期望

可以经口进食任何食物（包括饮水无呛咳，说话表达清晰）。

三、O：objective（客观资料）

入院生命体征

T 36.5℃　　　P 78次/分　　R 18次/分　　　BP 130 /80 mmHg

（一）专科检查

患者神志清，计算力正常，记忆力正常，理解力正常，定向力正常，言语不清，吞咽障碍，无失认及体象障碍。中医望闻问切：表情自然，面色红润，无异常气味，舌质暗淡，苔薄白，脉炫滑。

（二）辅助检查

MRI显示右侧延髓背外侧梗死，肺部CT显示肺部有炎症。

（三）吞咽功能临床评估

1.患者意识水平　清醒，坐位。

2.口颜面检查功能

（1）唇运动　流涎：中度；展唇：轻微不对称；缩唇：轻微不对称；鼓腮：漏气，口角不对称，咂唇力量减低，唇力度减低（右侧＜左侧）。

（2）舌运动　伸舌及齿（偏右）；舌往左：运动幅度轻微不足；舌往右：运动幅度不完全；舌舔上唇及舔下唇：运动幅度不完全（右侧舌肌轻微萎缩）。

（3）下颌运动　张口约3cm；咀嚼运动：右侧咀嚼力量不足，左侧咀嚼力量轻微不足。

3.呼吸功能

（1）呼吸模式　胸式。

（2）呼吸次数　18次/分。

（3）最长呼气时间　8秒。

（4）快呼吸　能。

4.喉功能

（1）最长发音时间　4秒。

（2）音质　嘶哑。

（3）音调　低。

（4）自主咳嗽　减弱；咳嗽反应时间：立刻。

（5）自主清嗓　减弱；清嗓反应时间：立刻。

5.相关反射

（1）呕吐反射　右侧缺失，左侧减弱。

（2）咽反射　左减弱，右消失。

6.直接摄食评估

（1）进食体位　正坐位。

（2）一口量　3~5ml。

（3）吞咽启动时间 延迟。

（4）食物放入口中位置 舌中部。

（5）吞咽姿势 右转头及低头吞咽法。

（6）吞咽动作 <2cm。

（7）喉上抬幅度 减小。

（8）选择食物及表现

①使用注射器喂1~2ml冰水，吞咽启动延迟，未见呛咳及反流，吞咽后声音无改变，口腔无残留，咽部无残留感，无咳出进食食物。

②3ml冰水：吞咽启动延迟，有呛咳，即时咳嗽，力量小，咽部有残留感。

③3级中稠度3~4ml：吞咽动作延迟，未见呛咳及反流，吞咽后声音无改变，口腔无残留，咽部有大量残留，吞咽后吐出痰液中带有大量中稠度食物。

④4级细泥型食物3~4ml：吞咽动作延迟，吞咽未见呛咳及反流，吞咽后口腔无残留，咽部有大量残留，吞咽后吐出痰液中带有大量细泥型食物。

⑤饮水试验：五级。

⑥反复唾液吞咽试验：30秒咽1次。

⑦FOIS分级：2级。

7.吞咽造影检查

2022年4月7日吞咽造影结果示：分别进食1、2、3、4、G号食物造影剂，多体位观察，头部控制尚可，口咽运送能力稍差，吞咽启动延迟，吞咽启动前有造影剂提前流入咽部，舌根后缩不全，舌根与咽后壁存在较狭窄的间隙，软腭上抬不充分，在吞咽时有食物反流口腔，会厌翻转不充分。

进食1号造影剂3ml有渗漏及误吸，误吸后未咳嗽，进食2号造影剂8ml有渗漏及误吸，误吸后未咳嗽，进食2号造影剂2ml环咽肌未开放，进食3、4及G号食物造影剂一口量无渗漏及误吸，环咽肌偶有细线型开放，进食各种食物造影剂梨状窦有大量残留，头正中位下左转头经多次吞咽动作有部分造影剂通过环咽肌，环咽肌呈"线型"开放，经多次低头吞咽动作可清除部分滞留食物，右转头吞咽造影剂通过环咽肌较头正中位及左转头好。

造影印象：

（1）吞咽功能障碍（口腔期、咽期）

（2）隐性误吸

（3）环咽肌开放不完全

8.喉镜检查

2022年4月7日结果示：右侧声带麻痹，慢性鼻炎，鼻黏膜肿胀，可见少许血迹

四、A：assessment（评估）

1.目前存在的问题

（1）口颜面功能减弱，右侧唇舌软腭运动功能减退，右舌肌萎缩，下颌运动咀嚼力量右侧差，舌根后缩力量差，吞咽启动延迟，右侧面瘫。

（2）呼吸功能差。

（3）喉部功能减退，音质异常，右侧声带麻痹。

（4）呕吐反射：右侧缺失，左侧减弱，咽反射：右侧缺失，左侧减弱。

（5）吞咽动作偏小。

（6）咽部功能异常：吞咽启动延迟，食物存在残留渗漏误吸，环咽肌开放不完全

2.功能诊断

（1）吞咽功能障碍（口腔期、咽期）

（2）隐性误吸

（3）环咽肌开放不完全

3.长期目标　5周内经口进食，饮食400~500ml/顿（包括糊状食物、面条、包子等），喝水无呛咳（间歇插管或者加少量增稠剂）改善右侧舌肌运动功能。

4.短期目标

（1）3~4周内拔除胃管，完全经口进食浓流质、糊状、烂饭等，稀流质（牛奶，汤、水等）可以使用增稠剂，调制成浓流质。

（2）2周内可以经口进食糊状食物50~100ml/顿，1~2餐/天。

（3）2周内改善自主呼吸，清嗓力量。

（4）3周内改善喉上抬幅度，达到喉上抬＞2cm。

五、P：plan（治疗计划）

1.口颜面功能训练

（1）穴位点按　用拇指或中指按揉阳白、太阳、下关、翳风、迎香、颊车、地仓、人中、承浆穴位，每穴点按30秒钟。

（2）舌被动活动　使用纱布包裹舌头将舌头向左、右、上、下各进行牵拉，牵拉至最大范围并维持5秒，然后嘱患者主动回缩，各个方向10个/组（3组/天），6天/周。

（3）舌主动–辅助运动　用压舌板分别刺激舌头与左侧嘴角，并嘱患者舌头向左运动，5个/组（3组/天），6天/周。

（4）舌抗阻训练　利用压舌板施加阻力，嘱患者舌向前、左方向抗阻运动并维持5秒，各个方向5个/组（3组/天），6天/周。

（5）舌制动法　治疗师用手拉出一小部分舌体，让患者作吞咽运动，使患者咽壁向前收缩，10个/组（3组/天），6天/周。

（6）舌面感觉刺激　用冰勺按摩两侧面颊、舌尖、舌中，两侧舌体进行按摩，3~5分钟/次（2次/天），6天/周。

（7）软腭抬升训练　双掌用力互推并用力发"a"音，10个/组（2组/次），6次/周。

（8）舌肌训练　将吸管一端封闭，患者含住吸管另一端，利用舌头用力把吸管吸扁并维持5秒，10个/组（3组/天），6天/周。

2.咽反射重建训练

（1）冰刺激　用冰勺刺激舌根部、软腭快速下压滑出，同时嘱患者迅速主动吞咽，10~20个/次（2次/天），6天/周。

（2）气脉冲　将导管置于舌根，快速挤压气脉冲球囊产生气体刺激舌根、软腭，然后嘱患者迅速主动吞咽，20个/次（2次/天），6天/周。

（3）深部咽神经–肌肉刺激术（DPNS）　①刺激双侧软腭操作步骤：用冰柠檬棒或冰勺柄，从弱侧平行刷到强侧，横刷整个腭咽肌，1次/天；②三道软腭刺激操作步骤：以冰柠檬棒或冰勺柄沿着鼻棘由前往后刺激双侧的软腭，先作弱侧再健侧，最后垂直用力刷软腭3下，1次/天。

3.声带运动训练

（1）声带放松训练　嘱患者放松发"a"音，同时治疗师左右小幅度上推甲状软骨，2分/次（2次/天），6天/周。

（2）声带闭合训练　双掌用力互推持续发"yi"音，20个/次（2次/天），6天/周。

4.气道保护训练

（1）声门上吞咽法　用力吸气屏气，屏气时吞咽，吞咽后咳嗽，反复练习，5个/组，2组/天。

（2）门德尔松训练　此患者喉上抬无力，治疗师即可用置于环状软骨下方的食指与拇指上推喉部并固定，让患者保持上抬位置，3个/组。

（3）使用呼吸训练器进行训练　每组吹（呼气时可捏住鼻子）10个、吸5个，3组/次，6天/周。

5.Shaker训练法　让患者在病房床上仰卧，尽量抬高头，肩部不离开床面，眼睛看向自己的脚趾，抬头30次以上，肩部离开床面累计不超过3次。

6.球囊扩张训练　球囊注水量为3~7.5ml，10~13个来回/次（1次/天），6天/周。

7.吞咽功能电刺激　1对电极分别颈部前后对置，治疗强度为患者可耐受的最大强度，治疗时间为20分/次（1次/天），6天/周。

续表

8.治疗性进食　刚开始进食浓流质食物30ml/顿，1顿/天，逐步增加餐数及进食量，经口进食后必须清洁口腔，清除咽部残留物，食糊状食物，初始每天1顿，每顿50ml，逐步增加餐数及进食量，进食过程每吞咽2~3次需清嗓，进食后必须清洁口腔，清除咽部残留物。

治疗师：××

记录时间：2022年4月29日

六、患者结局

2022年4月25日出院造影结果显示：进食1、2、3、4、G号造影剂，头部控制可，多体位观察，口唇闭合可，口腔运送能力尚可，舌根后缩力量可，吞咽启动稍延迟，会厌翻转不充分。

进食1、2、3、4号造影剂无渗漏及误吸，进食G号造影剂偶有渗漏及误吸，进食各种食物造影剂通过环咽肌均可，但造影后期环咽肌开放差，进食各种造影剂梨状窦有残留，右转头吞咽造影剂通过环咽肌较头正中位及左转头好。食管蠕动缓慢，造影剂通过贲门轻度受阻，可见食管逆蠕动，造影剂向上方反流。

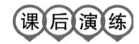

课后演练

一、单项选择题

1.吞咽评估及记录的目的不包括（　　）

    A.记录预期吞咽目标　　　　B.计划及治疗方案

    C.体现患者及家属的期待　　D.增加治疗师间沟通

    E.降低患者经口进食期盼

2.吞咽评估及记录的内容包括（　　）

    A.主观评估　　　　　　B.床旁沟通评估　　　　C.脑神经评估

    D.进食评估　　　　　　E.以上全是

3.吞咽障碍患者进食建议包括（　　）

    A.进食方式　　　　　　B.进食食物种类及质地　　C.进食食物一口量

    D.进食总量　　　　　　E.全是

4.吞咽障碍患者进食方式包括（　　）

    A.经口　　　　　　　　B.鼻饲　　　　　　　　C.胃造瘘

    D.间歇管饲　　　　　　E.全是

5.直接摄食评估不包括（　　）

    A.进食体位　　　　　　B.食物质地　　　　　　C.舌运动

    D.一口量　　　　　　　E.吞咽启动时间

书网融合……

思维导图

项目六　吞咽障碍治疗整体观及个体观

PPT

学习目标

1. **掌握**　吞咽障碍治疗整体原则。
2. **熟悉**　吞咽障碍整体观考虑因素。
3. **了解**　吞咽障碍患者停止治疗时机。

病例导入

　　病例：患者，女，60岁，陕西人。2个月前无明显诱因下突然不能站立，左侧肢体无力，伴呕吐，小便失禁，无头痛、头晕，无四肢抽搐。头颅显示右颞顶叶脑出血、蛛网膜下隙出血，急行血肿清除术，术中发现大脑中动脉分叉处存在动脉瘤，行动脉瘤夹闭术，术中输血80ml，既往有高血压病史15年。

　　患者左侧鼻唇沟变浅，左侧面部力量和感觉减弱，示齿时口角略向右偏，示齿、噘嘴时左侧唇部运动不充分，鼓腮时左侧口角有漏气现象。伸舌稍偏左，舌右伸范围不充分，舌运动欠灵活。左侧咽反射减弱，存在呕吐反射，咳嗽反射正常。自主清嗓、自主咳嗽力量可。空吞咽试验2次/30秒，喉上抬欠充分，饮水试验5级。FOIS分级：5级。左上肢肌力0级，左下肢肌力1+，左侧偏身感觉减退。患者每次饮水均存在呛咳现象，平时以饮料、稀粥代水。

　　患者初中文化，认知功能正常，能正常沟通交流，能积极配合各种检查和治疗。患者康复目标为改善饮水呛咳，丰富经口进食的种类。

　　思考：1.请结合上述病例，分析该患者吞咽功能预后的影响因素。

　　　　　　2.从整体观分析该患者临床决策的影响因素。

任务一　概　述

　　整体观是指从全局考虑问题的观念，是指自然界本身是一个整体，人和其他的生命、生物都是其中的一部分。如果这个整体或某一部分受到损害，那么其他方面也将受到影响，整体则因之破坏。规范化的治疗对患者的预后至关重要，吞咽障碍治疗决策既要整体考虑患者综合因素也要关注患者个体性区别。

一、整体观

在对吞咽障碍患者制定治疗方案时，医师或治疗师首先需要全面了解患者的病情，根据患者的吞咽功能评估情况，确定患者经口进食的潜力和风险，然后制定适合患者的治疗方案。规范化的吞咽障碍治疗涉及许多因素，在整体考虑中，这些因素的主次之分、应考虑的先后顺序对治疗决策影响很大。

对于存在吞咽障碍的患者，医师或治疗师需要考虑：患者进食方式是否合适；是否可以安全地经口进食；是否可以逐渐增加经口进食的量；进食量是否充分。

（一）首要考虑因素

吞咽治疗整体观首先考虑安全性问题。

1.气道保护功能　吞咽安全性常与气道保护功能联系在一起。对于气道保护功能欠佳的患者，经口进食可能会发生误吸进而增加肺部感染风险，有的甚至会由于经口进食固体食物而导致呼吸道阻塞、窒息。基于这些风险，在考虑经口进食前，气道的保护功能是我们需要特别重视的问题。

2.营养和水分的摄取　进食效率常与营养、水分的摄取和吸收相关。患者经口进食的营养和水分是否充足，是否有能力吸收、消化足够的营养和水分来保持身体的机能，是否有营养不良或脱水的指征，这些都是在临床中需要关注和考虑的问题。当患者不能安全有效地通过经口进食获取足够的营养和水分时，会造成营养不良、脱水等问题，并引起一些继发的疾病。因此，营养和水分的摄取是否充分是医务工作者需要关注的问题。对于经口进食营养和水分摄入不足的患者，可考虑用其他方式补充营养。相关内容详见项目七营养管理部分。

3.个体化　每个患者吞咽障碍的侧重点是不同的，比如有的患者能安全地吞咽，但是由于耐力不够导致不能吞咽足量的食物来维持营养；有的患者可以吞咽足够的食物，但常导致误吸引起感染。针对不同的患者，治疗方案也应个体化。要根据患者的吞咽功能评估情况以个体化为原则制定目标。并根据患者吞咽功能改善实施再评估，随时调整目标。

4.注意事项　在制定治疗目标时，对患者目前的状况及影响因素和未来可能达到的程度应有清楚的了解。如果患者不能经口进食，临床治疗重点应放在设法挖掘患者恢复经口进食的潜能上；如果患者可以完成经口进食，治疗重点应放在增加摄入量来维持营养，或拓宽进食的种类，改善生活质量和适应社会交际需要上。

（二）重点考虑因素

1.病情严重程度　吞咽障碍严重程度受多因素影响，如年龄、原发疾病性质、损伤部位、损伤性质、治疗介入时机、社会经济情况等。而吞咽障碍严重程度分级，可以通过仪器检查评估吞咽病理损伤，也可以经口进食量来观察吞咽功能。患者不能经口进食是严重的吞咽障碍之一。患者入院时的吞咽障碍严重程度是影响吞咽功能预后的独立危险因素。

重度吞咽障碍患者，因疾病导致面部肌群、唇部肌群、舌部肌群、咽喉部等吞咽相关肌群的严重损伤，恢复较为困难。不过患者的吞咽障碍严重程度并非一直不变，可能会随着时间的变化而改变。根据神经功能的可塑性原理，早期对吞咽障碍患者进行系统、规范的吞咽治疗，更有利于吞咽功能的恢复。

2. 进食状况　良好的进食状况可给临床医师提供为患者增加经口入量的动力和信息，进食状况也直接与某些心理社会因素相关。例如，有些患者不断练习咀嚼动作，不仅是为了练习吞咽，更为了能更好体验味道。比起从来不尝试经口进食的治疗，经口进食更有助于使患者服从严格的治疗计划。另外，进食状况也可提供患者对选择食物是否有偏见的信息，以及与患者环境相关的限制进食的食物。根据患者目前状况及误吸的情况，进食的社会方面也应考虑（如特定进食场所）。最后，对于可经口也可管饲的患者，进食状况可解释一种进食模式升级至另一种模式所需要的周期。在治疗中，这对于达到功能目标很重要。

3. 身体状况　患者的身体状况对吞咽功能的恢复进度有一定的影响。营养不良、肺部情况差的患者，吞咽功能的改善较吞咽障碍程度相似的患者治疗进程更缓慢。

4. 社会或生活条件　照顾者对患者吞咽功能的知晓程度和对吞咽治疗方案的理解和支持程度，对患者吞咽功能的恢复起重要作用。对于生活不能自理的患者，照顾者需要了解患者进食的体位、频率、食物的性状以及其他相关的注意事项。

5. 认知状态　认知功能对吞咽障碍的预后有着重要影响。存在认知障碍的患者，在进食前，因对食物信息缺乏判断能力，故食欲下降。部分认知障碍的患者存在牙关紧闭，拒绝经口进食的现象。其次，认知障碍的患者在经口进食过程中，吞咽动作迟缓、食团运送困难、吞咽启动延迟，增加了误吸风险。同时，认知障碍患者学习和配合吞咽治疗的能力下降，同样影响着吞咽功能的恢复。

6. 环境　吞咽障碍患者所处的环境会影响患者吞咽功能的恢复。重症监护室、神经外科、神经内科的患者的治疗目标和治疗环境通常不同于康复科患者。此外，不同环境下的可利用资源也有很大的差别。大型综合性医院、康复医院可利用的资源明显多于疗养院和患者家中。

7. 预后　对预后的理解是制订计划的一个重要元素。如不同状态的住院患者，有的评估时虽表现为严重损害，但可能很快恢复至正常或接近正常，而有的患者可能处于疾病进展状态，吞咽障碍很可能进一步加重，上述患者的预后可能截然不同。

（三）其他考虑因素

1. 临床适应证　任何疾病引起的吞咽障碍如口咽腔、食管肿瘤等占位性病变，化学性烧灼伤等，引起咽肌无力，可通过食物滞留口腔、流涎、饮水呛咳、咽异物感等症状，吞咽障碍临床检查法（clinical examination of dysphagia，CED）和饮水试验筛查，以及吞咽造影检查、纤维喉镜动态观察吞咽过程来检查是否存在吞咽障碍。

2. 预期的风险与益处　在制定治疗方案的过程中，需要清楚各项治疗的风险与益处，权衡利弊。例如，门德尔松手法可通过吞咽时自主延长并加强喉向上向前运动来增加环咽肌开放程度，促进吞咽功能。但有文献报道，这种治疗方法会导致吞咽时呼吸暂停时间延长，对于呼吸功能较差的患者应禁忌使用。声门上吞咽训练是先吸气，然后在屏气时做吞咽动作，随即做咳嗽动作，对改善吞咽功能有良好的效果。但此方法可产生咽鼓管充气效应，可能导致心律失常、心搏骤停，对有冠心病的脑卒中等神经损伤患者应禁做声门上吞咽训练。

3.功能性结局　在决定患者是否开始某个治疗方案前，需先确定患者可能达到的功能性结局。例如，脑卒中、脑外伤及脊髓损伤等突发性神经性损伤患者，或因头颈部肿瘤接受手术或放射线治疗，以及因外伤造成结构损伤的患者，都有可能完全或部分恢复经口进食。因此，对这类患者进行吞咽功能训练十分有必要。对于帕金森病、重症肌无力、多发性硬化等退行性病变及病程较长的患者，根据恰当的治疗目标进行吞咽治疗是有必要的。然而，随着部分疾病的进展，可能会使神经动作控制丧失过多，使吞咽治疗无法奏效，不能改变任何状况，或因为患者认知功能受损，严重影响其遵从指令的能力，导致连代偿性策略都无法适用。如果代偿性策略可以成功地减轻患者吞咽异常症状，使患者能安全地完成经口进食，同时能维持足够的水分与营养摄入，且可能自发性恢复正常吞咽时，则不必要进行吞咽治疗。评估患者使用代偿性策略后的吞咽功能，可能比一开始就进行某项主动性运动方案更合适。

4.患者依从性　主要指患者对治疗方案以及所实施的治疗的服从能力。有些吞咽治疗方法，需要患者能很好地执行指令，此时，患者如果能积极配合执行，就更容易达到预期的效果。如果患者的依从性不是很好，治疗师可以考虑使用一些代偿性治疗方法。代偿性治疗方法对患者的遵从指令要求较低，大部分由照顾者执行。

二、个体观

吞咽障碍的患者情况存在个体差异，医师、治疗师需要根据患者的吞咽功能评估结果制定个体化的治疗方案。

（一）个体病因

吞咽障碍的患者因原发疾病的种类、阶段、所处环境的不同，治疗方法应存在差异。导致吞咽障碍的疾病原因有很多。导致成人吞咽障碍常见疾病有中枢神经系统、颅神经病变或损伤，如脑血管病变、脑肿瘤、帕金森病、重症肌无力、运动神经元病变等；头颈部局部的器质性病变，如口、咽、喉癌术后或头颈部肿瘤放化疗术后等。引起儿童吞咽障碍常见疾病有发育障碍、神经系统疾病（如脑瘫、脑膜炎、脑外伤、脑肿瘤等）、遗传综合征（如唐氏综合征等）、结构异常（如唇/腭裂、喉软化等）。医师、治疗师需要考虑不同疾病的特点、发展、预后等因素，制定适合患者的个体化治疗方案。对于帕金森病、运动神经元性疾病（如肌萎缩侧索硬化）等进展性疾病，治疗目标应该是帮助患者最大限度地使用残存功能或者尽力减缓疾病的自然发展过程。对于阿尔茨海默病的患者，若存在吞咽启动延迟，可能只有在进食某些特定质地的食物时，如有酸味的大块食团，才会有流畅的吞咽动作。另外，此类患者可能无法配合进行温度触觉刺激训练。相比之下，运动神经元性疾病或头颈部肿瘤手术后的患者，不但对温度触觉刺激法反应较好，并且可以自己操作。对于不同症状的患者，医师或治疗师可以根据其病情和治疗反应，选择适合患者的治疗方式。

（二）个体病程

对吞咽障碍患者制定治疗方案，应该考虑患者所处的疾病阶段。根据疾病的发展，一般患者可能会经过几个不同的阶段，即急性期、亚急性期、康复期。根据患者处的疾病不同阶段，患者的治疗环境、治疗目标存在差异，医师、治疗师需要根据患者的疾病阶段制定适合该阶段的治疗方案。

（三）个体社会关系考虑

医师、治疗师在制定治疗方案时，还需要考虑患者及其家属或照顾者的目标、期待、个人进食喜好、认知水平、文化程度、经济状态、家庭环境等因素。

（四）个体治疗反应

制定个体化治疗方案的同时，要及时根据患者吞咽功能改善情况，重新评估其吞咽功能，随着患者吞咽功能的进步及时调整患者的治疗目标和治疗方案。对于吞咽安全性尚可，但体力、耐力欠佳，吞咽有效性不足，经口进食量不足的患者，要努力提高患者经口进食的效率，根据患者的情况逐步增加患者经口进食的量。对于误吸风险高的患者，可优先考虑加强患者的气道保护功能，降低误吸风险。

任务二 吞咽障碍治疗的临床决策

在给吞咽障碍患者做治疗的过程中，医师、治疗师正确的临床决策关系着患者吞咽功能改善的程度。吞咽障碍治疗的良好决策是医师、治疗师基于对以下几方面有的充分认识。

1.了解吞咽障碍患者的疾病历程及疾病对其吞咽功能可能产生的影响。

2.清楚患者的认知功能、行为控制能力等对吞咽功能可能产生的影响。

3.熟悉患者吞咽造影及其他检查的情况，能从生理、解剖上解释患者所呈现的吞咽障碍症状及异常体征。

4.清楚各种吞咽治疗方法及吞咽治疗中需要使用的设备的原理、特点、适应证、注意事项等信息。

一、吞咽障碍治疗的整体原则

(一)全面评估，制定治疗方案

熟悉患者与吞咽功能相关的病史，全面评估患者的吞咽功能。如果有条件，在吞咽障碍患者完成吞咽功能临床评估后，建议通过仪器检查进一步评估患者的吞咽功能，如视频透视吞咽功能检查、纤维内镜吞咽检查等。根据患者的整体情况，制定出适合患者的治疗方案。

(二)开发经口进食的潜力，提高患者生活质量

如果患者需要使用非口腔进食的方式补充营养和水分，在保证患者安全的情况下，尝试开发患者恢复经口进食的潜力，最大限度地提高患者的经口进食的安全性和有效性，努力提高患者的生活质量。

(三)优化进食策略，安全、有效进食

在吞咽障碍患者考虑经口进食时，选择适合患者的体位姿势及食物质地与性状。如果有条件，最好在视频透视吞咽功能检查下观察是否需要姿势代偿等。在保证经口进食安全性、有效性的前提下，根据患者情况逐渐增加经口摄食量或丰富进食种类。

(四)降低吞咽治疗风险，安全治疗

吞咽治疗前需要告知患者及照顾者吞咽治疗的注意事项及风险，通过充分沟通交流，在患者及其照顾者知晓和同意后进行治疗。充分掌握吞咽治疗的适应证和禁忌证，选用适合患者情况的吞咽治疗方法。最大限度地减少误吸、窒息等情况的发生。当患者出现误吸、窒息等情况时，需要立即采取措施，及时上报。

二、吞咽障碍治疗相关的临床决策

(一)分析患者吞咽障碍类型

当医生或治疗师遇到可能存在吞咽功能障碍的患者时，首先要确定其是否是吞咽障碍的高危人群？这需要选择适合患者的筛查方法(相关内容详见项目二吞咽障碍筛查评估部分)。一般来说，筛查必须是简单、快速、有效的，同时不会对患者造成危害。

(二)明确患者进一步的客观评估

在对患者完成筛查后，医师或治疗师需要对患者进行详细的临床吞咽评估并确定患者是否需要视频透视吞咽功能检查、纤维内镜吞咽检查等仪器检查。根据患者的疾病诊断、病史、症状及其他资料，若怀疑患者存在咽期吞咽障碍，通常需要进行视频透视吞咽功能检查或其他仪器检查。在选择仪器评估方法时，医师或治疗师需要考虑，对于这位患者，

还需要了解哪些信息，才能决定患者是否适合进行吞咽治疗，采用哪种治疗方式更有效等问题。例如，如果要明确患者吞咽功能障碍的解剖与生理学问题时，建议进行视频透视吞咽功能检查。如果该患者的咽部吞咽功能障碍是在进行头颈部肿瘤手术后，需进一步了解其咽部解剖构造情况时，建议选择纤维内镜吞咽检查。如果想了解患者在吞咽过程中，是否能产生足够的压力，让食物在整个系统中被推送的情况时，则应该选择测压检查。对于接受过放射治疗的鼻咽癌患者，放射治疗常会破坏患者的咽壁功能，导致患者的咽缩肌收缩无力，造成患者的咽腔压力不足，此时可以考虑做咽腔测压，同时进行视频透视吞咽功能检查，在测量咽腔压力的同时，可以观察到有效的吞咽所需要的咽部压力和动作。

（三）选择合适的治疗方法

在对患者进行吞咽功能评估的过程中，医师或治疗师应通过评估分析，选择适合患者的治疗方法。例如，患者可以更安全地进食哪种性状的食物？哪种喂食方法可以提高患者吞咽的安全性？哪种代偿姿势可以提高患者的吞咽效率？哪种治疗方法及策略可以改善患者的吞咽功能？为了帮助患者尽快恢复经口进食或维持经口进食的状态，根据患者的评估情况及自身情况，选择适合患者的治疗方法非常重要。

（四）评估患者受益程度

通常，吞咽治疗的目的是改善患者吞咽功能和经口进食的能力。但部分患者的吞咽功能用现有的吞咽治疗方法仍然无法恢复经口进食。例如，重度运动神经元疾病会造成患者吞咽功能的严重损伤，采取任何吞咽治疗方法都很难改善患者的吞咽功能，最终只能通过胃造瘘或肠外营养方式获取营养。至于重度颅脑损伤合并意识障碍的吞咽障碍患者，根本无法配合治疗师进行治疗，医师或治疗师必须查看患者的疾病诊断、病史，以及患者对各种评估方式及治疗方案的反应，然后做出患者是否能从吞咽治疗中受益的判断，并尽早告知患者及其家属。同时，医师、治疗师还需向患者及其家属了解具体信息。

（五）吞咽治疗时间安排

吞咽治疗是吞咽再学习的过程，包括增加口、咽部的感觉输入，增加患者对食物的感知，激活与吞咽相关的运动，重新训练吞咽相关肌肉的功能，努力达到正常吞咽时肌肉的要求。通常，这些吞咽治疗并非在用餐时间进行。为了安全地经口进食，治疗师要根据患者的情况制定治疗策略，如吞咽姿势代偿等，这种技术必须要治疗师先教给家属或照顾者，让他们对患者进行进食训练，然后让患者慢慢学会经口进食。有些患者需要根据治疗师设计好的计划进食，或由家属或照顾者喂食。在患者由非经口进食改为经口进食的过渡期中，治疗师可以在其进餐时参与喂食工作的指导。

（六）确定最佳治疗方案

制定治疗方案时，医师或治疗师需要考虑：患者的吞咽功能如何？什么治疗策略可以改善患者的吞咽功能？患者的认知功能如何，能否积极配合治疗？患者是否可以自己进行吞咽功能的练习？患者的体力、耐力如何，训练时是否容易感到疲劳？

在制定患者的治疗计划时，治疗师需要清楚该吞咽障碍患者在吞咽功能相关解剖、生理上的异常表现，根据患者的情况制定适合患者的治疗方案。如果患者的认知功能可以配合治疗师完成一些治疗，治疗师可以根据患者病情选择患者可以理解并能执行的治疗策略。如果患者认知功能存在障碍，治疗师可以选择一些对患者的遵从指令要求较低、大部分由照顾者执行的代偿性治疗策略，例如食物性状调整策略、姿势调整策略等。如果患者体力不佳、容易疲劳，治疗师需要选择不需要太多体力配合的治疗方式。治疗师在治疗过程中要观察患者的身体状况，并且根据患者情况逐渐增加治疗的强度和时间。对于体力耐力欠佳的患者，在尝试经口进食时，应根据患者的体力耐力情况逐渐增加经口进食的量，建议少吃多餐。

（七）明确停止吞咽障碍治疗的时间

医师或治疗师经过对患者进行综合、系统的吞咽障碍治疗后，需要根据患者治疗的反应考虑是否可以停止吞咽障碍治疗。有以下情况者，可以考虑停止吞咽障碍治疗：①患者达到治疗目标，如恢复安全、有效的经口进食功能；②患者病情恶化；③患者及其家属不配合；④患者出院。

（八）建立有效的转诊制度

由于吞咽障碍的复杂性，吞咽障碍的诊疗应加强多学科、多专业的沟通，建立有效的转诊流程是非常有必要的。根据患者病情适时进行有效的转诊，可以避免耽误患者原发病的诊治。如患者出现病情恶化或者其他主客观原因需要转诊，包括院内转诊到其他科室和不同级别医院之间的转诊，建议根据当地各医院之间的转诊制度，制定符合实际情况的转诊方案。

三、吞咽障碍治疗计划

治疗计划在理论上可分为恢复性、代偿性和适应性策略，实际上，在治疗计划制定过程，为了达到治疗效果，保障安全性进食，恢复性、代偿性和适应性策略往往是重叠和交叉的。

（一）恢复性策略

恢复性策略包括吞咽相关器官，如下颌、颊、唇、舌、软腭、喉等器官的运动训练，首先激活与吞咽相关的运动，再主动的练习，目标是达到正常吞咽所需的功能要求。此外，专注于特定功能的训练有助于确保代偿性吞咽技术的成功。

（二）代偿性策略

代偿性策略包括吞咽行为的调整，如吞咽姿势和吞咽方式的改变。目标是在感觉和（或）运动功能受损的情况下改善吞咽功能。例如，低头吞咽的姿势是为了增大会厌谷，缩小喉入口范围，缩小会厌与咽后壁、舌根与咽后壁的范围，进而改变咽部前后的空间大小。然而，由于解剖结构的差异，代偿性治疗并非对每位患者都有效。建议对接受代偿性策略的患者进行吞咽造影和（或）纤维喉镜检查评估后，再谨慎地作出有效性的结论。

（三）适应性策略

适应性策略包括饮食调整和进食辅助。个体化调整吞咽障碍饮食的最重要标准是食团的大小和质地（液体、浓流质、固体）。稀流质因较难控制，不适合口腔食团控制障碍、吞咽启动延迟和（或）声门、会厌关闭不全的患者。具有上述吞咽障碍的患者进食浓流质或者糊状食物（如苹果酱、苹果泥）的安全性和有效性更佳。存在口腔运动障碍和（或）吞咽延迟的患者，浓流质比稀流质具有更好的耐受性，由于前者可以缓慢地通过口腔和上咽部，有利于对食团的控制。用增稠剂调制糊状食物，可以减少吞咽前或吞咽中食物的提前溢出和渗漏、误吸的风险。但在其他情况下，存在咽部麻痹的患者，对易流动的食物或稀流质的转运则更容易。有研究表明，在吞咽造影的观察下，95%的吞咽障碍患者采用某种质地食物或进食工具可以避免误吸。因此，在经口进食之前，需要VFSS或FEES评估选择哪种食物性状或进食工具进食时无误吸。应用特定的饮食调整计划，首先要将患者放置生理性体位，通常进食和饮水是直立位，如有需要可辅以特定的辅助用具（如靠垫、特殊的轮椅或桌子、特殊的勺子和杯子）。如果患者处于疲劳或乏力状态，建议少食多餐。对轻中度的吞咽障碍患者，饮食调整证明是有益的，同时需进行营养干预，包括高热量、蛋白质、维生素的饮食或高能量的营养补充剂。现已证明，可以通过强化味道或温度以触发吞咽。因此，临床医师经常通过冷和酸的食团诱发吞咽。特殊饮食辅助工具也可以作为适应装置。

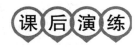

单项选择题

1.下面哪一因素对吞咽障碍的预后有着重要影响（ ）

  A.患者的依从性   B.环境因素   C.认知功能

  D.身体状况   E.照顾者的支持

2.对于吞咽障碍的患者，下列选项错误的是（ ）

  A.对于生活不能自理的患者，照顾者需要知晓患者安全进食的体位、频率、食物的性状以及其他吞咽治疗的注意事项

  B.吞咽障碍的患者在进食前，应选择安静、舒适的进食环境

  C.患者的吞咽障碍严重程度并非一直不变，有可能随着时间的变化而改变

  D.对于存在认知障碍的吞咽障碍患者，可以直接进入陌生环境立即开始进食

  E.患者的依从性主要指患者对吞咽治疗方案及实施治疗的服从能力

3.吞咽障碍的治疗原则是( )

A.开发患者经口进食的潜力，提高患者的生活质量

B.降低吞咽治疗的风险，确保治疗的安全性

C.优化进食策略，安全、有效进食

D.全面评估，制定治疗方案

E.以上都是

4.存在吞咽障碍的患者经口进食前，非需要重点考虑的问题是( )

A.患者的进食方式是否合适

B.患者是否可以安全地经口进食

C.进食量是否充分

D.患者的气道保护功能

E.患者的进食欲望如何

5.下列说法错误的是( )

A.当患者及其家属不配合时，可以考虑停止吞咽治疗

B.根据患者病情适时进行有效的转诊可以避免耽误患者原发病的治疗或误诊的情况

C.治疗师在治疗过程中需要耐心仔细

D.在制定治疗方案时，不需要考虑患者及家属或照顾者的文化程度

E.吞咽治疗前需要告知患者及照顾者吞咽治疗的注意事项及风险，通过充分沟通交流，在患者及照顾者知晓和同意后进行治疗

书网融合······

思维导图

项目七　预防肺炎及营养管理

PPT

📑 学习目标

1.**掌握**　吸入性肺炎的定义；误吸的定义。

2.**熟悉**　误吸的危险因素；误吸与吸入性肺炎的关系。

3.**了解**　吸入性肺炎的临床评估方法；营养不良的诊断指标。

☞ 病例导入

　　病例：患者，女，65岁，入院前3小时前无明显诱因突然出现肢体麻木，呈持续性，伴有全身多处感觉异常，伴有呕吐，呕吐物为胃内容物，送医途中患者出现意识障碍，呼之不应；查头颅及胸部CT：1.左侧基底节－丘脑脑出血并破入脑室系统，周围低密度水肿带包绕；轻度占位效应，中线结构右偏约5mm；双侧基底节、辐射冠区多发腔隙性梗死灶；2.气管、右主支气管少量痰液沉积。行"左侧额颞顶部颅骨去骨瓣减压术＋左侧颞叶血肿穿刺＋左侧脑室穿刺引流术"，术后予相应治疗，因意识不清、呼吸困难行气管切开术，病情平稳后来我科进行康复治疗。目前可自发睁眼，仍气管切开，阵发性咳嗽、咳痰，痰量中，无语言，全身肌肉不同程度萎缩，自发病以来，鼻饲饮食，持续导尿。诊断：脑出血术后；气管切开术后；肺部感染；高血压3级，极高危。

　　思考：1.分析该患者肺部感染的可能原因。

　　　　　　2.针对该患者肺部感染问题制定康复方案。

任务一　误吸与吸入性肺炎

一、概述

（一）定义

　　误吸是指在吞咽过程中，有数量不等的液体或固体食物（包括分泌物或者血液）进入到声门以下。吸入性肺炎是由于液体、外源性颗粒或内源性分泌物误入下呼吸道而导致的呼吸道感染。

（二）误吸与吸入性肺炎的关系

吸入性肺炎与吞咽障碍有密切关系，大多数吸入性肺炎由误吸引起。通常情况下，大约50%的健康人在睡眠时也会误吸少量口咽分泌物，但并不会继发感染。主要原因是支气管的纤毛和肺泡巨噬细胞具有清除能力，可以预防感染。吞咽障碍患者因下呼吸道防御功能下降，声门关闭和咳嗽反射等清除机制减弱，经口摄入的食物或胃内容物易反流至喉及下呼吸道，成为吸入性肺炎的主要原因。此外，因误吸口腔或鼻咽部的寄生微生物，也促进了肺炎的发生。若会厌保护性关闭反射减弱或喉抬升不足，常导致没有咳嗽的误吸，即隐性误吸，较显性误吸造成吸入性肺炎的比例更大。

二、临床评估

吸入性肺炎多起病隐袭，老年患者由于高龄或伴基础疾病，表现多不典型，常缺乏肺炎的典型症状，且发病率高、病死率高、并发症多。因此，需要进行详细的评估和观察记录。主要包括主观评估、客观评估和仪器检查。

（一）主观评估

1.主诉

（1）典型症状　发热、咳嗽、咳痰，轻微症状仅表现咳嗽无力、排痰困难，主诉痰为白痰或脓痰，咳大量脓臭痰则提示合并厌氧菌感染，形成肺脓肿所致。高热者极少，多表现为低热，体温38℃以下，发生寒战者少见，胸痛、咯血少见，典型的铁锈色痰极少见。

（2）不典型症状　食欲减退、厌食、倦怠不适、活动能力下降、急性意识障碍、恶心、呕吐、体重减轻、尿便失禁，甚至精神失常等。

2.既往史　发病前多有引起误吸的病史及相关的危险因素，在询问病史时，应注意下列情况：①老年人，并伴免疫功能下降；②口腔细菌定植误吸（口腔护理较差）；③长期卧床；④进食不能自理；⑤多种疾病，使用多种药物，特别是镇静剂的长期大量使用；⑥有吸入性肺炎史；⑦有呼吸道损伤史，如慢性阻塞性肺疾病。

（二）客观评估

1.体格检查　吸入性肺炎可有如下特点：典型的肺实变体征少见，病变部位可出现语颤增强，叩诊实音。听诊时，部分患者可听到肺部湿啰音或者干鸣音。若出现脓胸时，可呈胸腔积液体征，如叩诊时呈浊音，听诊时呼吸音低，呈水泡音等。

2.不同误吸的临床特征

（1）误吸的典型临床特征　①在进食过程中，嗓音发生改变；②在吞咽中或吞咽后咳嗽；③在呼吸时，发出痰声和咕咕声；④胸部及颈部听诊可听见异常的呼吸音；⑤出现进食后突发呼吸困难、气喘，严重者可出现发绀，甚至出现呼吸停止等窒息表现。此外，需注意误吸是发生在吞咽前、吞咽中还是吞咽后。

（2）化学性误吸或机械性吸入性肺炎的临床特征　①突然发生的呼吸困难；②低热；

③发绀；④肺部散在湿啰音；⑤严重的低氧血症；⑥胸片显示病灶及其周围浸润影。

（3）细菌性误吸的临床特征　有些吸入性肺炎的患者没有急性感染的症状，但会出现以化脓、坏疽为特点的并发症，提示有厌氧菌感染。若此种吸入性肺炎未经治疗，会演变为肺脓肿、肺坏疽、支气管胸膜漏、脓胸等。厌氧菌感染后吸入性肺炎的主要临床特点如下：①症状进展缓慢；②存在误吸危险因素；③无寒战；④咳出的痰标本培养阴性；⑤脓臭痰；⑥同时并存牙龈疾病；⑦胸部的X线或CT检查提示肺坏疽证据。

（4）气管-食管瘘的临床特征　气管-食管瘘患者每次进食后均有痉挛性咳嗽、气急。在患者精神状态差或神志不清情况下，误吸时常无明显症状，但1~2小时后可突然发生呼吸困难迅速出现发绀和低血压，常咳出浆液性泡沫状痰，或痰中带血，两肺可闻及湿啰音，伴哮鸣音，严重者可发生呼吸窘迫综合征。

3.渗漏和误吸的关系　渗漏是指食物进入气管，但存留在声带之上；误吸是指食物进入气管，并达到声带之下。误吸严重程度评估常用渗漏-误吸量表（penetration-aspiration scale，PAS）进行分级（表7-1）。

表7-1　Rosenbek渗漏—误吸量表

渗漏
1级：食物没有进入气管
2级：食物误吸在声带上方，可以咳出
3级：食物误吸在声带上方，不可以咳出
4级：食物在声带上，可以咳出
5级：食物在声带上，不可以咳出
误吸
6级：食物进入声带下，可以咳出
7级：食物进入声带下，尝试咳嗽但咳不出来（患者有感觉到食物在声带下）
8级：食物进入声带下，没有尝试咳嗽（患者没有感觉到食物在声带下——肺炎危险性很大）

（三）仪器检查

1.吸入性肺炎检查　血常规检查、病原学检查等。

2.影像学检查　包括X线检查、CT检查、吞咽造影检查。

三、临床处理及预防

（一）误吸的预防措施

1.评估患者的病情、体力、吞咽、咳嗽反射、咀嚼功能、意识状态等，根据病情选择进食途径。

2.患者在鼻饲的时候应采取舒适的体位，最好给予半卧位，将床头抬高30°~45°，并且鼻饲后保持该体位30~60分钟。如果病情不允许抬高床头时，可采取侧卧位或头偏向一侧。误吸与鼻饲的体位有着密切的关系，采取正确的体位能有效地预防误吸的发生。鼻饲液的温度一般为38~42℃，可使用恒温器控制温度，以减少温度对胃的刺激引起的反流。每次鼻饲量不超过200ml，间隔时间大于2小时。为了减少鼻饲液在胃内的潴留，建议采用鼻饲泵或输液装置均匀滴入，使营养物质与胃肠道充分接触，延长消化吸收时间，滴速一般为100ml/h。

3.如果发现患者有药源性帕金森综合征，及时通知医生对症处理，加强生活护理，必要时喂食，但不能强迫进食，以免发生误吸。

4.保持病室安静，控制噪音，避免打扰患者，选择合适的就餐用具，使患者集中注意力进餐，同时指导患者细嚼慢咽。

5.根据患者吞咽功能，选择合适的食物性状，降低发生误吸的风险。

6.鼓励患者咳嗽、排痰及呼吸锻炼，以增强保护性的生理反射恢复，协助患者排痰，保持呼吸道通畅。

（二）误吸的处理

1.**处理原则**　一旦发现患者误吸，应尽快调整体位，将其头部偏向一侧，吸尽残留在口腔和咽喉部的液体和食物，避免导致气管阻塞。必要时，行气管插管和支气管镜灌洗，静脉使用抗生素以预防肺炎发生，严密观察肺部情况，如发生吸入性肺炎，则按其治疗原则给予相应处理。

2.**处理方法**

（1）咳嗽　鼓励神志清楚者咳嗽、咳痰，并协助拍背，使其尽快将异物出。①咽喉壁异物应迅速撑开口腔，用手掏出或用食物钳钳出最为有效；②患者出现窒息或意识障碍，不能自行咳出异物时，应立即使用负压吸引器吸出患者口、鼻腔及气道内分泌物、食物碎屑；③必要时采用纤维支气管镜吸出异物。

（2）拍背、引流、抽吸　①拍背：在进行体位引流时，轻拍双侧肩胛间区内，自下而上促使瞭气管内异物排出。②引流：将患者置于头低45°~90°的体位，使吸入的食物、胃内容物顺体位流出来。③抽吸：用粗导管插入咽喉部吸引气管内吸入物，同时刺激咽喉部引出咳嗽反射，有利于异物清除。

（3）冲击（海姆立克急救法）　若患者呈仰卧位，用双手在剑突下向上用力加压；若为坐位或立位，施救者在患者身后用双手或其他硬物顶于剑突下，向上猛烈冲击，这种方法利用胸腔里的气流压力，把堵在咽喉气管的食团冲出来。抢救时应当给予高浓度氧气吸入，直至缺氧状态缓解，然后留置导管持。

（4）气管插管或切开　必要时行气管插管或气管切开进行吸引，使呼吸道堵塞物得到迅速彻底清除，建立起通畅有效的呼吸道。

（三）吸入性肺炎的处理

1.**预防误吸**　详见误吸的预防措施。

2.抗生素治疗 针对病原体使用抗生素，由于咳痰时检查厌氧菌无意义，所以常用的方法为气管内吸出物、支气管吸出物或脓胸液体的定量培养。在社区发生的获得性吸入性肺炎患者，一般有厌氧菌感染，但医院内吸入性肺炎一般涉及多种微生物，包括革兰阴性杆菌、金黄色葡萄球菌以及厌氧菌。革兰阴性杆菌和金黄色葡萄球菌是混合性感染中的最主要成分，这些微生物易于从咳出的痰培养中发现，体外药敏试验有助于抗生素的选择。常用药物有青霉素、克林霉素、阿莫西林克拉维酸钾。抗生素只用于控制继发性感染，而不主张用于预防细菌感染，因提前用药既不能减少继发细菌感染的发生，且容易产生耐药菌株。

3.物理因子治疗 针对吸入性肺炎可采用非侵入性、非药物性的治疗手段来恢复身体原有的生理功能。目的是配合抗生素等药物治疗，增强机体免疫力，控制感染，促进炎症吸收，缓解症状，缩短病程，防止并发症。常用的有短波及超短波疗法、超声雾化吸入、光疗法等。

4.超声雾化吸入治疗 是利用超声的空化作用，使液体在气象中分散，将药液变成雾状颗粒及气溶胶。通过吸入直接作用于呼吸道病灶局部的一种治疗方法。此方法通常需要使用超声雾化器，通过吸入这些药物成分，以减轻支气管黏膜的局部水肿，解除支气管的痉挛，还有利于稀释患者的痰液，使其更容易咳出。这种方法的优点在于局部药物浓度较高，药效明显，对呼吸道疾病起效较快，而且全身不良反应较少。

（1）操作方法及治疗处方 ①体位：采用坐位、半坐位或侧卧位。②吸入方法：患者尽量放松，将导管含嘴含于口中，嘴唇包严，用口深吸气，以使雾滴进入呼吸道深部，然后用鼻腔呼气。③雾化药物：可选择硫酸特布他林雾化液、对乙酰半胱氨酸雾化液、沙丁胺醇雾化液、雾化用布地奈德混悬液、雾化用复方异丙托溴铵等。④配伍：目前常用生理盐水2ml，雾化用布地奈德混悬液1~2mg，雾化用复方异丙托溴铵2.5ml混合而成。若痰液黏稠难咳，配伍中还可加用对乙酰半胱氨酸雾化液，用于稀释痰液。⑤时间及疗程：每次10~15分钟，每天2~4次，7~15次为一疗程。

（2）注意事项 ①保持病室空气新鲜，环境整洁安静，室温18~20℃，相对湿度50%~60%；②雾化的药液应新鲜配制；③呼吸道畅通是雾化药物发挥作用的前提，雾化前应清除口鼻腔内分泌物，雾化中应及时清除痰液，以免发生窒息；④超声雾化产生的雾气主要为水蒸气，含氧量很低，应该配合吸氧，防止低氧血症的发生；⑤嘱患者在治疗过程中，如有头晕、胸闷、憋气、心悸及喘憋加重等不适表现，应及时通知护士，护士根据医嘱调节治疗药物，间断使用或停止使用。

任务二　吞咽障碍患者营养管理

一、概述

1.定义　营养不良指因能量、蛋白质及其他营养素缺乏或过度，导致身体成分变化和功能减退乃至临床结局发生不良影响。医院患者营养不良的发生率在30%~55%。营养不良尤其是在伴有吞咽障碍的患者发病率较高，会降低机体抵抗力，使患者的体力、耐力下降，并发症发生率和疾病死亡率增加，住院时间延长，最终导致医疗成本和费用增加。

2.病因　营养不良的原因可概括为摄入不足、吸收不良、消耗增加三个方面。尤其是在脑卒中患者，普遍存在营养不良，且随着住院时间的延长，无吞咽治疗的干预时，营养状况明显有一个恶化的趋势。且脑卒中急性期患者机体处于高分解代谢状态，蛋白质丢失，呈负氮平衡，加上吞咽障碍，细胞能量代谢紊乱，导致营养不良发生。约有一半的脑卒中患者入院时有吞咽障碍，长期吞咽障碍会导致营养不良。另外，意识水平下降、食欲缺乏、认知障碍、长期卧床、空间忽略、心理因素等均可影响到患者正常进食，从而影响患者的营养状况。吞咽障碍患者是发生营养不良的主要群体。

3.分类　营养不良大致可分为三种类型。

（1）蛋白质营养不良　疾病早期分解代谢增加的同时，营养摄入不足，致血清白蛋白、转铁蛋白降低，机体免疫功能下降。体重、三头肌皮褶厚度、上臂肌肉周径是否正常。当血浆总蛋白浓度＜40g/L、白蛋白＜20g/L时，可发生低蛋白性水肿。

（2）蛋白质-热量营养不良　该种营养不良是最常见的类型。由于长时间的蛋白质和热量不足，会逐渐消耗机体肌肉组织与脂肪。其特点是体重降低、三头肌皮褶厚度和上臂肌肉周径变小，血浆蛋白可在正常范围。

（3）混合型营养不良　长期营养不良时，可同时存在上述两种类型的特点，骨骼肌肉蛋白质与内脏蛋白质均有明显下降，内源性脂肪与蛋白质储存空虚，并伴有多种器官功能受损，是一种非常严重的甚至危及生命的营养不良。

4.临床表现　营养不良的临床表现主要包括消瘦、进行性体重下降、皮肤黏膜溃疡、水肿、并发症（呼吸道和泌尿系统感染的风险、压疮等）增加、胃肠道吸收功能受损、肝功能受损、伤口愈合延迟、导致或加重意识障碍、免疫力下降、参与康复功能训练的能力下降等。同时，也会导致呼吸肌无力或功能下降，有效咳嗽减弱，呼吸道廓清能力降低，从而引发误吸性肺炎。

二、营养不良评估

吞咽障碍是营养不良的一个重要因素。确定营养状况包括营养筛查和营养评估。需要筛查出早期以及定期的营养不良危险，以便进行适当的营养干预。

（一）营养筛查

首先是了解患者病史，如有无体重减轻、食欲减退、恶心和食物摄取情况。目前有多种筛查工具，如主观全面评估（subjective general assessment，SGA）、营养不良通用筛查工具（malnutrition screening tool，MUST）、营养风险筛查（nutritional risk screening，NRS）、简易营养评估（mini nutrition assessment，MNA）等。营养不良通用筛查工具详见表7-2。

表7-2　营养不良通用筛查工具

评定内容	评分方式	得分
BMI测定：BMI=体重（kg）/身高（m²）	0分——BMI>20.0 1分——$18.5 \leqslant BMI \leqslant 20.0$ 2分——BMI<18.5	
最近体重丢失情况	0分——最近3~6个月内体重丢失在5%或以内 1分——最近3~6个月内体重丢失5%~10% 2分——最近3~6个月内体重丢失在10%或以上	
疾病导致进食或摄入不足超过5天	0分——否 2分——是	

（二）营养不良评估的内容

1.营养史　获得患者的进食日志，记录其进食的时间、量及食物的准备方法、近期饮食习惯的变化、对食物的耐受等。

2.医疗史　患者原发病诊断、临床并发症、有无吸入性肺炎病史、精神状态，特别是最近状态的变化。吞咽检查结果等均应仔细询问，或查阅患者病历记录。

3.患者所处的社会环境、经济情况

4.人体测量　包括体重、体重指数、三头肌皮褶厚度、上臂肌肉周径、人体成分测量；

5.实验室测量　包括血清蛋白水平、血钠和血尿素氮、免疫功能、血清氨基酸比值。

（三）营养不良的诊断标准

根据欧洲肠外肠内营养学会标准，营养不良的诊断标准包括两种方法。

（1）BMI＜18.5kg/m²

（2）体重下降（非意向性）在任意时间内＞10%，或在最近3个月内＞5%，且符合以下两项之一：①BMI＜20kg/m²（若年龄＜70岁）或＜22kg/m²（若年龄≥70岁）；②FFMI＜15kg/m²（女性）或＜17kg/m²（男性）。

注：BMI（体重指数）=体重（kg）除以身高（m）的平方（kg/m²）

FFMI（去脂体重指数）=去脂体重（kg）除以身高（m）的平方（kg/m²）

三、营养支持与治疗

营养支持的途径可分为肠内营养和肠外营养支持两种。对于胃肠道功能完整的患者进行营养支持时，应尽可能首选肠内营养。肠内营养包括经口营养和管饲，对于吞咽功能轻度受损的患者，鼓励经口进食，通过改善食物性状以利于吞咽，同时加强吞咽功能训练，调整进食体位，改善吞咽功能。患者的吞咽障碍达到一定严重程度则需要通过管饲来安全地供给充足营养。肠外营养适用于重症脑卒中后极早期、严重营养不良、有频繁呕吐或有严重胃肠功能障碍以及肠内营养不足的患者。

（一）肠内营养

肠内营养是指通过胃肠道给予营养物质，只要无严重胃肠功能障碍，宜尽早开始。肠内营养可使摄入的营养物质首先经过门静脉入肝，在肝内被解毒或被合成；其次，肠内营养不会导致肝功能损害，而且摄食后可抑制肠道产生炎性细胞因子，减轻创伤、应激后的全身炎性反应。

肠内营养的具体方法包括经口营养和管饲法。喂食方法的选择要考虑多种因素，包括：①预计肠外营养持续的时间；②保护气道的能力，误吸风险，肺耐受误吸的能力；③存在胃排空能力下降时避免食物进入胃（如胃轻瘫）；④肠内营养物的类型（市售的还是家庭自制的）；⑤有无持续供给的饲喂泵；⑥美观方面的考虑；⑦患者对管放置位置的依从性；⑧插管部位的情况；⑨饲喂时间安排等。

1.经口营养　吞咽障碍患者的最终康复目标是经口安全、有效地摄入营养，包括碳水化合物、脂肪、蛋白质三大宏量营养素以及电解质、维生素等微量营养素及水分。对于吞咽困难程度轻微，无明显误吸、无大量残留的患者可以通过选择适宜的食物，将其进行适当加工，使患者易于进食。吞咽困难患者康复的过程中可能需要接受专业的治疗性经口进食，从容易吞咽的食物开始，并有可能需要借助手法、吞咽的机器等减少误吸或者改善吞咽的启动。对于经口进食达不到目标量的患者可以通过口服营养素或者部分管饲等方式解决。

2.管饲　是指经口或鼻胃肠管及造瘘管提供营养物质至胃肠内。患者存在吞咽困难，导致不能安全、有效地经口进食及胃肠功能保留时，排除禁忌证，行管饲营养。管饲可通过鼻胃置管或咽造口、食管、胃或空肠造口来放置。经鼻放置的饲喂管其末端可位于胃、十二指肠或空肠；采用经皮内镜胃穿刺（percutaneous endoscopic gastrostomy，PEG）、放射影像或外科手术方法进行胃造瘘后放入的造瘘管可为单腔和双腔管。单腔管达到胃，双腔管同时到达胃和十二指肠（或空肠），双腔管在需要时，可用于胃减压后供给营养。

（二）肠外营养

1.定义　全肠外营养（total parenteral nutrition，TPN）是一种非经口进食的形式，通过静脉输液直接把营养物质注入血液。通常是通过中心导管穿刺到一个大静脉，如锁骨下静脉，使患者通过全肠外营养达到所需要的营养需求。

2.适应证 TNP适用于重症脑卒中后极早期、严重营养不良、有频繁呕吐或有严重胃肠功能障碍的患者。包括严重的持续性腹泻、肠易激综合征、慢性假性肠梗阻、嗜伊红性胃肠炎、严重的类淀粉沉积症、淋巴瘤、大肠癌、食管和胃肠道的运动障碍等。

3.全肠外营养制剂 临床上常用的肠外营养制剂是将氨基酸、脂肪乳、糖类、多种维生素和微量元素等成分，按一定的比例、步骤在无菌条件下混合，并置于高分子材料制成的静脉输液袋中进行输注。

4.注意事项

（1）反复应用的输入途径有时可引起导管性败血症，可经周围静脉（如贵要静脉）置入中心静脉导管。

（2）为减少代谢性并发症，可以采用循环TPN法，即肠外营养液持续滴注14~16小时后，停用8~10小时。

（3）减少TPN的能量供给：使一般TPN供能不超过104.5kJ/kg，热量氮量比值降至104.5kJ：2g，可以减少并发症的发生。

（4）注意维生素、微量元素及氨基酸的补充，因这些物质缺乏后，无典型的临床症状，不易被察觉，但会影响机体的代谢活动，所以应主动补充。

（5）应该在外科和重症监护以外的其他科室如内科、妇科、儿科、肿瘤科、康复科等普及营养治疗的概念和技术。

（6）加强临床和实验室指标监测。临床监测包括人体测量指标，如体重、皮下脂肪厚度；生命体征包括体温、脉搏、呼吸、血压；输液反应包括有无面部潮红、皮疹、胸闷、心悸；导管护理包括有无局部压痛、红肿、渗出。实验室指标包括血、尿常规，生化指标，细胞免疫功能，氮平衡。

（7）应用评估：营养支持的效果应该用康复时间和康复率来衡量。营养支持的目的不再是单纯维持患者的氮平衡，而是为了维护脏器、组织和免疫功能，促进器官组织的修复，加速患者的康复。

课后演练

单项选择题

1.协助老人进水时，采取的体位应是（   ）

　　A.坐位　　　　　　B.仰卧位　　　　　C.立位　　　　　　D.平卧位

2.老年人进食后宜保持体位多长时间后平卧（   ）

　　A.10分钟　　　　　B.15分钟　　　　　C.20分钟　　　　　D.30分钟

3.以下最适合补充人体水分的是（   ）

　　A.豆浆　　　　　　B.白开水　　　　　C.奶茶　　　　　　D.可乐

4.以下哪项措施不能减少误吸（　　）

　　A.减少一口量　　　　　　　B.改变食物的性状

　　C.吞咽前饮少量水　　　　　D.颈部前屈

书网融合……

思维导图

项目八 吞咽障碍治疗方法

📝 **学习目标** ⎯⎯⎯⎯⎯⎯⎯⎯⎯⎯⎯⎯⎯⎯⎯⎯⎯⎯⎯⎯⎯⎯⎯⎯⎯⎯⎯⎯

    1.**掌握**　吞咽障碍感觉训练技术；口腔运动训练技术。

    2.**熟悉**　吞咽障碍直接摄食训练方法；吞咽障碍手法治疗技术。

    3.**了解**　吞咽障碍电磁刺激技术。

👉 **病例导入** ⎯⎯⎯⎯⎯⎯⎯⎯⎯⎯⎯⎯⎯⎯⎯⎯⎯⎯⎯⎯⎯⎯⎯⎯⎯⎯⎯⎯

    病例：患者，男，40岁，4个月前情绪激动后突发头痛、呕吐，伴抽搐；急查头颅CT示：右侧基底节出血。急诊行"开颅血肿清除＋去骨瓣减压术"，术后予相应治疗，因意识不清、呼吸困难行气管切开术，病情平稳后1个月来我科康复治疗。目前可自发睁眼，仍气管切开，阵发性咳嗽咳痰，痰量多，无语言，全身肌肉不同程度萎缩，自发病以来，鼻饲饮食，持续导尿。诊断：脑出血术后，去骨瓣减压术后；气管切开术后；肺部感染；高血压2级，极高危。

    思考：1.分析该患者主要存在哪些吞咽问题。

            2.请根据分析结果，制定吞咽障碍康复治疗方案。

任务一　一般治疗策略

吞咽障碍治疗主要以非手术治疗方法为主，包括一般治疗策略、代偿性治疗策略、吞咽障碍电磁刺激治疗、其他特别吞咽障碍治疗和家庭训练指导。

一、目的

通过改善吞咽相关器官生理功能来提高吞咽的安全性和有效性。如提高吞咽肌群的收缩力量、速率和肌肉的协调能力等，以达到安全有效的吞咽运动。临床上推荐使用的训练与治疗手段包括口腔感觉训练、口腔运动训练、气道保护法、呼吸训练等。

（一）口腔感觉训练

口腔感觉训练的目的是通过刺激味觉、温度觉、触觉和口腔反射等来影响皮肤感受器，调整感觉通路的兴奋性，加强其与中枢神经的联系，重建神经功能网络，以改善吞咽过程中的神经肌肉活动。例如，口腔感知觉的改善，可提高患者口腔对食物和唾液的感知度和控制度，减少食物和唾液在口腔内的残留，缩短食团在口腔的运送时间，加快吞咽启动，从而改善口腔期吞咽障碍和流涎。

（二）口腔运动训练

口腔运动训练技术可以有效增强口腔肌群的肌力和耐力，改善口腔高敏感和低敏感状态，提高吞咽动作协调性，有利于吞咽反射神经通路重建，促进舌、唇、面颊、下颌等口腔器官感知正常化，纠正吞咽动作不协调、吞咽启动延迟和吞咽反射消失等口腔异常吞咽运动模式，以改善患者吞咽前误吸、食物无法碾碎、食物不能正常向咽部输送等异常表现，降低营养不良风险。

（三）气道保护法

气道保护的目的是增加患者唇、舌、咽、喉等器官结构的运动幅度，提高运动力量，增强患者对感觉及运动协调性的主动控制能力。正确使用气道保护法，可提高吞咽的安全性和有效性。使用该技术时应评估患者的认知及语言功能，需要有正常认知功能及良好配合度的患者在治疗师的指导下进行。

（四）呼吸训练

呼吸训练的主要目的：①通过提高呼吸控制能力来控制吞咽时的正常呼吸模式；②强化咳嗽能力，可以更好地排除气道侵入物；③强化声门闭锁功能，提高软腭及咽喉部肌群肌力，有助于清除咽部食物残留，提高气道保护能力；④通过建立腹式呼吸模式以缓解头颈部肌肉（辅助呼吸肌群）的过度紧张。

二、治疗方法

吞咽障碍的一般治疗策略包括口腔感觉训练技术、口腔运动训练技术、气道保护手法、呼吸训练技术等。 微课1

（一）口腔感觉训练

该训练是针对口腔期吞咽障碍患者的口腔深感觉、浅感觉、反射异常等设计的一系列训练技术，旨在帮助改善口腔器官的各种感觉功能。目前较为有效的口腔感觉训练技术包括感觉促进综合训练、冷刺激、嗅觉刺激、味觉刺激、K点刺激、气脉冲感觉刺激训练、改良振动棒深感觉训练、深层咽肌神经刺激治疗等。

1.感觉促进综合训练 在患者开始吞咽动作之前给予适当的感觉刺激，使其能够快速地启动吞咽，称感觉促进法。增加感觉输入方法既是代偿方法，也是吞咽功能恢复的治疗方法，主要适用于吞咽失用、食物感觉失认、口腔期吞咽启动延迟、口腔本体感觉降低、咽期吞咽启动延迟的患者，于吞咽前增加其口腔感觉。操作方法如下。

（1）把食物送入口中时，适当增加汤勺下压舌部的力量。

（2）给予感觉刺激较强的食物，例如冰冷的、有触感的，或有强烈味道的食团（例如冰淇淋、果冻、榴莲等）。

（3）给予需要咀嚼的食团，借助咀嚼运动提供口腔刺激。对于咽期启动延迟或咽肌收缩无力患者，食团大小应适宜（建议根据食团性状选择5~20ml）。咽期吞咽启动延迟或咽肌收缩弱的患者常需2~3次吞咽才能将食团咽下，如果吞咽食物的容积过大或通过的速度过快，食物将会滞留于咽部并发生误吸。此类患者进食时应小口慢咽，尽可能避免误吸。

（4）鼓励患者自主动手进食，可使患者得到更多的感觉刺激。对于吞咽失用、食物感觉失认的患者，更应鼓励多练习使用。

2.冷刺激　使用冰棉棒刺激或冰水漱口进行口腔感觉刺激，称为冷刺激，此法适用于口腔感觉较差患者。 🅴 操作视频 1

（1）训练方法　吞咽前，在腭舌弓给予温度触觉刺激。进食前以冷水刺激进行口腔内清洁，或进食时冷热食物交替进食；亦可将大小为00号的反光喉镜（或棉签）在碎冰块中静置数秒，然后将其置于患者口内前咽弓处并平稳地做垂直方向的摩擦4~5次，然后嘱患者做一次空吞咽或让患者进食吞咽，如患者出现呕吐反射，则应中止（图8-1）。

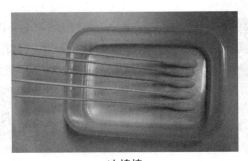

冰棉棒

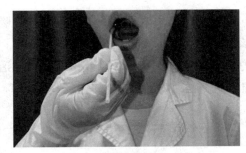

刺激前咽弓

图 8-1　用冰棉棒垂直方向刺激前咽弓

（2）治疗作用　①提高对食物感知觉的敏感度；②减少口腔分泌过多的唾液；③通过刺激，提高进食过程中的注意力。

3.嗅觉刺激　多使用芳香味刺激物，故又称芳香疗法。芳香疗法是通过芳香物质中的小分子物质（芳香小分子）刺激嗅觉，来达到对嗅觉的调节及对嗅觉信息传递的促进作用。嗅觉刺激可改善感觉和反射活动。嗅觉刺激不会有副作用，也不需要患者具有遵从口令的能力，只是经鼻吸入有气味的气体，对于老年人来说是简便易行的训练方法，对于气管切开术或插胃管等严重吞咽障碍患者亦有一定的帮助。常用的嗅觉刺激物有黑胡椒、辣椒素、薄荷脑等。

4.味觉刺激　舌的味觉是一种特殊的化学性感觉刺激，通常舌尖部对甜味敏感，舌根部感受苦味敏感，舌两侧易感受酸味刺激，舌体对咸味与痛觉敏感（图8-2）。将不同味道的食物放置于舌部相应味蕾敏感区域，可以增强外周感觉的传入，从而兴奋吞咽皮质，改善吞咽功能。🄴操作视频2

味觉神经将信息传递给延髓的孤束核内，并从此投射到大脑的许多区域，包括负责认知和快乐的区域，继而引起不同的吞咽机制。例如，苦味的中药液体可能会引起一次快速吞咽，而个人喜好的菜肴或甜品可能会减慢整个进食过程。应用的方法如下。

标准化刺激味道的制作选取酸、甜、苦、辣4种味道为刺激的口味，代表性味道食物分别为：酸——柠檬酸，甜——蔗糖，苦——奎宁，辣——辣椒素，将其各种味道独立分开调制成稀流质并储藏在4~5℃冰箱中备用。

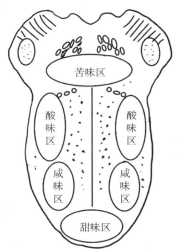

图8-2　舌味觉敏感分区

（1）分区味觉刺激　用物准备：①预备咸、酸、苦、甜不同味道的液体，如盐水、柠檬酸液、奎宁液、蔗糖液；②中型棉棒数根；③使用小型棉棒制作成不同味道的冰棉棒。操作步骤：①将中棉棒放于盛有不同味道的冰水混合物容器内2~5秒，或采用不同味道液体制成的小型冰棉棒进行刺激；②采用不同味道刺激舌面不同敏感区域，包括舌前端、两侧、舌后方，以及舌尖和舌前方两侧的位置。

（2）整合型味觉刺激　用物准备：①预备咸、酸、苦、甜不同味道的液体，如盐水、柠檬酸液、奎宁液、蔗糖液；②中型棉棒数根；③使用小型棉棒制作成不同味道的冰棉棒；④准备不同味道的食物，如酸辣汤、蜂蜜汁等。操作步骤：①将中棉棒放于盛有不同味道的冰水混合物容器内2~5秒，或采用不同味道液体制成的小型冰棉棒进行刺激。采用不同味道对舌表面、软腭、咽进行刺激；②若患者可以在口腔内含着食团不误吞，则用汤勺小口进食，进食前先闻食物，然后将食物含在口中2~5秒再咀嚼后咽下，间歇30秒，共10分钟，持续4周。刺激后进行进食训练，可制定喂食记录表，记录进食的时间、食物的成分、食物的形状、每次的进食量、每次进食所需的时间、进食的途径、进食的反应（发生呛咳的次数、痰量）等情况。

5. K点刺激　K点是由日本言语治疗师小岛千枝子发现，并以其英文名字第一个字母K命名。临床上主要应用于上运动神经元损伤的口腔期牙关紧闭或张口困难、吞咽启动延迟的患者。在进行吞咽障碍的治疗时，刺激K点可帮助患者开口，为口颜面训练和口腔护理创造良好条件，对于认知障碍及理解能力下降的患者也适用。

（1）用物准备　小岛勺，若没有小岛勺可用棉签、压舌板或手指代替。

（2）治疗作用　诱发张口动作和吞咽启动。

（3）操作方法　K点位于磨牙后三角的高度，在腭舌弓和翼突下颌帆的中央位置（图8-3）。通过刺激此部位可以诱发患者的张口动作和吞咽启动。

对于严重张口困难的患者，可用小岛勺或棉签直接刺激K点，患者比较容易产生张口动作（图8-4）。治疗师也可以戴上手套，用食指从牙齿和颊黏膜缝隙进入K点处直接刺激。如果患者没有磨牙，治疗师的手指很容易接触到K点，如果有磨牙，就需要适度地用力去按压K点。通常按压K点之后患者可以反射性地张口；对于吞咽启动延迟而又无张口困难的患者，按压K点可见吞咽动作产生。如果刺激10秒以上无张口和吞咽动作出现，说明K点刺激不敏感，应考虑其他方法开口。

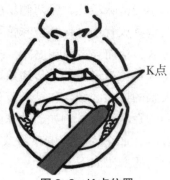

图8-3　K点位置

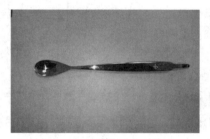

小岛勺

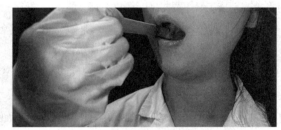

压舌板K点刺激

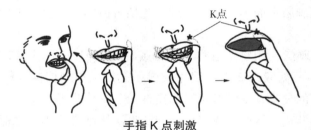

手指K点刺激

图8-4　K点刺激

6.气脉冲感觉刺激训练

（1）用物准备　气囊、导气管。

（2）操作方法　普通气囊接导气管，将导气管头端置于患者舌腭弓、舌根部、咽后壁、K点等吞咽启动点，治疗师快速按压气囊，3~4次/秒，引出吞咽动作或送气后嘱患者做主动吞咽动作（图8-5）。

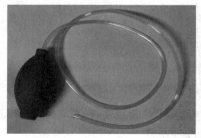

气囊

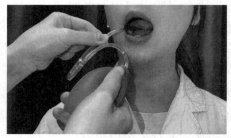

手动挤压气囊

图8-5　手动挤压气囊

（3）治疗作用　进行气脉冲刺激，可增加患者吞咽次数与吞咽欲望。通过对舌腭弓、舌根部、咽后壁等部位进行气体脉冲感觉刺激，重新建立咽反射，加快吞咽启动。

7.改良振动棒深感觉训练　可为口腔提供口腔振动感觉刺激，通过振动刺激深感觉的传入反射性地强化运动传出，改善口腔颜面运动功能。此种训练安全性高，配合度高、依从性好的患者也可以在家中训练（图8-6）。

（1）用物准备　改良振动棒。

（2）治疗作用　通过振动刺激促进口腔感觉恢复，改善口颜面运动功能。

（3）操作方法　振动棒的头部放于口腔需要刺激的部位，如唇、颊、舌、咽后壁、软腭等，开启电源，可滑动振动棒头部振动需要刺激的部位，直到被刺激的器官产生动作或感觉。

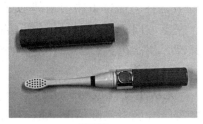
振动棒

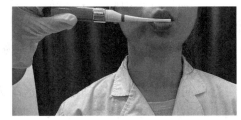
改良振动棒深感觉训练

图 8-6　改良振动棒感觉训练

8.深层咽肌神经刺激疗法　深层咽肌神经刺激疗法是由美国言语治疗师发明的，该方法是利用一系列的冰冻柠檬棒刺激咽喉的反射功能，着重强调三个反射区：舌根部、软腭、上咽与中咽缩肌，达到强化口腔肌肉功能与咽喉反射、改善吞咽功能的目的。操作视频3

（1）用物准备　冷冻柠檬棒，纱布。

（2）治疗作用　强化咳嗽及排痰能力，减少呛咳的风险，改善声音音质，强化咽部肌群功能。

（3）操作方法　治疗师戴手套，用湿的纱布包住患者前1/3的舌面，将舌拉出口腔前侧，分别刺激软腭、舌、咽后壁、悬雍垂等不同位置，注意整个过程力道均匀稳定，避免暴力。

深层咽肌神经刺激疗法适用于认知功能低下的患者，该方法经济易行，且可在短期获得疗效，部分患者满意度高。但是该方法不适用于癫痫失控、腹部手术后、脑神经退化病症、重度阿尔兹海默症、重肌肉无力症、呼吸衰竭、强烈紧咬反射、运动失调、精神状况不稳定、使用呼吸机或气管切开患者。操作视频4

（二）口腔运动训练　微课2

口腔运动训练技术是指借助工具或徒手对患者的下颌、唇、舌等口腔器官进行主动或被动训练，以达到增强口唇部肌肉和舌肌力量及运动协调性的方法。对于口腔期吞咽功能障碍的患者，可能存在唇、舌、软腭、面颊肌群等肌肉未能受正常的神经支配，进而影响

PPT

口腔对食团的加工及推送能力。故进行口腔运动训练显得尤为重要，口腔运动训练技术包括口腔器官训练操、舌肌主被动康复、Masako训练法、Shaker训练法等运动训练方法。

1. 口腔器官训练操 徒手或借助简单小工具做唇、舌的练习，借以加强唇、舌、下颌的运动控制、稳定性、协调性和力量，提高进食咀嚼的能力，进而改善吞咽功能障碍的方法。训练方法包括头颈部放松体操，口、面颊体操，下颌运动，舌运动。🔲操作视频5

（1）头颈部放松体操 稳定的躯干和放松的肩颈部肌肉是口面部运动控制的基础，亦是进行吞咽训练的基础。进行吞咽训练之前，正确的姿势调整及放松训练，有助于提高吞咽障碍治疗效果。

1）操作步骤 ①端坐（不能端坐的患者，则调整为身体状况允许的最佳姿势），保持躯干稳定，调整呼吸；②轻柔地进行双肩关节"耸肩运动"及"画圈运动"，每个动作2~5次；③轻柔地进行头颈部"米字操"：双眼平视前方，尽力保持下颌与颈部垂直，以下颌中立位为起始位，分别进行左右方向、上下方向、左上方向、右上方向、左下方向、右下方向的平缓匀速运动，写完一个"米"字为一套运动。每次可进行2~5个完整"米"字运动。

2）注意事项 以上放松运动以主动运动为主，若无法主动完成时，可轻柔地被动辅助，以达到训练前的放松效果。主动放松训练的强度需结合患者实际情况，以不引起身体不适为标准。

（2）口、面颊体操

1）放松 以轻柔的手法按摩放松口、面颊部肌肉，包括颊侧、唇周及舌骨周围肌群。

①面部放松：治疗师将双手拇指稳定在患者下颌，食指、中指和无名指指腹放在患者的面部远端，然后深深地、缓缓地按摩紧张的面部肌群，逐步向唇移动。也可先放松一侧，再进行另一侧，交替进行。当患者面部肌群放松时，鼓励其保持放松状态。

②减少上唇回缩：治疗师将拇指放在患者鼻翼两侧，其余手指放在患者下颌缘处，拇指沿鼻翼两侧向两口角推挤，重复数次；再将拇指移至患者颧骨中央处向两口角推挤，重复数次；最后，治疗师将拇指移到上唇上方，对上口轮匝肌平行进行间歇性按压，重复数次。

③减少唇侧向回缩：治疗师将两大拇指放在患者脸颊内侧壁的上下齿间，其余手指放在口外部的脸颊上，向唇角方向轻轻拉动脸颊肌肉；然后，治疗师把双手分别放在患者两侧脸颊上，轻轻地向前方拉动面部肌肉；最后，治疗师将一只手的大拇指放在患者一侧面颊上，其余手指放在另一侧，轻轻地向前方拉动面部肌肉。唇角肌和唇横肌紧张将唇向两侧牵拉，会导致圆唇运动受限。减少唇侧向回缩可用来降低唇角肌和唇横肌的过高张力，提高圆唇运动能力。

④减少下唇回缩：治疗师与患者取面对面坐位。治疗师将拇指和食指分别放在患者下唇中线两侧，然后拇指和食指分别向中线方向按摩肌肉，重复数次。下唇肌紧张将下唇向下牵拉，导致下唇向上运动受限。减少下唇回缩可用来治疗下唇肌张力过高，下唇运动受限。

2）口唇及面颊运动训练

①闭唇运动：用力闭合双唇，并保持5秒，重复10~20次，以此改善闭唇的肌力及耐力。亦可单纯快速重复张口后再用力闭口的动作10~20次，以改善闭唇运动的灵活性。

②展唇运动（示齿运动）：用力将唇向两边展开，尽可能露出最多的牙齿，并保持4~10秒，重复10~20次；亦可单纯快速重复从中位再用力展唇的动作10~20次（图8-7）。

③缩唇运动（拢唇运动）：用力将唇向中部缩起，做发"u"音的准备动作，并保持4~10秒，重复10~20次，以此改善缩唇的肌力及耐力。此动作亦可配合示齿运动。重复示齿与缩唇的循环动作10~20次，可以改善运动灵活性（图8-8）。

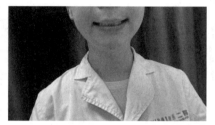

图8-7 展唇运动

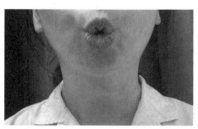

图8-8 缩唇运动

④抿唇运动：轻展唇角，上下唇闭合，并一起向内抿紧，尽量隐藏起双唇唇部并用力压紧，保持4~10秒，重复10~20次。亦可在双唇张开的情况下往内抿唇（图8-9）。

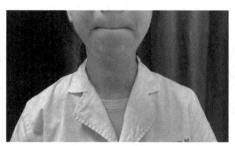

图8-9 抿唇运动

⑤双颊内缩运动：双唇闭合，微微向前缩起，再将两颊从唇角向内吸至凹陷，如"狐狸嘴"状，并保持4~10秒，重复10~20次。此动作可改善颊侧的内收控制［图8-10（a）］。

⑥闭唇鼓腮运动：双唇闭合，鼓腮直至双颊凸起。每个动作保持4~10秒，避免漏气，重复10~20次［图8-10（b）］。

（3）下颌运动

1）下颌前后方向运动　下颌尽力前伸，保持4~10秒再尽力回缩，重复4~10次。亦可连续完成交替动作10~20次。

2）下颌上下方向运动　下颌尽力向下，张大口腔，保持4~10秒再尽力合上；上下牙咬紧至咬肌凸起，同样保持4~10秒。亦可只连续完成交替动作10~20次。

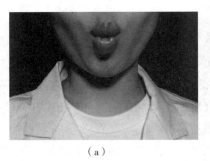
（a）

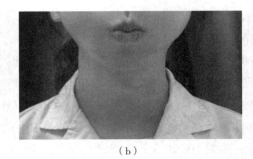
（b）

（a）双颊内缩；（b）闭唇鼓腮

图8-10　双颊运动

3）下颌左右方向运动　下颌向左向右运动，可在每个动作末端维持4~10秒，亦可连续完成交替动作10~20次。

4）下颌研磨运动　上下牙齿咬合，然后在闭口状态下做咀嚼时的研磨动作，此时下颌会有前后和左右方向的复合运动10~20次。

（4）舌运动

1）舌前伸及后缩运动　舌用力前伸再用力后缩，可在每个动作末端维持4~10秒，亦可连续完成交替动作10~20次。

2）舌向左及向右运动　舌用力向左运动再用力向右运动，可在每个动作末期维持4~10秒，亦可连续完成交替动作10~20次（图8-11）。

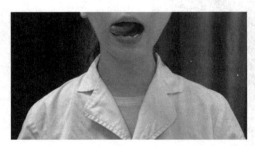

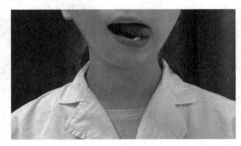

图8-11　舌向左及向右运动

3）舌上抬运动体操　①口腔外上抬：舌尖伸出唇外，并尽力上抬，触及上唇，也可同时搭配左右运动，使舌尖从左向右扫过上唇，再沿原路返回。②口腔内上抬：张大口腔，舌尖尽力上抬触及硬腭，或使舌尖从上齿龈向后扫过硬腭直到最后方，可在每次上抬后维持4~10秒，亦可连续完成交替动作10~20次。

4）咂舌运动　唇微张，舌前叶贴近上腭，咂舌发出"de"弹响声合，此动作可以加强舌前叶与上腭紧贴的力量，使吞咽时食团的推进更加有力，重复10~20次。

5）舌口腔内主动转运练习　保持唇闭合，嘱患者在口腔内尽力移动舌体，从左至右扫过所有齿面，然后再从右至左返回。可依照患者状况，重复10~20次。

6）舌环转运动　嘱患者将舌伸出唇外，从左至右，从上至下，依次环转扫过上下唇面，重复10~20次。

2. 唇部抗阻运动训练技术 e 操作视频6

（1）用物准备　一次性塑料手套、棉签、压舌板、带棉线的纽扣、气球、吸管、镜子

（2）操作方法

1）闭唇抗阻训练　①用力闭唇：压紧双唇间的压舌板，治疗师以适当的外力将压舌板往外拉，坚持4~10秒，重复10~20次。②选取中间带孔的纽扣（直径2cm左右），将干净结实的棉线交叉穿过扣孔，并留一部分长度。将纽扣垂直置于患者的唇与齿龈间，嘱患者用力包拢双唇。治疗师以一定的外力轻拉棉线，嘱患者用力闭唇并坚持4~10秒，防止纽扣被拉出唇外，重复10~20次。选取的纽扣边缘应光滑且避免掉色，以免造成其他不必要的影响。③闭唇鼓腮：治疗师在双颊鼓起处给予一定向内的阻力，嘱患者保持双唇闭紧不漏气，坚持4~10秒，重复10~20次。

2）展唇抗阻训练　①嘱患者用力将唇向两边展开，治疗师双手分别在两侧唇角给予向内的阻力，并嘱患者坚持4~10秒，重复10~20次。②嘱患者用力将唇向上向下分别展开，露出尽可能多的牙齿，治疗师用双手分别在上唇上方和下唇下方给予向内的阻力，并嘱患者坚持4~10秒，重复10~20次。

3）拢唇（缩唇）抗阻训练　①嘱患者用力拢唇，做发"u"音的准备动作：治疗师用压舌板轻压拢起的唇部，嘱患者用力维持，避免被外力压下，坚持4~10秒，重复10~20次。②闭唇：治疗师将压舌板或棉签以适当的力压在双唇正中，后嘱咐患者用力将唇往中间缩起，将压舌板或棉签向前顶起，并维持4~10秒，重复10~20次。③闭唇：选取一根粗细适宜的吸管，治疗师将吸管下段堵住，嘱患者用力吸吸管，保持用力4~10秒，重复10~20次。

4）抿唇抗阻训练　双唇微张，嘱患者将上唇往内抿紧，模仿摄食时上唇将汤勺内食物抿下的动作。治疗师可用汤勺或棉签，给予反向向外的阻力，嘱患者坚持4~10秒，重复10~20次。

3. 下颌与面颊部运动训练 e 操作视频7

（1）用物准备　一次性塑料手套、压舌板、下颌分级控制器、小积木块、T棒或P棒。

（2）操作步骤

1）下颌松解训练　适用于下颌运动障碍导致张口苦难的患者。操作方法：①放松：治疗师一手托住患者下颌，另一手轻轻按摩双颊侧，可从下颌角按揉至唇角再返回。亦可用双手拇指伸进口腔内，在上下末端磨牙之间的黏膜处轻轻按摩。此处可配合K点刺激。②主动辅助运动：治疗师用双手的四指托住下颌，以双手食指轻叩患者下牙床，辅助患者做张口动作，缓慢进行。在张口至最大位置时治疗师可稍加助力将下颌向下牵拉。重复10~20次。③下颌向下方静态牵伸：完成10~20次主动运动后，治疗师可选用合适的物品帮助患者将下颌稳定在最大角度，进行牵伸训练。

2）下颌前伸运动抗阻训练　治疗师以拇指和食指轻轻卡住下颌两边，嘱患者用力前伸下颌，抵抗治疗师施加的内推阻力。坚持4~10秒，重复10~20次。

3）下颌左右运动抗阻训练　治疗师以双手的四指分置下颌左右两侧，并在患者左右运

动时，在两侧给予反向阻力，嘱患者尽力并维持4~10秒，重复10~20次。

4）下颌向下运动抗阻训练　治疗师以手掌托住患者下颌，嘱患者尽力张口，下压下颌，与治疗师施加的向上阻力对抗，坚持4~10秒，重复10次。

5）下颌咬合抗阻训练　①以压舌板分别置于中切牙及左右两侧磨牙间，嘱患者用力咬紧压舌板，抵抗治疗师将压舌板外拉出口外；或选用专用的下颌咀嚼训练器进行训练。此训练可单侧分别进行，也可双侧同时进行。每侧每次咬合坚持4~10秒，重复10次。②采用不同硬度等级的下颌运动训练器（每种颜色对应不同硬度等级），对患者进行咬合训练，以此提高下颌肌力。每次训练重复10次，在咬合至最小距离时可维持4~10秒。

4.舌肌运动训练　舌肌康复训练器又称吸舌器，不仅可以用于牵拉舌，也可在唇、舌、面颊部等肌肉运动感觉训练中使用（图8-12）。📱操作视频8

（1）用物准备　吸舌器。

（2）操作方法

1）用吸舌器的吸头吸紧舌前部，轻轻用力牵拉舌头向上、下、左、右、前伸、后缩等方向做助力运动或抗阻力训练，进行舌肌肌力训练。

2）把吸舌器放于上下磨牙间，嘱患者做咀嚼或咬紧动作，可以进行咬肌肌力训练。

3）用上下唇部夹紧吸舌器的头部，实施口轮匝肌抗阻运动；另外，吸舌器的球囊部也可以实施同样的抗阻训练，增强唇部肌群力量。

（3）治疗作用　通过口腔感觉刺激及运动训练，强化舌肌力量和灵活性，改善舌运动及感觉功能，增强舌肌活动范围，提高舌对食团的控制能力。

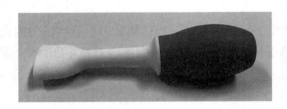
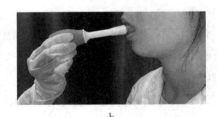

a　　　　　　　　　　　b

（a）吸舌器；（b）舌肌运动训练

图8-12　舌肌主被动康复训练

5. Masako训练法　又称为舌制动吞咽法。

（1）目的　吞咽时，通过对舌的制动，使咽后壁向前突运动与舌根部相贴近，增加咽腔的压力，使食团推进加快。

（2）治疗作用　①增加舌根的力量；②延长舌根与咽喉壁的接触时间；③促进咽后壁肌群代偿性向前运动。

（3）适应证　咽腔压力不足、咽后壁向前运动较弱、进食后咽部有明显食物残留的患者。

（4）操作方法　舌略向外伸，用牙齿轻轻咬住舌头或操作者戴手套帮助患者固定舌头，嘱患者吞咽，维持舌位置不变；随着患者适应并掌握此方法，应循序渐进地将舌尽可能向外延伸，使患者咽壁向前更多收缩，提高咽肌收缩能力（图8-13）。

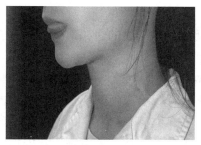 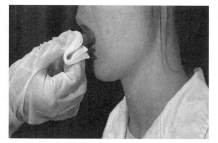

牙齿咬住舌头控制　　　　　　　　　　　　　用纱布手拉舌头控制

图 8-13　Masako 训练法

（5）应用评价　咽后壁生理功能正常时，具有向前膨出的运动能力，当舌根与咽后壁距离减少时，咽后壁向前膨出的运动程度将增加。研究发现，口腔癌患者舌前部已固定，舌向后运动受限，但其后咽壁的向前膨出较明显，这是功能代偿所致。吞咽造影检查表明，正常成人使用这一吞咽法后，咽后壁向前膨出的程度也会增加。因此，把模仿舌前部固定的吞咽法运用于吞咽障碍患者的吞咽训练中，可强化咽喉壁向前膨出运动幅度。

6. Shaker 训练法　即头抬升训练，也称等长/等张吞咽训练法。该技术亦可提高咽食管段开放的肌肉力量。操作视频 9

（1）治疗作用　①有助于增强食管上括约肌（UES）开放的肌肉力量，通过强化口舌及舌根的运动范围，增加 UES 的开放；②有助于增加 UES 开放的前后径；③减少下咽腔食团内的压力，使食团通过 UES 入口时阻力较小，改善吞咽后食物残留和误吸；④改善吞咽功能，尤其能够增加脊髓延髓萎缩症患者的舌压。

（2）作用机制　舌骨上肌以及其他肌肉如颏舌肌、甲状舌骨肌、二腹肌可使舌骨、喉联合向上向下运动，对咽食管段施以向上向前的牵拉力，使食管上括约肌开放，从而减少因食管上括约肌开放不良导致吞咽后食物残留和误吸的发生。

（3）操作方法　让患者仰卧于床上，尽量抬高头部，但肩不能离开床面，眼睛看向自己的足趾，重复数次。共两种方式；①等长训练：维持 30 秒至 1 分钟，休息 1 分钟，连做 3 次，②等张训练：维持 1 秒钟即放松，连续 30 次（图 8-14）。

（4）注意事项　颈椎病、颈部运动受限（如一些头颈部癌症的患者）、心功能严重障碍、有认知功能障碍以及配合能力差的患者应慎用。

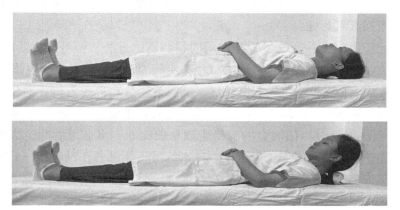

图 8-14　Shaker 训练法

165

7.软腭运动训练 e操作视频10

（1）用物准备　一次性塑料手套、棉签、压舌板、带棉线的纽扣、吸管、镜子等。

（2）操作方法

1）推撑法　患者坐于桌前，双手按在桌子边缘用力向前推，用力使腹部收紧并向上使喉部收紧，在用力地同时，张口持续大声发"啊"音。治疗师可观察患者软腭上抬情况，并给予指令反馈，重复10~20次。

2）下颌抗阻法　患者口张开，治疗师以右手虎口处卡住患者下颌，并施加向内阻力。嘱患者尽力向前抵抗治疗师的外力（头颈部整体水平向前，并不是单纯前伸下颌），并在用力的同时持续大声发"啊"音。治疗师可观察软腭上抬情况，并给予指令反馈，重复10~20次。

3）辅助训练　嘱患者张口，持续大声发"啊"音，此时治疗师可借助棉签或压舌板，将舌根向前或向下方轻轻按压。亦可在发声的同时，以柔软的冰棉签轻触软腭并轻微给予上抬辅助。

（三）气道保护手法 e微课3　e操作视频11

PPT

气道保护手法是一组旨在增加患者口、舌、咽等结构本身运动范围，增强运动力度，增强患者对感觉和运动协调性的自主控制，避免误吸，保护气道的徒手操作训练方法。主要包括保护气管的声门上吞咽法及超声门上吞咽法，增加吞咽通道压力的用力吞咽法，延长吞咽时间的门德尔松手法等。此类手法不适用于有认知或严重的语言障碍者。在患者应用代偿吞咽疗法无效时才可应用吞咽气道保护手法。若此方法与代偿性吞咽治疗法结合，效果更好。此方法为过渡训练时使用，患者生理性吞咽恢复后即可停止练习。

1.声门上吞咽法

（1）概念　声门上吞咽法是在吞咽前及吞咽时通过气道关闭，防止食物及液体误吸，吞咽后立即咳嗽，清除残留在声带附近食物的一项气道保护技术。声门上吞咽法第一次应用时可在吞咽造影检查时进行，或在床旁检查时进行。

（2）适应证　患者需在清醒且放松状态下施行，还必须能遵从简单指令。患者必须能理解动作的每一个环节，在治疗师的指导下逐步完成整个过程。必要时，可在X线下行吞咽造影检查，观察其可行性。

（3）禁忌证　声门上吞咽法尽管是常用的吞咽训练方法，但可产生咽鼓管充气效应，可能导致心律失常、心搏骤停；部分有心脏相关疾病的脑卒中患者应禁用此法。

（4）操作方法　①深吸一口气后屏住气；②将食团放在口腔内待吞咽位置；③保持屏气状态，同时做吞咽动作（1~2次）；④吞咽后吸气前立即咳嗽；⑤再次吞咽（图8-15）。

声门上吞咽法屏气时声门闭合的解剖生理功能改变，可通过吞咽造影检查显示（图8-16）。完成这些步骤前，需先让患者做吞口水练习，如患者在没有食物的情形下，能正确遵从上述步骤成功练习数次后，再给予食物练习。

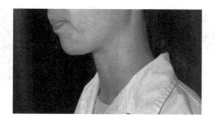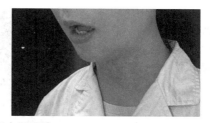

图 8-15　声门上吞咽法

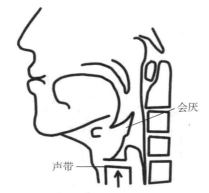

（箭头示屏气时，声门闭合的解剖生理功能位置改变）

图 8-16　声门上吞咽法示意图

2.超声门上吞咽法

（1）概念　超声门上吞咽法是让患者在吞咽前或吞咽时，将杓状软骨向前倾至会厌软骨底部，并让假声带紧密闭合，使呼吸道入口主动关闭。

（2）适应证

1）呼吸道入口闭合不足的患者，特别适合做过喉声门上切除术的患者。因为喉声门上切除术必须移除患者的会厌软骨，手术后的呼吸道入口或前庭在构造上与手术前不同（喉部入口只由舌根部与杓状软骨所组成）。因此，喉声门上切除术后的患者，可借助超声门上吞咽法改善舌根后缩的能力、杓状软骨前倾以及声带闭合的程度。

2）超声门上吞咽法可在开始增加喉部上抬的速度，对于颈部做过放射治疗的患者有很大的帮助。

（3）禁忌证　有冠心病、慢性阻塞性肺疾病（COPD）的脑卒中患者应禁用超声门上吞咽法。

（4）操作方法　吸气并且紧紧地屏气，用力将气向下压。当吞咽时持续保持屏气，并且向下压，当吞咽结束时立即咳嗽（图8-17）。超声门上吞咽法屏气时，声门闭合的解剖功能改变的相关模式图见图8-18。

167

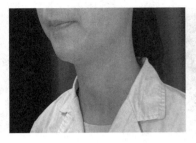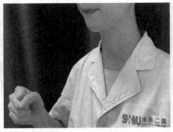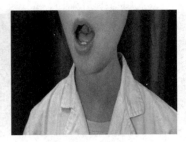

图 8-17　超声门上吞咽法

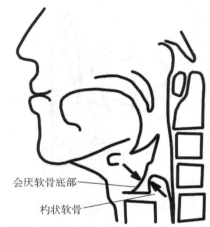

会厌软骨底部
杓状软骨

（箭头示屏气时，声门闭合的解剖生理功能位置改变）

图 8-18　超声门上吞咽法示意图

声门上吞咽法和超声门上吞咽法的比较：在吞咽过程中，气道保护主要是依赖于声门的完全闭合。声门上吞咽法和超声门上吞咽法都是关闭声门、保护气管免于发生误吸现象的气道保护技术，这两种方法之间的差异是吞咽前用力屏气的程度不同。声门上吞咽法只需要用力屏气，而超声门上吞咽法需要用尽全力屏气，确保声门闭合。喉内镜检查可直视二者声门闭合的差异。在检查中还发现，超过1/3的成年人在做简单屏气动作时，其声门闭合不完全，用力屏气才能使声门闭合更完全。喉内镜检查附加录音分析表明，这两种声门闭合模式反映了正常吞咽时声门闭合的两个阶段，即：①最初声门的关闭由声带的内收运动完成；②当喉上抬时，杓状软骨先前倾并靠近会厌谷。

3.用力吞咽法

（1）概念　用力吞咽也称强力吞咽法，主要是为了在咽期吞咽时，增加舌根向后的运动而制定。多次空吞咽，增加咽缩肌收缩，使少量剩余在咽喉的食物被清除干净，并借此改善会厌软骨翻转，减少会厌谷残留，增加清除食团的能力。

（2）作用　用力吞咽时，舌与腭之间更贴近，口腔内压力增大，向下挤压食团的压力增大，减少会厌谷的食物残留；用力吞咽增加了舌根向后运动能力，使舌根与咽后壁的距离减少，咽腔吞咽通道变窄，咽腔压力增大，咽食管段的开放时间持续增加，食团的流速加快，减少吞咽后的食物残留（图8-19）。

（3）操作方法　吞咽时，所有的咽喉肌肉一起用力挤压。这样可以使由舌在口中沿着硬腭向后的每一点以及舌根部都产生压力（图8-20）。每次吞咽食物后，也可采用空吞咽即反复几次吞咽唾液的方法，将口中剩余食物进行吞咽。当有食物残留时，如继续进食，则残留积聚增多，容易引起误吸。因此，采用此方法使食团全部咽下，然后再进食。亦可每次进食吞咽后饮少量的水，1~2ml，再吞咽，这样既有利于刺激诱发吞咽反射，又能达到除去咽残留食物的目的，称为"交互吞咽"法。

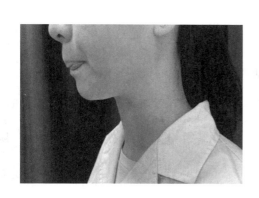

图8-19　用力吞咽法

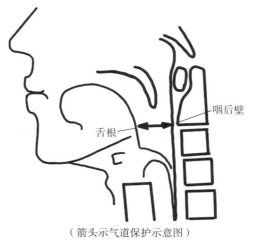

（箭头示气道保护示意图）

图8-20　用力吞咽法示意图

4.门德尔松手法

（1）概念　门德尔松手法为了增加喉部上抬的幅度与时间而设计，并借此增加环咽肌开放的时间与幅度的一种气道保护治疗方法。此手法可以改善吞咽的整体协调性。

（2）操作方法

1）对于喉部可以上抬的患者　吞咽唾液时，让患者感觉有喉向上抬时，同时保持喉上抬位置数秒；或吞咽时让患者以舌尖顶住硬腭、屏住呼吸、在此位置保持数秒，同时将患者食指置于甲状软骨上方，中指置于环状软骨上，感受喉结上抬。

2）对于喉上抬无力的患者　治疗师用手上推其喉部来促进吞咽。只要喉部开始抬高，治疗师即可用置于环状软骨下方的食指与拇指上推喉部并固定（图8-21）。注意要先让患者感到喉部上抬，上抬被逐渐诱发出来后，再让患者借助外力帮助，有意识地保持上抬位置。此法可增加吞咽时喉提升的幅度并延长提升后保持不降的时间，因而也能增加环咽肌开放的宽度和时间，起到良好的治疗的作用。

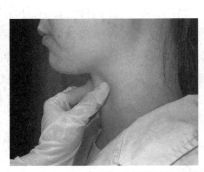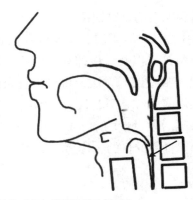

（气道保护示意图及增加环咽肌开放的时长与宽度如箭头所示）

图 8-21　门德尔松手法

5.气道保护方法比较

综上所述，气道保护手法旨在帮助自主控制某方面的咽吞咽机制，但侧重点不同。

（1）声门上吞咽法　在吞咽前或吞咽时，用来关闭真声带处的呼吸道。

（2）超声门上吞咽法　在吞咽前或吞咽时，用来关闭呼吸道入口。

（3）用力吞咽法　在吞咽时用来增加舌根部后缩力量，可以把咽残留食物清除干净。

（4）门德尔松手法　用来增强喉部上抬的幅度与时长，借此增加环咽肌开放的程度与时间。

表8-1总结了不同的气道保护方法的适应证及作用，在临床应用时，应向患者详细解释，以求最大限度配合。

表 8-1　气道保护方法适应证及原理

气道保护方法	描述	适应证	作用
声门上吞咽法	屏住呼吸，吞咽，然后咳嗽	声带关闭减少或延迟	保持随时屏气，常可在吞咽前或吞咽中关闭声带
		咽期吞咽延迟	在其延迟之前或延迟时关闭声带
超声门上吞咽法	屏住呼吸，向下压，吞咽，然后咳嗽	气道入口关闭减少	努力屏气使杓状软骨向前倾斜，在吞咽之前或吞咽时关闭气道入口
用力吞咽法	使劲完成吞咽动作	舌根向后的运动减少	用力增加舌根后部运动，减少残留
门德尔松手法	吞咽，保持吞咽动作位于最高处	喉运动减少	喉的运动可开启食管上括约肌，延长和保持喉上升的时间，延长食管上括约肌开放的时间
		吞咽不协调	促进咽吞咽的正常化

（四）呼吸与咳嗽训练　📱微课 4　📱操作视频 12

PPT

1.概述

（1）吞咽与呼吸的关系　呼吸和吞咽在咽部共享同一解剖结构，因此，呼吸出现问题时，吞咽可能也会存在问题。口腔及咽腔既是吞咽的通道也是呼吸的通道，在吞咽开始时会暂停呼吸，并在吞咽完成后恢复呼吸。正常的吞咽活动在口腔期咀嚼的同时经鼻呼吸，在咽期食团的移动将诱发吞咽启动，进而带动发生一系列的生理活动，包括以下步骤。

1）软腭上抬，咽后壁向前突出，封闭鼻咽通路，阻止食物进入鼻腔。

2）声带内收，舌骨和喉部上抬并紧贴会厌，封闭咽与气管的通道，防止食物进入气道。

3）呼吸暂时停止，让食物通过咽部。

4）喉部前移，使食管上括约肌打开，食团从咽被挤入食管。随后由呼气开始，重新恢复的呼吸过程。

如果患者在吞咽过程中呼吸急速，咀嚼时用口呼吸或吞咽瞬间呼吸，以及任何使声门不能及时和恰当关闭的情况，都有可能使食物或液体进入呼吸道引起误吸。此外，当发生误吸而患者由于胸廓过度紧张或呼吸肌肌力低下、咳嗽力量减弱等原因无法完全清除误吸物时，则易引起吸入性肺炎。

（2）呼吸功能异常的表现

1）呼吸方式异常　如张口呼吸、口鼻呼吸不协调。

2）呼吸支持不足　如说话音量小、句子长度短、咳嗽无力等。

3）呼吸与吞咽不协调　如吞咽时进行呼吸，气道关闭不足。

以上表现均可能影响吞咽功能，导致误吸、咳嗽无力、无法清除误吸物及分泌物。

（3）呼吸训练的目的

呼吸训练是通过指导患者学会呼吸控制并运用有效呼吸模式，使吸气时胸腔扩大，呼气时胸腔缩小，促进胸腔运动，改善通气功能及协调功能的方法。其训练目的如下。

1）建立正确的口、鼻呼吸模式，改善呼吸功能。

2）尽可能恢复有效的腹式呼吸，增强咳嗽运动，清除气道内分泌物，减少气道刺激因素，保持呼吸道通畅和卫生。

3）增加咳嗽的有效性。

4）建立正常的呼吸与吞咽协调模式。

5）预防并发症。

2.呼吸训练的方法

（1）深呼吸　深呼吸可以预防肺不张，患者早期最好能缓慢而充分地吸入气体，并保持在最大吸气位数秒钟，待全部肺泡膨胀后，慢慢地呼出余下的肺内气体。如果患者自己掌握不好深呼吸的技术，操作者可在患者呼气的同时随着肋骨下陷的方向用手施加压力，利用胸廓本身的可动性增加呼气量，进而帮助增大吸气量。还可以利用吸气训练器进行吸气训练。

（2）缩唇呼气　缩唇呼气也称噘嘴呼气或吹哨呼气。操作方法：在呼气时将气体缓慢均匀地从两唇之间缓缓吹出。此法简单易行，不仅可以增加呼气时支气管内的抵抗力，提高支气管内压，而且还可以防止呼气时的小气道过早闭塞及肺泡萎缩，并有利于肺泡内气体的排出。

（3）膈肌呼吸训练　操作方法：患者取半坐卧位或仰卧位，两膝屈曲以消除骨盆和腹壁的紧张。为了让患者理解和掌握自身的膈肌吸气动作的特点，先让患者自己将双手分别放在胸部和腹部上面再开始吸气，并有意识的抑制上胸部的活动。操作时轻轻压迫腹部促进呼气，同时嘱患者有意识的关注下腹部，并以最小的努力性吸气促进膈肌运动，增加肺底部的换气。吸气时腹部凸起，吐气时腹部凹陷，思想集中，全身放松，先呼后吸，呼时经嘴，吸时经鼻，细呼深吸，不可用力。膈肌抗阻训练时患者取仰卧位，头稍抬高，当下腹部膨隆后，在其上放置0.5~4kg的沙袋物，并嘱患者在深呼吸的同时尽量保持上部胸廓平静，锻炼时间以每次10分钟，并不感到呼吸肌和全身疲劳为宜。

（4）呼气负荷训　呼气负荷训练是利用呼气连续数秒吹动纸巾，并不让其落下的呼吸控制训练。目的是通过对呼气的控制缓解呼吸困难感并加强气道防御功能。操作方法：患者最初离开被吹物体5cm的距离，然后逐次拉长.每次锻炼5分钟,每日2~3次。也可以利用吹笛子、吹气球或向水杯中吹气泡等方式进行。

注意事项：①选择合适的准备姿势(仰卧或侧卧、坐位、半坐位、立位、行走或运动中)；②选择合适的呼吸训练方式；③呼吸训练过程注意鼻吸口呼，自然均匀、有节律、深长适度；④吸气后不宜长时间憋气；⑤支气管扩张、慢支等患者禁忌过度深吸气，以免引起肺泡破裂；⑥在室外新鲜空气中做呼吸练习，在室内应该打开门窗。

3.咳嗽、排痰训练

（1）胸廓压迫排痰法　是依照胸廓的正常生理运动方向，在呼气时挤压有痰液潴留的肺部区域，或沿着支气管的走向压迫胸廓的方法。操作方法：操作者可将双手轻放在通过听诊后确认痰液潴留的胸廓相应部位，然后再配合患者的呼吸适当施加压力。为了不妨碍深吸气时的胸廓扩张，操作者的手应慢慢向上抬，在呼气初期压力尽量小，然后随着呼气加深慢慢增加压力，在接近呼气终末时达到接近胸廓弹力的最大压力。此法适用于胸廓的任何部位，正确的操作能使萎缩的肺泡充盈并增加呼气的流速。

（2）胸壁轻叩法　操作方法：操作者将手指并拢，手掌轻屈，手心呈中空的"碗"状，从患者的最大吸气位开始到最终的平静呼气位轻叩胸壁。肋骨骨折、脊椎骨折、有哮喘发作史和心血管系统疾病的患者应禁用此法。

（3）胸壁振动法　操作方法：操作者在患者有痰液潴留或呼吸音相对较弱的肺区域用双手紧按并摇晃胸壁产生震动。操作要点在于，通过快速和小幅度振动，促使治疗对象患侧支气管壁上的分泌物向上位较大的支气管内移动。对可能有骨质疏松症的患者应尽量避免使用该方法。另外，对痰液潴留位置较深的患者，需配合体位排痰法或器械性吸痰的操作来促使痰液排出。

（4）胸壁压弹法　操作方法：先通过压迫该区域的胸廓使之保持在最大呼气位的状态，然后在吸气开始后迅速解除压迫。

任务二　代偿性治疗方法

PPT

一、代偿性治疗的目的 微课5

吞咽障碍患者，在治疗吞咽障碍的同时，可通过改良食物性状、调整进食工具和进食要求、改变进食姿势、改变进食环境等代偿措施来达到临时安全顺利进食的目的，此方法虽不能改善患者吞咽功能，但可作为吞咽功能恢复前的短期治疗措施。

二、代偿性治疗的内容

（一）改良食物性状

1.食物选择因人而异　吞咽障碍患者出现障碍的不同时期、不同程度所选择的食物有所不同，黏稠度低的如稀流质不易残留但误吸的风险高，黏稠度高的食物不易误吸但容易残留。增加液体黏稠度可降低患者渗漏和误吸的风险，但同时也会增加咽部残留的风险。因此，最适合吞咽障碍患者的液体黏稠度是为避免患者误吸的最小黏稠度。吞咽障碍食物质地的选择可参考表8-2。

表8-2　吞咽障碍不同时期食物质地选择

吞咽障碍异常情况	适合的食物性状	应避免的食物质地
舌运动受限	开始吃半流质，以后再喝流质	糊状食物
舌的协调性不足	半流质	糊状食物
舌的力量不足	流质	大量糊状食物
咽期吞咽延迟	半流质	流质
呼吸道闭合不全	糊状食物	流质
喉上抬不足或环咽肌功能紊乱	流质	浓稠和高黏稠性食物
咽壁收缩不足	流质	浓稠和高黏稠性食物
舌根部后缩不足	流质	高黏稠性食物

2.选择原则　吞咽障碍患者宜选择密度均匀、黏性适当、有一定硬度、质地爽滑、易于变形通过咽部和食管的食物。这类食品必须是柔软、密度较均匀的食物，如烂饭、稠粥、果泥、米糊、蛋挞中间的奶黄等。泡饭之类具有两种形状混合在一起的食物不适合患者食用。有适当黏度、不易松散的食物，如松软的面包、馒头是较适合的食品，但太松脆的饼干或黏性太大的汤圆、糯米团等不适合患者食用。吞咽障碍患者除对食物性状有严格要求外，仍需注重食物营养搭配及患者个人喜好，通过食物的调配及结合吞咽的姿势与辅助手法保障患

173

者安全有效进食。

　　不同性状食物的调配需根据吞咽障碍患者临床评估和仪器检查评估的结果加以判断，为患者选择适合进食的食物。临床实践中，可根据吞咽障碍影响吞咽器官的部位，选择适当的食物并进行合理配制，不同质地的食物可根据个体化需要调制成不同形态。不同性状食物的调配，可以参考国际吞咽障碍食物标准（图3-14）来进行。调制过程中可使用食品增稠剂（图8-22）调节食物的性状。食品增稠剂主要成分为麦芽糊精、增黏多糖类、氯化钠，其特点为常温下能快速完全溶解，稳定性佳，不会因放置时间长而改变浓度，不同品牌的增稠剂在调配食物时的用量略有差别。下面介绍如何调配不同性状的食物。

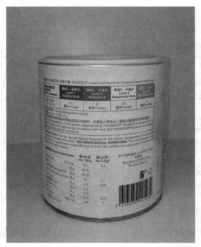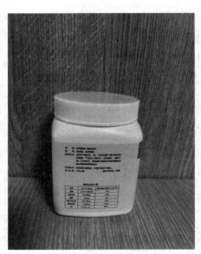

图 8-22　食品增稠剂

　　（1）等级1——轻度稠食物的调配

　　1）适应人群　轻度吞咽障碍的患者。

　　2）食物特征　质地水的浓稠，相比稀薄的液体，需要更用力地吸吮；可使用吸管、注射器、奶瓶饮用（图8-23）。

　　3）调配方法　将1%比例的增稠剂粉末加入水中（水100ml，配增稠剂1g）。

　　（2）等级2——中度稠食物的调配

　　1）适应人群　舌部控制力较弱的患者。

　　2）食物特征　可从勺子流出，可用嘴啜饮，快速从勺子流出、但流速比轻微稠饮品慢；使用标准口径的吸管（直径5.3mm）来饮用此稠度饮品需要用力（图8-24）。

　　3）调配方法　将2%比例的增稠剂粉末加入水中（水100ml，配增稠剂2g）。

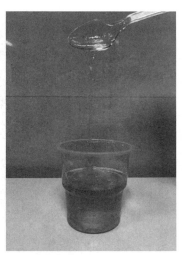

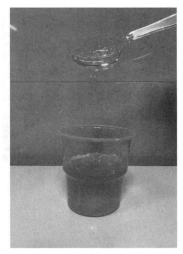

图 8-23　轻微稠食物的调配　　　　图 8-24　稍微稠食物的调配

（3）等级 3——高度稠食物的调配

1）适应人群　舌部控制力较弱又无法安全饮用稍微稠饮品的患者。

2）食物特征　可以使用杯子饮用；若从标准口径或大口径吸管（直径为 6.9mm）吸食，需要稍微用力；无法在餐盘上独立成形；无法使用餐叉食用，因为它会从餐叉缝隙间缓慢流落；可以用勺子食用；无须口腔加工或咀嚼，可直接吞咽；质地顺滑，没有"小块"（小团块，纤维、带壳或表皮的小块、外壳、软骨或骨的颗粒）（图 8-25）。

3）调配方法　将 3%~4% 比例的增稠剂粉末加入水中（水 100ml，配增稠剂 3~4g）。

（4）等级 4——糊状食物的调配

1）适应人群　舌头控制能力严重弱化的患者。

2）食物特征　多用汤勺或餐叉食用，无法通过杯子饮用，无法用吸管吸取；无须咀嚼；可在餐盘上独立成形；在重力作用下显现出非常缓慢的流动，但是不能被倾倒；将汤勺侧倾时，会从汤勺中完全落下并能在餐盘上成形；不含块状固体；不黏稠；没有固液分离（图 8-26）。

3）调配方法　将 5% 比例的增稠剂粉末加入水中（水 100ml，配增稠剂 5g）。

（5）等级 5——细馅型食物的调配

1）适应人群　具有舌运送能力的患者。

2）食物特征　可通过餐叉或汤勺食用，若患者手部控制能力较好，特定条件下可通过筷子进食；可在餐盘上固定成形（如球形）；质地绵软、湿润，但固体部分和液体部分不可分离；食物中可见块状固体（儿童食物中快状固体直径为 2~4mm，成人食物中快状固体直径为 4mm），块状固体可轻易被舌头压碎。

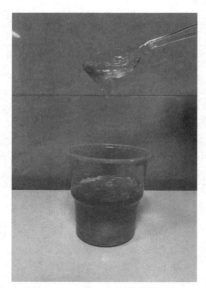

图 8-25 中度稠食物的调配

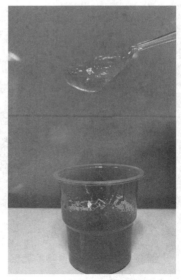

图 8-26 细泥型食物的调配

3）调配方法 充分剁碎的柔软、细碎的肉末；充分捣碎的鱼肉；充分捣碎的无果汁的果肉等（图 8-27）。

（6）等级6——软食调配

1）适应人群 高龄患者以及存在误吸及窒息风险的吞咽功能及咀嚼功能轻度下降的患者。

2）食物特征 用餐叉、汤勺或筷子可以进食；借助餐叉、汤勺或筷子可将其压碎；不需要借助餐刀来切断食物，但在使用餐叉和汤勺时可能需要同时使用餐刀辅助盛取食物；吞咽前需要咀嚼；质地绵软、湿润且没有分离的稀薄液体。

3）调配方法 松软的熟肉块；足够松软的熟鱼肉，捣碎的无果汁的果肉等（大小不应超过儿童为8mm小块，成人为1.5cm×1.5cm小块）（图 8-28）。

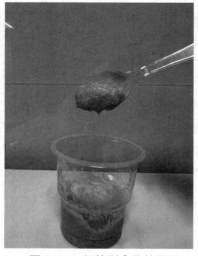

图 8-27 细馅型食物的调配

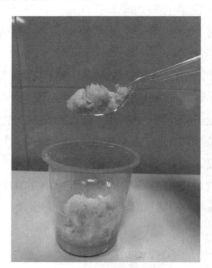

图 8-28 软食的调配

4.注意事项　增稠液体在临床中使用时应注意以下事项。

（1）增稠是为了使摄取或吞咽障碍患者能够安全摄取液体而采取的方法，与未增稠的液体相比，容易诱发腹胀，且下咽时缺乏清爽感，因此摄取量减少的情况较多。由于这样摄取的水分量减少，因此，为了防止脱水必须把握摄取量。

（2）增稠剂在增稠时一般需要数十秒，所以不能一边搅拌一边调整黏稠度，应充分溶解指定量搅拌均匀，放置一定时间后评价黏稠程度，并判断是否合适。液体的温度和增稠剂的种类不同，黏度也有所不同。

（3）使用市售增稠剂增稠，味道和香味可能会变差。此外，如果液体中的蛋白质含量高，则存在因增稠剂的种类不同而造成需求量不同和增稠时间不同的情况，需要针对食材选择增稠剂。因为增稠剂本身有热量，所以对糖尿病患者大量使用时必须要计算热量。

（4）各种增稠剂除黏度以外的特性（黏着性等）各不相同，因此在使用时应注意试饮。

（二）调整进食工具和进食要求 📱微课6

1.调整进食工具　根据患者的功能情况尽量选用适宜、得心应手的餐具，有利于顺利地完成进食。可按以下要求选择餐具。

（1）汤勺　患者手抓握能力较差时，应选用柄粗、柄长、匙面小、难以粘上食物、边缘钝的汤勺，便于患者稳定握持餐具。一般采用边缘钝厚勺柄较长，容量5~10ml的勺子为宜，便于准确放置食物及控制每勺食物量，不会损伤口腔黏膜（图8-29）。

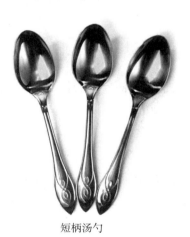 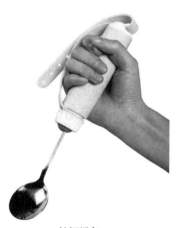

短柄汤勺　　　　　　　　　　　　　　　　　　长柄汤勺

图8-29　汤勺

（2）碗和杯　如患者用一只手舀碗里的食物有困难，可选择广口平底碗或边缘倾斜的盘子等。必要时，可以在碗底放置防滑垫，避免患者舀食物时碰翻碗具（图8-30）。杯：用普通的杯子饮水时，因患者需头向后仰饮水，有增大误吸的可能。此时，可选用切口杯等杯口不会接触到患者鼻部的杯子（图8-31），这样患者不用费力仰头就可以饮用，从而避免误吸。

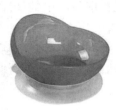

图 8-30 碗

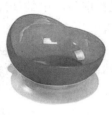

图 8-31 切口杯

（3）吸管　普通吸管因为短且细，一般不适用于吞咽障碍患者。若患者需要吸管，在吸口部分应改良。如在吸口或注射器上加上吸管等，慎重调整一口量。此外，还可以采用挤压柔软容器，挤出其中的食物（图8-32）。

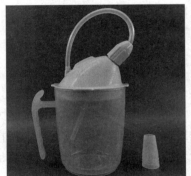

图 8-32　吸管杯

2.进食的要求

（1）食团在口中位置　进食时应把食物放在口腔最能感觉食物的位置，以最适宜促进食物在口腔中保持及输送。最好把食物放在健侧舌后部或健侧颊部，这样有利于食物的吞咽。这种做法不仅适合部分或全部舌、颊、口、面部有感觉障碍的患者，也适合所有面舌肌肉力量弱的患者。

（2）一口量及进食速度

1）一口量　即适合吞咽的一口的进食量。其大小因人而异，我国一般为5~10ml。可先从小口（2~4 ml）开始试验，酌情增加，一般不超过20ml。

2）进食速度　为减少误吸的危险，应调整合适的进食速度，前一口吞咽完成后再进食下一口，避免2次食物重叠入口的现象。

3）食团的大小和进食速度　对某些患者能否顺利吞咽有一定影响。某些咽期启动吞咽延迟或咽缩肌无力的患者常需2~3次吞咽才能将食团咽下，如食团过大、进食速度过快，食物容易滞留于咽并发生误吸。因此，咽缩肌无力的患者慎用或禁用大食团。另外，根据患者吞咽功能情况，指导患者改变和适应饮食习惯，速度过快时，提醒患者放慢进食速度，以防误吸。

（3）口腔与咽的清洁　进食前后口腔与咽的清洁对于吞咽障碍患者预防肺部感染是一项重要措施，因此，进食后口腔护理至关重要。进食前后痰液及分泌物的清理，及进食后体位引流机械辅助排痰，能很好预防肺部感染，促进患者康复。

（4）进食记录　为了详细了解患者进食前后情况，观察跟进进食效果，需要记录患者每次进食情况。先由护士或负责吞咽的治疗师逐项给家属或陪护者讲解记录的内容，要求每餐记录。通过客观记录患者进食情况，可以了解患者进食的动态变化，通过对所记录信息的分析，有助于更精准地实施个体化治疗方案，达到患者安全有效进食的目的。

（三）改变进食姿势

对于不同类型吞咽障碍患者，吞咽姿势的改变可改善或消除吞咽时的误吸症状。适用于神经系统疾病（如脑卒中）、头颈部肿瘤术后等情况。良好的进食习惯也至关重要，最好定时、定量，能坐起来不要躺着，能在餐桌边不要在床上进食。开始训练时应选择既有代偿作用又安全的体位，具体包括躯干姿势（坐位姿势与半卧位姿势）和头部姿势（低头吞咽、转头吞咽、侧头吞咽、仰头吞咽）等。

1.躯干姿势　进食体位包括坐位姿势与半卧位姿势，患者在进食过程中抬高床头呈30°~60°半卧位或采用端坐位（图8-33），头部正中稍前屈或向健侧倾斜30°。偏瘫侧肩部用枕头垫起，辅助进食者位于患者健侧。

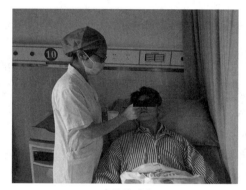　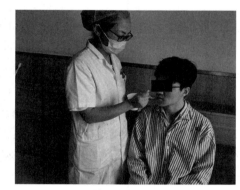

半卧位进食　　　　　　　　　　　　　　　　端坐位进食

图 8-33　不同体位进食

2.头部姿势　头部姿势调整的方法包括仰头吞咽、低头吞咽、侧头吞咽、转头吞咽。

（1）仰头吞咽　能使口咽的解剖位置变宽，也可影响咽食管段，尤其能增加食管内压力，缩短食管段的舒张时间（图8-34）。适用于有口或舌功能缺损的患者，防止食团进入口咽腔。仰头吞咽对于口咽腔运送慢的患者是一项很有用的代偿技术。会厌谷是容易残留食物的部位之一。当颈部后屈仰头时，会厌谷变得狭小，残留食物可被挤出，紧接着尽量前屈（即点头），同时做用力吞咽动作，可帮助舌运动能力不足以及会厌谷残留的患者清除咽部残留物。必要时结合声门上吞咽手法，保护气道，去除残留食物效果更佳。但是仰头吞咽会使喉闭合功能减低，因此，对存在气道保护功能欠佳或咽食管段功能障碍的患者，可能将会导致吞咽障碍。

（2）低头吞咽　是指下巴与胸骨柄部接触（图8-35）。低头吞咽能使口咽解剖结构变窄，使舌骨与喉之间的距离缩短；同时，会厌软骨被推挤接近咽后壁，使二者之间距离缩小，会厌软骨与杓状软骨之间的距离也减小，从而使呼吸道入口变窄。适用于吞咽时气道保护功能欠缺的患者；对延迟启动咽期吞咽、舌根部后缩不足、呼吸道入口闭合不足患者也是一个较好的选择。吞咽造影检查时，低头吞咽可见咽解剖生理功能位置的改变。

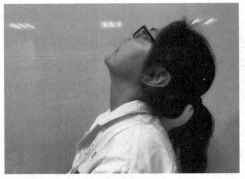
图 8-34　仰头吞咽

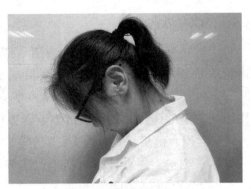
图 8-35　低头吞咽

（3）侧头吞咽　可作为一项治疗技术，如患者偏瘫侧受损时，常应将头偏向患侧吞咽（图 8-36）。主要作用是使吞咽通道在头偏向侧变得狭窄或关闭，适用于单侧咽功能减弱的患者。这一关闭作用只局限于舌骨水平的咽上方，而咽下方则是保持开放的。

（4）转头吞咽　头旋转的生理作用是使咽食管腔内压力下降，相应增加咽食管段的开放。头旋转能使在咽吞咽食团的量增加，减少食物残留，同时也可降低气管塌陷的危险。咽两侧的梨状隐窝是最容易残留食物的地方，让患者分别左、右侧转头同时做吞咽动作，可清除梨状隐窝残留物（图 8-37）。如左侧梨状隐窝残留食物，采用向右侧转头吞咽，或偏向左侧方吞咽；反之亦然，右侧梨状隐窝残留食物，采用向左侧转头吞咽，或偏向右侧方吞咽。

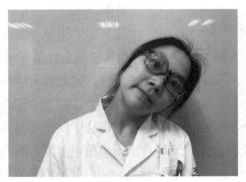
图 8-36　左侧头吞咽

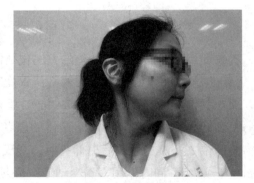
图 8-37　左转头吞咽

（四）改变进食环境

保持环境安静，进食时应集中注意力，避免边说话边进食，以免增加患者误吸。吞咽障碍患者床旁可准备吸痰器，以防止由误吸所致的窒息。

（五）麦克尼尔吞咽治疗方法

1.概念　麦克尼尔吞咽治疗方法（McNeill dysphagin therapy program，MDTP）是一个以运动理论为导向，以经口进食为目的的系统化吞咽治疗方法。

2.训练原则　①利用运动次数（密集）；②运动强度（最大）；③速度与协调（一次有效吞咽）；④循序渐进。

3.训练前准备　完善以下检查：①临床吞咽评估；②功能性经口进食量表（functional oral intake scake，FOIS）；③食物种类等级（food hierarchy）；④视觉模拟评分表（VAS）：自我感觉能不能吞咽；⑤患者体重：进食有效性；⑥吞咽造影检查：误吸评估。

4.操作方法　MDTP共有15次治疗的疗程，每次1小时，前2次治疗是适应性训练，主要目的是让患者了解治疗方式和学习吞咽的技巧，并且测试吞咽的基线情况。

（1）第1次治疗

1）练习内容　①介绍吞咽障碍治疗的原则；②陪患者观看以前所记录的资料，如造影；③患者练习吞咽所需技巧，指导患者先以吞口水练习如何吞咽；④解释患者及家属的问题及忧虑；⑤教导患者如何记录饮食及练习如何使用吞咽技巧。

2）吞咽技巧　①嘴唇轻闭；②试着不要在嘴巴内移动食物、饮料；③当准备好吞咽时，吞咽愈快，愈用力愈好；④试着把所有在口中的食物一次吞下；⑤如果出现呛咳，应尽量克制；⑥一旦完成吞咽动作，轻轻地清一下喉咙。

3）观察是否误吸　①如流眼泪、呼吸方式改变、身体姿势改变；②不愿意吃下一口食物，应改变吞咽方式，如多次吞咽；③延迟咳嗽，如发现患者存在隐性误吸，必须做造影检查；④血氧饱和度监测，下降超过3%提示存在误吸。

（2）第2次治疗　①复习第一次所设目标与饮食进展；②复习正确的吞咽方式及吞咽技巧；③以吞唾液复习吞咽技巧；④必要时，参考吞咽造影检查时确认的食物阶段，指导学习如何正确使用吞咽技巧。

（3）第3~15次治疗　①按照吞咽治疗步骤，监督患者进展，每次治疗要达到80~100次的吞咽（视患者能力而定）；②每次治疗开始和结束，需伸展舌头15~30秒，来增加舌头的活动范围，进而减少舌头肌肉的紧张。

5.注意事项

（1）在进行MDTP时，如果患者在十次吞咽中，有八次产生有效吞咽，则可往下一级食物等级发展（注意，依据患者吞咽次数，而非食团大小）。

（2）患者在五次的吞咽过程中，有三次以上误吸的情况发生，或者呛咳出食物时，则后退一级。

（3）每一次吞咽都要严密监控，并且记录下来，以此监督治疗进展（表8-3）。

表8-3　麦克尼尔吞咽治疗法记录表

姓名：　　　　　性别：　　　　　床位：　　　　　住院号：　　　　　评估日期：

临床诊断：

床边吞咽评估：＿＿＿＿＿＿＿＿＿＿＿＿＿＿＿＿＿＿＿＿＿＿＿＿＿＿

功能经口进食：＿＿＿＿＿级　　　　　食物种类：＿＿＿＿＿级

视觉模拟评分法"是否可以经口进食"：能　不能　　体重：＿＿＿kg

吞咽造影检查：＿＿＿＿＿＿＿＿＿＿＿＿＿＿＿＿＿＿＿＿＿＿＿＿＿

	姿势	嘴唇闭合程度	一口量	总量	进食等级	进食时间	吞咽严重度
1							
2							
3							
4							
5							
6							
7							
8							
9							
10							
11							
12							
13							
14							
15							

（六）注意事项

1.摄食－吞咽障碍患者处理需要多专业、多科室的通力合作，相互协调、优势互补，应采用吞咽康复治疗小组的工作模式。

2.意识不清、疲倦或不合作者切勿喂食。

3.痰多患者，进食前应清除痰液后再进食。

4.有义齿的患者，进食前应戴上义齿再进食。

5.口腔感觉差的患者，把食物送入口时，可适当增加汤勺下压舌部的力量，有助于刺激感觉。

6.耐力差患者，宜少吃多餐。

7.如患者有认知障碍，可适当给予口令提示。

8.如患者出现呛咳，应停止进食。

9.进食药物可用凝固粉调制成适合患者吞咽的性状；患者如果吞咽固体食物有困难，也不能有效地吞下大粒的药片或胶囊。

10.进餐后保持口腔清洁，及时进行口腔护理。

11.餐后指导患者坐位或半卧位休息至少30分钟。

12.对患者家属及陪护人员进行详细的健康教育。

13.教会患者家属及陪护人员防误的吸急救知识。

任务三　吞咽障碍电磁刺激治疗

PPT

一、神经肌肉电刺激治疗

应用频率低于1000Hz的电刺激进行治疗的方法，称为低频电刺激疗法。主要包括神经肌肉电刺激、肌肉电刺激、功能性电刺激、经皮神经电刺激、直流电刺激。其中，通过刺激完整的外周运动神经来激活肌肉的电刺激称为神经肌肉电刺激疗法，是治疗吞咽障碍的一种重要方法。主要治疗目标是强化无力肌肉，亦可治疗废用性肌萎缩，还可以帮助恢复运动控制，治疗过程中可以立即获得进食功能的改善。

（一）治疗处方

神经肌肉电刺激仪一般采用双极法，治疗时电极面积可视肌肉大小而定。理想的电流应满足以下两点：①只刺激病灶肌群而不波及其邻近的正常肌肉；②能只刺激病灶肌不引起或少引起感觉性反应。刺激频率较低时，可依据肌肉收缩次数来决定剂量，刚开始治疗时，每次应使每条病灶肌收缩10~15次，休息数十分钟，如此反复4次，即整个治疗过程中每条病灶肌收缩40~60次。随着情况的好转，以后每次每条病灶肌收缩20~30次，如此反复4次，这样整个治疗期间病灶肌收缩次数可达80~120次。但是，在治疗过程中不能单以病灶肌收缩次数为判断标准，适宜的电刺激应满足以下几点：①病灶肌要有足够的收缩力度；②邻近肌无反应或反应小；③肌肉收缩时无疼痛感；④每次肌肉收缩幅度接近。刺激频率高时，可采用调制式的脉冲群，使肌肉通电时发生一系列的收缩，脉冲群停止时肌肉松弛，此时记录脉冲群出现的次数即刺激的次数，一般仪器上的调制频率为15~50次/分钟，可视情况选用。

（二）作用与应用

1.治疗作用　神经肌肉电刺激主要用于辅助强化肌力，帮助喉提升，增加咽肌收缩力量与速度，增加感觉反馈和恢复吞咽时序性。患者接受刺激同时，边做空吞咽或边进食，效果更佳。

2.适应证　各种原因所致神经性吞咽障碍，头、颈、肺部肿瘤术后吞咽障碍，面、颈部肌肉障碍。

（三）操作方法

1.准备工作

（1）备皮，贴电极。

（2）告诉患者治疗时的各种感觉、治疗进展以及预期的效果。

2.输出强度调控

（1）开启电疗仪。

（2）同时增加两通道电量，询问患者感觉，如蚁爬感、麻刺感、颤动感、温热或烧灼感、抓捏或挤压感。随输出强度增大，感觉变明显。

3.达到治疗强度的标志

（1）患者有被捏住、推揉，以及电极要剥脱皮肤的感觉。

（2）在进食或进水的瞬间，给予耐受性强度刺激。

（3）吞咽时可闻及咕噜声。

（4）出现吞咽扳机点（在儿童尤为常见）。

（5）肢体语言，如坐直、试图取下电极。

（6）声音改变。

4.治疗量及进度

（1）维持刺激0.5~1小时。

（2）边刺激边让患者做吞咽动作；平均治疗疗程是10~14次。

（3）启动吞咽训练，应遵守评估时确立的治疗方案。

（4）根据患者的治疗表现调整治疗量及进度，例如，食物滞留、误吸和呛咳是否消失。

5.电极放置　吞咽障碍治疗效果评价，电极放置至关重要。临床上主要应用以下四种电极放置方法进行治疗。

（1）电极放置方法一　此种放置方法最为常用，适合于大多数患者，严重吞咽障碍治疗时，开始以此放置方式放置电极，可影响多数肌肉群。沿正中线垂直排列所有电极，将第一电极放置于舌骨上方，第二电极紧挨第一电极下放置，置于甲状软骨上切迹上方，第三和第四电极按前两个电极之间的等距离放置，最下面的电极应不低于环状软骨（图

8-38）。通道1主要作用于舌骨上及舌骨下肌肉系统；通道2则作用于舌骨下肌肉系统。

（2）电极放置方法二　此种放置方法适用于伴有原发性会厌谷滞留和喉部上抬功能障碍患者。通道1紧位于舌骨上方，水平排列两电极；通道2沿正中线排列电极，上面的电极放置于甲状上切迹上方，下方的电极放置于甲状软骨上切迹下方（图8-39）。该放置方法上方的通道电流主要作用于会厌谷和舌基部周围肌肉系统，下方通道电流主要作用于舌骨下肌肉（甲状舌骨肌、胸骨舌骨肌），强度足够的情况下，电流还可作用于喉内肌。

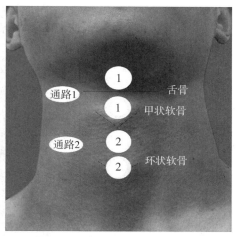

图 8-38　电极放置方法一示意图

（3）电极放置方法三　此种放置方法适用于大多数咽及喉部运动缺陷者。在中线两侧垂直排列两通道，最下方电极恰好位于甲状软骨上切迹上方（图8-40），但应注意电极不要向两侧过远放置，以免电流通过颈动脉窦。此放置方法是方法一的替代方案，电流主要作用于下颌舌骨肌、二腹肌和甲状舌骨肌，当电流足够强时，电流将向深部穿透可达舌骨咽肌。

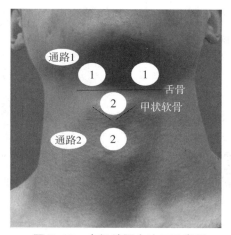

图 8-39　电极放置方法二示意图

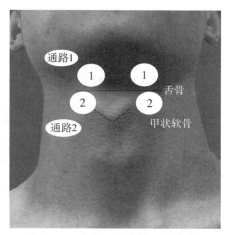

图 8-40　电极放置方法三示意图

（4）电极放置方法四　此放置方法适于治疗口腔期吞咽障碍。将通道1电极置于颏下方，通道2电极放置于面神经颊支位置上（8-41）。通道1刺激舌外附肌群和部分舌内附肌肉组织及舌骨上肌肉，促进喉上抬；通道2刺激面神经，引发面部肌肉收缩。

185

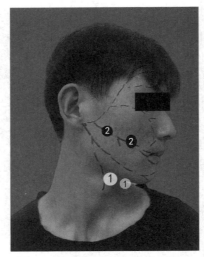

图 8-41　电极放置方法四示意图

（四）注意事项

1.治疗前确保局部皮肤清洁、干燥，并很好地修剪过毛发。

2.采用75%乙醇清洁皮肤，可提高电极片黏度和导电性。

3.尽可能使患者头部处于中立位。

4.放置电极片后，如果皮肤凹凸不平可采用绷带或胶带加强电极与皮肤的接触。

二、肌电触发生物反馈治疗

肌电生物反馈治疗指在进行一系列食团吞咽和气道保护的同时，可通过反馈仪将肌电信号叠加输出，转换成患者能够直接接收到的信息，如颜色、声音和数字，此时，患者可根据反馈信息对吞咽肌群进行放松训练或瘫痪肌群进行肌肉收缩活动。通过患者视觉反馈模仿及再学习正常的吞咽模式，以强化舌骨上下肌群的收缩活动，可以明显提高吞咽训练的疗效。

（一）治疗处方

可把表面肌电生物反馈（sEMG）电极置于颈前舌骨与甲状软骨上缘之间，电脑肌电生物反馈训练仪能无创探测到吞咽时喉上抬的幅度，并实时显示在电脑屏幕上，当肌力不足时，可自动诱发神经肌肉电刺激，以补充吞咽时不足的肌力，达到生物反馈与功能性电刺激的双重功效。当肌电信号水平超过预先设定的阈值时，通过肌电触发刺激器可提供一次有功能活动的肌肉收缩，并通过语音提示及时给予患者鼓励。总之，当吞咽肌群肌力欠佳时，可配合辅助吞咽手法训练，如门德尔松手法、用力吞咽法、声门上吞咽法等；当吞咽肌群肌力尚可时，便可进行主动训练。近期研究表明，游戏式生物反馈结合吞咽运动的治疗效果更佳。

（二）作用与应用

1.治疗作用　　肌电触发生物反馈训练可以增加舌骨上肌群肌力，帮助喉上抬，提高咽缩肌肌力和协调性，改善感觉反馈和时序性，通过颜色、声音和数字等信号教会患者新的吞咽动作技巧、不熟悉的运动或难以掌握的运动，如用力吞咽法等多种吞咽手法，缩短患者整个吞咽的治疗过程，并取得满意的治疗效果。生物反馈训练对于运动和协调性不足所导致的生理性吞咽障碍可作为首选，但对于结构性吞咽障碍如鼻咽癌放疗后患者的治疗效果差。

2.适应证

（1）患者认知功能尚可，能听懂每一步骤的要求并愿意配合。

（2）脑卒中、头颈部肿瘤、舌咽神经麻痹引起的吞咽障碍。

（三）操作方法

1.准备工作

（1）准备物品　　选择灵敏、安全、有效的治疗仪器。

（2）备皮　　用75%的碘伏消毒。

（3）告知　　告诉患者治疗时的各种感觉、治疗进展以及预期的效果。

（4）贴电极　　将电极片分别置于颈前舌骨与甲状软骨上缘之间（图8-42）。

2.确认信号质量

（1）开启电疗仪。

（2）同时增加两通道电量，询问患者感觉，如蚁爬感、麻刺感、颤动感、温热或烧灼感、抓捏或挤压感。随输出强度增大，感觉变明显。

（3）肌电信号应随着肌肉肌力增加而变化。

3.设定表面肌电阈值　　嘱患者用力做5次吞咽动作，做1次休息30秒，若口腔干燥，可使用冰刺激或安全质地的液体或食物做测试，获得吞咽时最大肌电值；计算5次吞咽动作的平均肌电值；设最大肌电值的70%作为阈值。

4.治疗量及进度　　①设定触发电刺激的参数及强度；②同时进行表面肌电生物反馈与电刺激触发训练，可结合用力吞咽法，让患者注视肌电生物反馈仪屏幕上起伏的曲线图，感受下颌肌肉在正常吞咽、用力吞咽和极其费力吞咽时的肌电数值，尽最大努力做

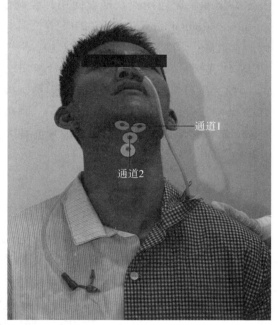

通道1

通道2

图8-42　电极放置方法示意图

187

吞咽动作超过阈值；另外，可结合门德尔松吞咽手法，尽可能延长喉上抬的幅度和前移的时间（图8-42）。

5.治疗完毕 关闭电源，从患者身上取下电极，检查患者皮肤的完整性。

（四）注意事项

1.治疗室环境安静、舒适、光线适宜、无噪音。

2.治疗前确保局部皮肤清洁、干燥，并很好地修剪过毛发。

3.采用75%乙醇清洁皮肤，可提高电极片黏度和导电性。

4.治疗前向患者解释此治疗的原理、方法和目的，取得其全力配合。

5.把电极片放置于合适的部位，并做好记录，以确保以后的治疗效果。

6.治疗时用简明的指导语引导患者，待患者熟悉指导语后，方可让其默背指导语并进行治疗。

7.根据患者的治疗情况，排除疲劳、疼痛等感受，每日可进行1次治疗，每次治疗20分钟，一般9~20次为一个疗程。

8.注重训练患者在治疗室学会的感受和技巧，以便强化和巩固患者居家的练习，提高疗效。

三、吞咽障碍中枢神经调控治疗

近年来，神经调控技术在吞咽障碍领域应用广泛，主要包括经颅直流电刺激（transcranial direct current stimulation，tDCS）和经颅磁刺激（transcranial magnetic stimulation，TMS）。我国最新专家共识及临床应用实践推荐使用神经调控技术中重复经颅磁刺激（repetitive transcranial magnetic stimulation，rTMS）、tDCS等，其具有改变大脑皮质兴奋性的作用，因而改善吞咽障碍。rTMS作用涉及不同的频率（10、5、3、1 Hz）、强度、位置（损伤侧下颌舌骨肌运动代表区、健侧运动皮质代表区），对吞咽功能康复均有效；tDCS作用涉及不同刺激类型（阳极刺激、阴极刺激和伪刺激）、刺激部位（患侧和健侧）、刺激参数、电流参数，同时配合传统吞咽训练可明显改善吞咽障碍患者的吞咽功能。

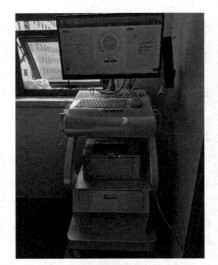

图8-43　经颅直流电刺激计算机

（一）经颅直流电刺激

1.基本概念 经颅直流电刺激作为一种非侵入性脑刺激技术，是利用恒定、低强度直流电调节大脑皮层神经元活动的技术，可以引起大脑皮质神经细胞兴奋性改变及其他一系列变化。与经颅磁刺激相比，由于其安全、低廉、便携和良好的临床应用前景，近年来在肢体运动功能、认知、言语和吞咽等康复领域得到广泛的关注和应用（图8-43）。

2.作用机制　经颅直流电刺激（tDCS）是通过调节自发性神经元网络活性而发挥作用。其作用机制是依靠不同的刺激极性作用引起静息膜电位超极化或者去极化改变，从而达到对皮质兴奋性调节的目的。阳极刺激提高皮层的兴奋性，阴极刺激降低皮层的兴奋性。

3.基本原理　是由一个直流微电刺激器、一个阴极电极和一个阳极电极组成，并将电极置于大脑表面后，刺激器输出1~2mA的微弱直流电，电流从阳极流动到阴极，形成一个环路。此时，一部分电流在经过头皮和颅骨时减弱，另一部分电流则穿过颅骨作用于大脑皮质，利用微弱电流调节大脑皮质神经细胞活动的技术。

4.生理基础　阳极刺激通常使皮层的兴奋性提高，阴极刺激则使皮层兴奋性降低；阳极刺激可以诱导相关区域脑血流增加，阴极刺激时可诱导较小血管的血流降低；通过调节突触的微环境，从而起到调节突触可塑性的作用。

5.刺激模式

（1）阳极刺激　阳极电极置于目标脑区位置，起兴奋作用。

（2）阴极刺激　阴极电极置于目标脑区位置，起抑制作用。

（3）对照假刺激　给予非常短暂的电流刺激（约30秒，使被试者产生与真刺激相同的主观感觉，电极放置位置与真刺激一致）。

6.操作方法

（1）治疗前患者的筛选　tDCS并不适合于所有人，对电流刺激敏感、皮肤薄嫩或者不能耐受的人不适宜此治疗。在治疗之前，应和患者做好充分沟通，轻微的反应（皮肤发痒、刺痛、被叮感等）属于正常现象，必要时可与患者签署知情同意书。

（2）制定治疗方案　根据患者病情，确定疗程、治疗部位（安放电极的部位）等、治疗时间、刺激电流、缓升缓降时间等。注意，缓升缓降时间不应低于30秒。

（3）治疗操作

1）清洁治疗部位　在治疗前，建议嘱咐患者洗澡、洗头，清洁治疗部位，如果治疗部位有油脂，应用医用酒精进行脱脂和清洁。

2）安放电极前的准备　①制备饱和盐水：为了更好地降低电极的接触阻抗，推荐使用饱和盐水浸泡衬垫。饱和盐水制备方法：在洁净的盆中盛入适量的温开水后，缓慢倒入食盐，边倒边搅拌，直至盆底有少量食盐不能再被溶化为止。②湿润衬垫：将衬垫用饱和盐水浸泡后拧干（用手稍用力捏紧衬垫，以不再滴水时为宜）。厚度适宜、充分湿润后的电极衬垫，对电刺激产生的刺痛感、因热效应而灼伤皮肤等现象均能进行有效的防护。

3）电极放置　tDCS的电极放置采取国际脑电图10-20标准定位系统进行定位，选择适当大小的电极片（常用5cm×7cm），将电极片装入布衬垫中，电极朝向布垫较厚的一侧，并将此侧面向作用部位，按下述操作程序进行。①参考电极（放置在肩部或者前额）推荐使用大号电极片。②需要在患者头部留发处安放电极时，由于头发不利于导电，应先尽量拨开安放部位的头发，尽量暴露皮肤，以利于降低电极的接触阻抗。③在治疗部位先放置湿润的衬垫，再将电极片的导电面（黑色面）面向衬垫放置在衬垫上，使电极片导电面的四个边缘均处于衬垫的四个边缘之内。如果电极片放在布套内，应确认电极的导电面朝向患者。④电极片和衬垫放置好后，应进行固定，使电极和患者皮肤之间保持良好的接触，防止在治疗过程中发生电极移位。可使用绑带进行固定，固定时，绑带应完全覆盖电极片和衬垫，在患者可承受的范围内，绑带应尽量压紧电极。不建议使用胶布固定电极。⑤为了延长电极线的使用寿命，可将电极插针根部的一小节线缆（此节线缆因频繁折弯最易发生断线故障）用绑带压住（图8-44）。

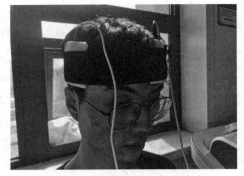

图8-44 经颅直流电刺激治疗

4）开机操作　上述步骤完成后，开启输出按钮，实施治疗。根据患者耐受程度调节电流大小，5cm×7cm电极片建议调到临床经验值1.2~1.4mA，当治疗效果不明显时，可增加刺激强度或调整治疗部位，当患者不能耐受时，先下调治疗强度，待患者适应后再上调，一次刺激时间建议为20分钟。治疗结束后，注意询问患者是否存在不良反应。

5）治疗完成后工作　①清洗电极片、衬垫：为去除前次治疗后的残留物，应对电极片、衬垫进行清洁（用清水进行冲洗）。如需消毒，可用84消毒液清洗，再用清水清洗掉84消毒液；或者将其浸泡在2%的戊二醛溶液或者10%的次氯酸钠水溶液中，用清水冲洗后晾干。②电极线的线缆：用清水湿润的棉布进行擦拭，擦拭时切勿用力拉拽线缆，以避免拉断线缆内部的金属丝。如需消毒，可用干净的棉布蘸取2%的戊二醛溶液或者10%的次氯酸钠水溶液擦拭表面，再用棉布蘸取清水擦去溶液，最后用棉布擦干。

7.注意事项

（1）整个治疗过程，操作人员不应离开，患者如有不适，应立即终止治疗。

（2）正常进行治疗时，电刺激器将显示"运行中"，无操作30秒后背光会熄灭。治疗过程中，应注意观察电刺激器有无下列闪烁报警现象。

1）治疗过程中，电刺激器闪烁报警并显示"电量低"（电量低于50%）时，治疗完成后应立即进行充电或更换电池。当电池电量低于15%时，电刺激器将显示"电量低"并自动停止治疗。

2）当出现电极接触不良（接触电阻过大）、电极导电效果差等情况时，电刺激器将闪烁报警并显示"导电差"，应立即终止治疗。

3）当出现未插电极线、电极插头接触不良、电极线断线、电极松动、电极导电太差等情况时，电刺激器将闪烁显示"输出断开？"并暂停治疗，等待值守操作人员排除异常情况。异常情况排除后，按"开始"键可继续治疗。若暂停治疗持续5分钟无任何操作，电刺激器将自动关机。切勿使电极线的分线盒、插头盒接触到液体。

4）为了延长电极片和电极衬垫的使用寿命，建议每天结束治疗后，进行上述步骤的清洁。

8.适应证与禁忌证

（1）适应证 ①神经系统康复方面：脑损伤所致运动障碍、平衡障碍、认知障碍、言语语言障碍、视知觉障碍、意识障碍、肌张力障碍、脊髓损伤、中枢性疼痛、脑瘫、帕金森病、阿尔茨海默病、癫痫等；②精神疾病康复方面：抑郁、焦虑、精神分裂症等；③其他疾病：睡眠障碍、记忆力减退、注意力减退等。

（2）禁忌证 ①使用植入式电子装置（如心脏起搏器）的患者；②颅内有金属植入器件的患者；③有出血倾向的患者；④孕妇及儿童；⑤局部皮肤损伤或炎症患者；⑥有颅内压增高的患者；⑦存在严重心脏疾病或其他内科疾病的患者；⑧急性大面积脑梗死的患者；⑨治疗区域有带有金属部件的植入器件患者；⑩刺激区域有痛觉过敏的患者。

9.研究现状 目前，国内外有关tDCS治疗吞咽障碍的研究表明，阳极tDCS能够改善脑卒中后吞咽障碍患者的吞咽功能。但是，其具体作用机制尚不明确，需要进一步临床研究探讨。

（二）经颅磁刺激

1.概述 经颅磁刺激是一种引起大脑神经元去极化或超级化的非侵入性刺激技术，具有无痛、无创、安全和副作用小的特点。重复经颅磁刺激可调节目标脑区的兴奋性，有助于揭示刺激部位与行为表现之间的对应关系；与经颅直流电刺激相比，更容易实现颅脑深部刺激。表面电场值相同情况下，40mm深处感应电场值比表面电刺激产生电场值大10倍；人体不适感较小，不直接刺激神经，对电阻很大的头皮、骨骼组织而言，产生感生电流甚微，基本无不适感。

（1）基本原理 重复经颅磁刺激技术是建立在生物电磁学理论基础上发展起来的一门新医疗技术。线圈内电流变形成高强度交变磁场，进而在颅内组织中产生感应电流并刺激神经元。改变大脑皮层的膜电位促使大脑皮层产生相关的生理效应，从而起到治疗作用。

（2）生理基础

1）刺激局部神经产生动作电位 运动诱发电位（MEP）。

2）影响脑内多种神经递质及其受体的功能 多巴胺（帕金森病、成瘾等）、5-羟色胺（睡眠、认知、疼痛等）、谷氨酸（癫痫、阿尔茨海默病等）。

3）影响皮质代谢 高频刺激可以提高局部代谢水平，低频则降低局部代谢水平。

4）影响局部血流 高频刺激可以提高局部血流，低频则降低局部血流。

5）兴奋与抑制作用 双向调节大脑兴奋与抑制功能之间的平衡。

（3）刺激模式

1）单脉冲刺激（sTMS） 指一次只输出一个脉冲的刺激模式。可以调节强度，多用于常规电生理检查，如测量运动诱发电位（MEP）、运动阈值（MT）、中枢运动传导时间（CMCT）等。

2）成对脉冲刺激（pTMS） 指使用同一个刺激线圈一次输出两个刺激脉冲刺激大脑的同一目标区域，或者使用两个线圈输出两个刺激脉冲，刺激不同的区域，探测不同脑区之间的连接。

3）重复脉冲刺激（rTMS）　可改变大脑局部神经兴奋度，实现皮质功能重建。常规重复脉冲刺激高频＞1Hz，低频≤1Hz；模式化重复脉冲刺激，包括间隔刺激（iTBS）和连续刺激（cTBS）。

2.操作步骤

（1）设备准备　包括高压电源、储能电容器、放电线圈（8字形、圆形等）、电能泄放回路、磁刺激线圈及开关等（图8-45）

（2）测量运动阈值　首次治疗时需测定静息运动阈值（RMT），以静息运动阈值确定患者的磁刺激强度。RMT可用MEP检测法来确定，即10次检测中5次可诱发靶肌肉50μV的MEP所需的最低刺激强度（图8-46）。

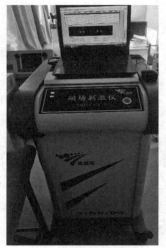

图8-45　经颅磁刺激硬件设备

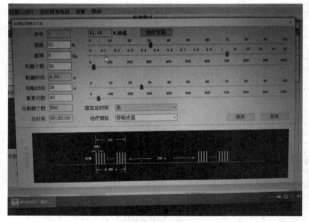

图8-46　运动阈值测定

（3）功能区定位　一般认为，与临床密切相关的相对独立的网络结构有以左侧外侧裂周围区域为主的语言网络、以右侧额顶区域为主的空间识别网络、颞枕部的面部及物体识别网络、贮存长期记忆的边缘系统、与注意和行为有关的前额叶网络。

（4）治疗靶点定位　常用方法包括测定RMT以找到M1位点为参考点，根据治疗靶点与参考点的距离，在头皮表面沿相应方向移动该距离；以国际脑电图10-20标准定位系统或定位帽为参考，选择接近的电极位置；借助影像学导航系统，以结构、功能等MRI影像检测引导靶点进行精准定位。

（5）刺激模式及参数　现有的研究证据表明，高频rTMS可提高卒中患者对吞咽肌群的控制能力，rTMS治疗吞咽障碍多选3Hz或5Hz，80%~120%运动阈值刺激健侧或患侧半球的吞咽运动皮质（图8-47）。

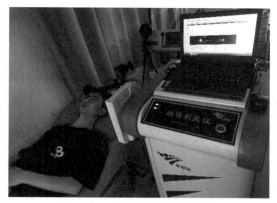

图 8-47　重复经颅磁刺激治疗

3.研究现状　目前，国内外有关rTMS治疗吞咽障碍的研究较少，初步认为rTMS有利于吞咽障碍康复，但仍需大量样本的临床研究，不断完善治疗方案。

4.适应证与禁忌证

（1）适应证　脑卒中后偏瘫、认知障碍、失语、吞咽障碍患者；阿尔茨海默病、帕金森病患者；脊髓损伤患者；疼痛（神经痛、偏头痛、下背痛）患者；抑郁症、焦虑障碍、睡眠障碍、精神分裂症、强迫症患者；耳鸣患者。

（2）禁忌证　头颅内置有金属异物、安装心脏起搏器、佩戴耳内助听器；合并严重心脏疾病或严重躯体疾病的患者；有癫痫发作史或癫痫家族史的患者禁止使用高频强刺激；颅内压增高的患者不能接受rTMS治疗；孕妇、婴幼儿和不能表达自己感受的患者慎用rTMS。

PPT

任务四　其他特别吞咽障碍治疗

一、说话瓣膜技术

（一）概述

1.定义　对于气管切开患者，在气管套管口安放一个单向的通气阀门装置，可改善气管切开患者的说话障碍、吞咽困难、误吸发生率增高及排痰困难，此装置即人工说话瓣膜。

2.工作原理　人工说话瓣膜是一个单向的通气阀门装置，衔接在气管套管处，吸气时瓣膜打开，气流通过瓣膜打开的缺口进入气道，呼气时瓣膜关闭（图8-48）。气流从气管导管与气管的间隙经过口鼻呼出，呼气末正压恢复，喉闭合功能得以重建，因此患者的发声可基本正常，

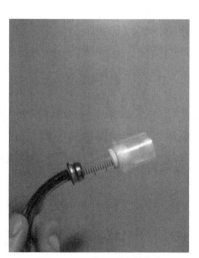

图 8-48　人工说话瓣膜

进食时的渗漏，误吸程度明显减轻，降低了误吸发生率，从而可降低患者的肺部感染率。此外，患者佩戴说话瓣膜后上呼吸道有气流通过，将增强上呼吸道的感觉功能，能够感受到有分泌物的存在，因此会出现咳嗽、清嗓等反应，使分泌物经口咳出，进一步减少误吸和感染的发生。另外，佩戴说话瓣膜后使生理性呼气末正压得以恢复，可避免肺泡早期闭合，使肺泡扩张，功能残气量增加，改善通气氧合，是治疗低氧血症的重要手段之一。

3.适应证与禁忌证

（1）适应证　①患者清醒，有警觉，有恢复语言交流的欲望；②下列疾病常伴有吞咽困难，可考虑佩戴说话瓣膜，如神经系统疾病、四肢瘫、脑血管意外、脑外伤、没有明显气道阻塞的双侧声带麻痹；③不能耐受用塞子堵住气管套管开口的患者；④气管切开长期不能拔管的患者。

（2）禁忌证　①无意识或昏睡的患者；②严重行为障碍者；③临床病情不稳定者；④不能耐受气囊放气的患者；⑤全喉切除术或喉气管离断术后；⑥严重的气道狭窄或水肿；⑦气管切口处有肉芽组织增生；⑧放置说话瓣膜后分泌物增多且黏稠不易咳出者；⑨任何气管套管之上的气道阻塞，有可能限制气流沿声门向上呼出。

目前，关于正确佩戴说话瓣膜对于气管切开患者来说，绝大多数临床研究认为，使用说话瓣膜后可以减少或消除误吸，但仍需大量临床研究进一步证验证。

（二）技术内容及操作

1.评估患者是否适合佩戴说话瓣膜　首先，明确有无放置说话瓣膜的适应证；其次，告知患者及家属佩戴说话瓣膜的意义，及在佩戴过程中可能发生的问题、原因和紧急处理方法；检查气管套管内径和说话瓣膜内径是否一致。

2.放置说话瓣膜　首先，正确摆放体位，嘱患者取舒适的体位，一般取半卧位，床头至少抬高到45°以上；其次，吸痰，护士应给予患者口腔后部和气管套管口处吸痰，吸出分泌物，以防误吸分泌物；然后将气囊放气，放气后观察患者的反应，比如胸闷、气短、咳嗽及痛苦表情等；最后，用戴手套的手指堵住气管套管口处，判断是否有气流通过套管周边，若无气流通过，则操作者采用一手拇指和食指轻轻固定住气管套管，另外一只手则把说话瓣膜安放在套管口处，

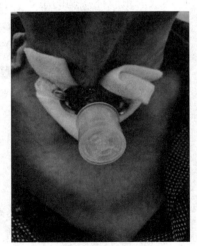

图8-49　佩戴说话瓣膜

嘱患者发音，评估通过声门的气流大小、与此同时，询问患者的主观感受并监测患者的心率、脉搏、血氧饱和度（图8-49）。

二、导管球囊扩张术

PPT

采用机械牵拉的方法，使得环咽肌张力、收缩性和（或）弹性正常化，促进食管上括约肌生理性开放，解决环咽肌功能障碍导致的吞咽困难，称之为扩张技术。常用的治疗方

法包括在内镜或无内镜引导下，用探条、导丝引导的聚乙烯扩张器、充气气囊或充水球囊、水银扩张管对环咽肌（CP）进行扩张。其中充气气囊或充水球囊扩张治疗方法操作简单、安全、实用，作为一种介入技术，近年来被广泛使用。窦祖林教授带领的团队于2005年在国内率先创新性地使用改良式导管球囊扩张治疗脑干病损后环咽肌不开放或开放不完全。该技术具有成本低、安全无创、操作简便、疗效确切等优点，在国内得到普遍应用。

（一）概述

1.定义 选择适当型号数球囊导管经鼻孔或口腔插入食管，在食管入口处，用分级注水或注气的方式充盈球囊，通过间歇性牵拉环咽肌，激活脑干与大脑的神经网络调控，恢复吞咽功能。主要应用于神经疾病导致的环咽肌功能障碍患者。

2.作用机制 食管上括约肌（UES）是咽与食管交界处的屏障，生理状态下呈间歇性的开放与关闭。UES由环咽肌（CP）和咽下缩肌共同组成，其中，CP是UES主要的关闭肌肉，具有双向阀门作用。在呼吸时，维持张力性收缩，防止空气进入食管；吞咽时，舌向后推进食团尾端，咽中缩肌和下缩肌收缩，UES处于开放状态。当UES在吞咽过程中因神经疾病和头颈放射性损伤后，神经调节障碍处于紧张状态而无法放松（失弛缓）时，将会发生吞咽的协同困难，食物容易反流。如果吞咽时咽部推动力不足，舌骨和喉部的上抬以及前移运动不足或不能，将导致环咽肌开放不完全或完全不开放；如果支配环咽肌的迷走神经功能障碍，也严重影响环咽肌的开放。这几种情况都可导致全部或部分食团滞留在咽、会厌和梨状隐窝内，并且在吞咽后引起误吸。临床表现为患者难以吞咽固体和液体食物，出现进食后反流、咳嗽、咽部滞留和误吸等，最终导致吸入性肺炎、营养不良、脱水和体重下降。采用导管球囊扩张术不仅通过其生物力学机制直接作用于失弛缓的食管上括约肌，通过牵拉使其放松，更重要的是通过调节吞咽中枢模式发生器中的神经网络，兴奋舌咽神经（CN-Ⅸ）、迷走神经（CN-Ⅹ）、舌下神经（CN-Ⅻ），从而达到增强启动反射性吞咽的能力，降低脑干病变后吞咽反射的阈值及提高吞咽中枢模式发生器的兴奋性，恢复UES的生理功能。

3.适应证与禁忌证

（1）适应证

1）神经系统疾病导致的环咽肌功能障碍、吞咽动作不协调；咽部感觉功能减退而导致吞咽反射延迟。

2）头颈部放射治疗导致环咽肌纤维化形成的狭窄；头颈部肿瘤术后瘢痕增生导致食管狭窄。

（2）禁忌证

1）鼻腔、口腔或咽部黏膜不完整或严重充血、出血者。

2）呕吐反射敏感或亢进者。

3）头颈部肿瘤复发者。

4）食管急性炎症期。

5）未得到有效控制的高血压或心肺功能严重不全者。

6）其他影响治疗的病情未稳定者。

（二）技术内容及操作

1.分类 导管球囊扩张术在实施过程中可因人而异。

（1）按扩张的人群分 儿童导管球囊扩张和成人导管球囊扩张。

（2）按导管通过的途径分 经鼻导管球囊扩张和经口导管球囊扩张。

（3）按应用的手法分 主动导管球囊扩张和被动导管球囊扩张。

2.操作流程

（1）操作人员 一般由2名专业言语治疗师合作完成此项治疗操作，一名为操作者，另一名为助手。

（2）用物准备 12~14号乳胶球囊导尿管、水、10ml注射器等。

（3）准备工作 插入前先注水入选用的导管内，使球囊充盈，检查球囊是否完好无损，然后抽出水后备用。

（4）操作步骤 下面以经鼻导管球囊扩张为例进行详细讲述。

1）插管及避免误插的检测：由助手按插鼻饲管操作常规将备用的导管（儿童6~10号，成人12~14号）经鼻孔插入食管中，嘱患者张口并检查口腔，排除导管经咽后壁进入口腔；此外，嘱患者发"i"音并将导管露出鼻腔一端放入水中，检查患者发音是否清晰，水中是否有水泡冒出，以排除导管插入气管，确定导管进入食管并完全穿过环咽肌后，将导管交给操作者原位保持。

2）助手将抽满10ml水（冰水或温水）的注射器与导尿管相连接，向导尿管内注水6~9ml，使球囊扩张（直径22~27mm），顶住针栓防止水逆流回针筒。

3）操作者将导尿管缓慢向外拉出，直到有卡住感觉或拉不动时，用记号笔在鼻孔处作出标记（长18~23cm），此处相当于环咽肌下缘，为再次扩张时作为参考点。用手体会球囊通过环咽肌或狭窄处的阻力，确定注水基值，即初次扩张时球囊扩张到多大容积才能通过狭窄处；体会导尿管被拉长时的弹性感觉与球囊滑过环咽肌时的手感有何不同。

4）操作者嘱助手抽出适量水（根据环咽肌紧张程度）。球囊拉出通过环咽肌下缘后，操作者应尽量控制球囊置于食管狭窄处，持续保持1~2分钟后拉出，有阻力锐减或滑过感觉时，证明球囊已脱出环咽肌上缘，嘱助手迅速抽出球囊中的水。其目的是避免窒息，保证安全。

5）操作者再将导管从咽腔插入食管中，并重复操作5~8遍，自下而上的缓慢移动球囊，充分牵拉环咽肌，降低肌张力。

一般地，每天1次，需时约半小时。使通过环咽肌的球囊容积每天增加0.5~1ml较为适合。上述操作流程总结如图8-51。

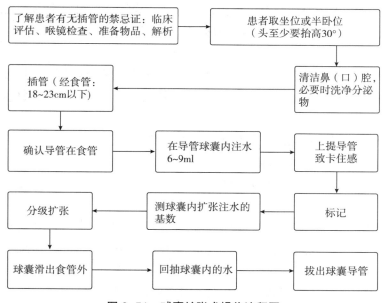

图 8-51　球囊扩张术操作流程图

（三）不同扩张方式的选择

导管球囊扩张是一项创新性、适宜性治疗技术，其成本较低、疗效显著、安全可靠、无不良并发症、操作简单、患者依从性高。选择适当的扩张方式或多种方式组各进行治疗可提高治疗效果。因不同原因导致的吞咽障碍，可选择不同的扩张方式。

1.脑干梗死导致的吞咽障碍　通过吞咽造影检查，大多为吞咽的协调性下降或咽缩肌无力导致环咽肌失弛缓，在扩张时，主要采用主动导管球囊扩张方法辅以门德尔松手法或用力吞咽法，旨在强化吞咽的协调性及受损肌群的力量。

2.对于鼻咽癌放疗术后环咽肌失弛缓良性狭窄患者　多采用被动导管球囊扩张，旨在撑开狭窄的环咽肌，增大入口直径，被动扩张环咽肌。但即时效果会较好，远期效果较差，患者复发的概率较大。

3.对于各种原因导致的环咽肌失弛缓而咽反射减弱或消失的患者　最适合的是采用经口导管球囊扩张，同时可应用主动或被动导管球囊扩张，可减少对敏感的鼻黏膜刺激。但其缺点是，球囊导管会限制舌头的上抬运动，特别是在应用主动导管球囊扩张时影响较大。

4.对于幼儿环咽肌失弛缓症患者　因年龄较小配合程度较差，多采用被动导管球囊扩张法；对于较大而能主动配合的环咽肌失弛缓儿童患者，多应用主动导管球囊扩张术。

（四）注意事项

1.扩张前要经内镜检查确认舌、软腭、咽及喉无进行性器质性病变患者，才可进行操作。

2.鼻孔局部麻醉扩张前插管及上下提拉时，移动导管容易引起鼻黏膜处疼痛、打喷嚏等不适，影响插管进程，因此插管前可用棉签蘸1%丁卡因插入鼻孔以行局部黏膜麻醉以降低鼻黏膜的敏感性。

3.对于留置气管套管的患者，必要时在扩张前通过电视内镜进行吞咽功能检查，确认舌、软腭、咽喉有无进行性器质性病变、结构异常、水肿等，如果有要做相应处理后才进行扩张操作。

4.喉上抬无力的患者扩张时，操作者需要把手指置于舌骨上下肌群做暗示或抗阻力运动，扩张时可结合吞咽手法进行训练，如门德尔松手法。

5.雾化吸入扩张后，可给予地塞米松+α-糜蛋白酶+庆大霉素雾化吸入，防止黏膜水肿，减少黏液分泌。

6.遇到以下情况无法插管时需作调整：驼背，可去掉导丝插管；咽腔变形，去掉导丝或边插边改变导管方向；鼻咽癌食管入口僵硬，用钢丝导丝；婴幼儿哭闹，用钢丝导丝。

7.终止扩张治疗标准

（1）吞咽动作引出，吞咽功能改善，患者可以经口进食即可。

（2）主动扩张，一般注水容积量不等，吞咽功能改善即可终止扩张治疗。

（3）被动扩张，一般注水容积达10ml并顺利通过环咽肌时，或吞咽功能改善，即可终止扩张治疗。

任务五　饲管喂食

一、鼻饲管喂食

（一）概述

1.定义　鼻饲管喂养法是指经鼻腔将导管插入胃内，通过导管向胃内灌注流质食物、营养液、水和药物的方法。

2.适应证和禁忌证

（1）适应证

1）因神经或精神障碍所致的进食不足及因口咽、食管疾病而不能经口进食的患者，如脑卒中、痴呆、食管狭窄、食管气管瘘、某些手术后或肿瘤患者。

2）由全胃肠外营养过渡到肠外加肠内营养及由肠内营养过渡到经口进食者。

3）不能主动经口进食的患者，如昏迷、破伤风、早产儿及病情危重的患者。

4）烧伤、某些胃肠道疾病、短肠综合征及接受放化疗的患者。

5）拒绝经口进食者。

（2）禁忌证

1）严重胃肠功能障碍，如严重腹泻或吸收不良患者。

2）严重胃肠道疾病，如肠道感染、肠梗阻或消化道活动性出血患者。

3）食管胃底静脉曲张，鼻腔、食管手术后及食管癌和食管梗阻等患者。

（二）目标

对不能经口进食的患者通过鼻饲管喂养以提供营养基质、水分以及药物，来维持患者营养和治疗的需要。

（三）操作步骤

1. 评估患者的病情、意识状态、合作程度、鼻腔是否通畅，有无鼻中隔偏曲、鼻腔炎症、阻塞等，以及有无鼻饲胃养法的禁忌证等。

2. 告知患者及其家属鼻饲管喂养的目的，留置鼻饲管的方法及注意事项，取得其配合。

3. 置管后确定管道是否在胃内，可用抽吸胃液法、听诊器听气过水声法、将胃管末端放入水中观察有无气泡冒出等方法来判断。

4. 置管后妥善固定并做好管道标识，防止意外拔管，在管道末端用油笔做好刻度标识，每班观察并记录鼻饲管外露长度以保证正常的插入长度。

5. 每次喂食前要确认鼻饲管在胃内，才可进行喂食。

6. 鼻饲过程将床头抬高30°~45°，可避免进食过程中及进食后出现呛咳、反流、呕吐等情况，减少肺炎的发生。

7. 根据患者情况实施分次注入或滴注鼻饲。

（1）分次注入鼻饲　鼻饲患者需要一个适应过程，开始时应遵循商量、清淡原则，以后逐渐增多，每次注食量包括水在内一般应在200~300ml，每日4~5次，每2次间隔3小时。

（2）滴注鼻饲法　即将营养液连接滴注管，并将滴注管与鼻饲管连接，通过营养泵控制营养液泵入速度的一种方法。根据患者对营养液的耐受、血糖值、营养液的性质及胃残留量确定滴注速度，前15分钟速度为15ml/min，然后以60~80ml/h恒速泵入。每小时检查滴注液泵入的速度。滴注过程中使用营养加温器保持营养液的温度在38~40℃。持续滴注者每4~6小时用20ml温开水冲洗管道一次，间断滴注者每次滴注后用温开水冲洗管路。

8. 鼻饲用具每餐用后须清洗，每日消毒1次，管饲空针每日更换。

9. 气管插管或气管切开患者，鼻饲时气囊须处于充气状态。

10. 鼻饲过程中注意观察有无呛咳、呼吸困难、恶心、呕吐等情况，如出现，立即停止鼻饲，并立即吸出口鼻腔及呼吸道的误吸物。

11. 食物温度保持在38~40℃（放于前臂内侧不觉烫），方可注入。鼻饲食物温度过高或过低，可能烫伤或冻伤胃黏膜。

12. 每次鼻饲后，保持喂食体位30~60分钟后再恢复平卧位。

13. 每4~8小时监测肠鸣音情况，观察患者大便性质，有无腹胀、恶心、呕吐等情况。

14.胃潴留的监测。①分次注入鼻饲法：每次注入前回抽胃液，残留量大于150ml时暂停鼻饲。②滴注鼻饲法：持续滴注时，在开始滴注的第一个24小时内每4~6小时检查胃残留量，随后每隔8小时检测一次。间断滴注时，每次滴注前检查胃残留量。残留量大于150ml或成人大于每小时滴注量的110%~120%时，暂停滴注。

15.根据管道材质和产品说明决定更换鼻饲管时间。

16.保持口腔清洁，防止口腔感染。鼻饲患者给予口腔护理2~3次/天。

17.准确记录患者鼻饲量、出入量。如果发现患者摄入量和消耗量不平衡，及时与医生联系，调整护理方案。

18.并发症及其处理，见表8-4。

表8-4 鼻饲管喂食并发症及其处理

并发症	原因	处理
脱管与堵管	1.脱管多因患者感觉不舒服或烦躁时自行拔除，或固定不当、翻身时不慎脱落 2.堵管多因食物未完全磨碎，管径和管孔过小	1.选择粗细适中、柔软、稳定性好的鼻胃管 2.妥善固定鼻胃管 3.每次输注前后用温开水冲洗鼻饲管
呃逆、恶心、呕吐	鼻饲注入量过大、速度过快、温度过高或过低	1.减慢注入速度，遵循少量开始、逐渐递增的原则 2.注入食物温度保持在38~40℃
胃潴留	长期卧床，患者胃动力减弱，胃排空及肠蠕动速度减慢，消化功能减退，喂食量过多或两餐间隔时间短，使过多的食物潴留于胃内	每次推注流食前先抽吸，以了解胃是否已排空
高血糖与低血糖	1.高血糖与大量鼻饲高渗糖饮食有关 2.低血糖多发生于长期鼻饲饮食而突然停止者	1.正确掌握血糖、尿糖测量方法，定时监测血糖，以免高血糖加重病情 2.缓慢停止鼻饲饮食，或同时补充其他形式糖
误吸	1.长期置管可引起贲门括约肌收缩弛缓和收缩障碍，从而导致贲门相对闭锁不全 2.喂食方法不对，喂食推注速度过快，鼻饲后立即置患者于平卧位	1.进食前应先进行口腔护理，痰液较多者予吸痰护理，吸痰时动作要轻柔，尽量减少刺激 2.进食中应抬高床头至少30° 3.进食后保持半卧位至少30分钟

（四）注意事项

1.每日喂食次数以6~8次为宜。

2.食物选择及每次、每日食物的量（药物另外再讲）：选择高蛋白、低脂肪、高热量、高维生素、适量微量元素的营养流质。每次150~300ml，每次鼻饲间隔2小时以上。

3.鼻饲前确认管道通畅，鼻饲前后用50ml左右温水冲管。

4.食物温度要求控制在38~40℃，避免过烫或过冷。

5.体位：无禁忌证患者取半卧位，抬高床头≥30°，鼻饲后保持半卧位30~60分钟。

6.喂食之前完成翻身、拍背和痰液清理等工作，进食后半小时内不能进行翻身、拍背、吸痰等活动，以免食物反流。

（五）结局

1.达到安全鼻饲的目的，未发生反流、吸入性肺炎等严重并发症。

2.患者营养摄入充足，能满足机体需要量。

3.血糖监测稳定，未发生电解质紊乱。

（六）应用评价

鼻饲管侵入性小，简单易行。但存在患者不易耐受，长期置管反流，容易导致胃食管压迫鼻、咽腔黏膜，致鼻腔损伤、鼻窦炎的风险；咽反射消失者还可增大口咽腔分泌物误吸的风险。目前，鼻饲管喂养应该被看作一个暂时的临床策略，而不是临床实践，应视不同的病种而异。如在脑卒中患者的肺炎发病率上，据文献报道，尽管经口进食的患者有较好的功能状态，但是其肺炎发生率明显高于鼻饲患者。

二、间歇置管喂食 微课7

PPT

（一）概述

1.定义　间歇置管喂食即间歇管饲，是指不将导管留置于胃内，仅在需要补充营养时，将导管经口或鼻插入食管或胃内，进食结束后即拔除。

2.适应证和禁忌证

（1）适应证

1）各种原因所致的经口摄食障碍，但食管功能和胃肠功能正常，或单纯经口摄取会产生低营养和水分摄取困难者。

2）经口进食不能满足生理需要量的患者。

3）各种中枢神经系统疾病者（如吉兰–巴雷综合征、运动神经元病等）导致吞咽障碍者。

4）头颈部肿瘤放疗或手术前后吞咽困难者。

5）老年人年龄相关的吞咽困难（如吞咽器官衰老、牙齿脱落等）。

6）呼吸功能障碍行气管切开、气管插管等需长时间营养支持者。

7）吞咽正常，但摄入不足（如烧伤、厌食症等）。

8）婴幼儿喂食困难或吞咽器官发声不完全所致的吞咽困难。

9）各种原因所致持续、顽固呕吐（肿瘤化疗等）。

（2）禁忌证

1）食管病变患者。

2）胸主动脉瘤。

3）呼吸窘迫综合征。

4）昏迷、意识不清、不能配合的患者。

5）有出血倾向。

6）既往有穿孔史。

7）长期使用类固醇激素。

8）咽部或颈部畸形。

（二）目标

通过间歇管饲为不能经口进食或单纯经口进食会产生低营养和水分摄取困难的患者提供营养物质、水分或药物，以维持患者营养和治疗的需要，维持胃肠道的正常功能，减少胃肠道、代谢以及感染等相关并发症的发生。

（三）操作步骤

1.**评估** 吞咽治疗师评估后确定间歇性管饲方式，检查患者是否有间歇插管禁忌证。

2.**知情同意** 取得患者和家属同意，签订知情同意书。

3.**准备** 14号球囊导尿管或胃管（或其他合适型号的管道）、食物（适宜温度）、温水、5ml注射器、听诊器、灌食空针。

4.**体位** 清洁口腔后采取坐位或半卧位（床头至少摇高30°），体位性低血压及压疮患者依病情而定。

5.**口腔护理** 插管前注意做好口腔护理，把口腔内的分泌物清理干净。

6.**插管** 戴清洁薄膜手套，导管前端用蜂蜜或饮用水润滑，手持导管前端沿口腔正中插入，并向咽后壁推进导管，插至咽喉部时嘱患者做吞咽动作，同时将导管顺势插入食管，食管插入长度18~22cm，胃管插入长度为45~55cm。

7.**注水** 往导管球囊内注入3~5ml水，然后轻轻向外提拉，至有卡住的感觉，此位置为环咽肌下缘，此时随着食管蠕动，导管可到达食管中上段。

8.**判断是否误入气管** 将导管外侧端置于水中，观察有无规律气泡产生。若呼吸时有规律气泡溢出，则提示导管可能误入气道内。

9.**注食前测试** 往导管另一侧口缓慢注入5ml水，如无呛咳注入20~50ml水，如没有不良反应方可注入食物。

10.**注食** 测量食物温度，注食速度为30~50ml/min，每次注食量为300~500ml。

11.**拔管** 注食完毕，拔掉导管，保持喂食时的体位30分钟。

12.**清洁** 用后的导管用水冲洗干净，自然环境下晾干，以便下一次使用。

13.**插管次数** 根据患者情况每天插管次数一般为4~6次。

14.**记录** 观察并记录患者摄入量、出量及营养状态，监测体重。如果发现患者摄入量和消耗量不平衡，及时与医生联系，调整护理方案。

（四）注意事项

1.患者间歇置管方式（经口/经鼻）须由治疗师、医生和护士共同决定，并在医嘱中备注。

2.插管前先要了解适应证和禁忌证。每次注食量在300~500ml或遵医嘱，速度

30~50ml/min，每天4~6次。

3.插管过程如果发生呛咳、呼吸困难、发绀等情况，可能误入气管，应将管立即拔出，休息片刻后再插。如反复3次失败，建议4小时后再插管或在喉镜下插管。

4.灌食空针至少每天更换，导管及5ml注射器建议至少每周更换一次。

5.脑出血、脑干损伤等颅内高压患者，务必注意动作轻柔，慎用将头部抬高至下颌骨靠近胸骨柄的方法。如搬动不当或受到剧烈震动，可能造成再出血。

（五）结局

1.患者能顺利接受间歇置管喂食。

2.患者营养摄入充足，能满足机体需要量。

3.血糖监测稳定，未发生电解质紊乱。

（六）应用评价

间歇置管可使消化道保持正常的生理结构，促进吞咽功能的恢复，手法简单，安全性高，且不会对皮肤黏膜造成压迫，无皮肤黏膜溃疡发生的可能。因管道不进入胃，无消化道出血发生的风险，能避免长期置管所致的呃逆及反流性疾病等。除进食时间外，因其他时间不插管，减轻了重病感，不影响患者的吞咽训练及日常活动，同时不影响美观，保留患者自尊，使患者能更好地回归家庭和社会。但每次进食均要置入饲管并确定安全性，增加了护理人员及家属的工作量。间歇置管喂食的优劣势总结如下。

1.间歇置管喂食的优势

（1）食物经食管摄入，符合生理规律，能在短时间内摄取，发生胃肠功能紊乱的机会少，最大化保留吞咽功能。

（2）避免了持续胃管的并发症，如皮肤黏膜溃疡、呃逆、反流等。

（3）减少了吸入性肺炎、消化道出血、营养不良等并发症。

（4）安全无创。

（5）与胃管及胃造瘘管相比较更有优势的是能够进行吞咽训练。

（6）最大化保留了患者自尊。

2.间歇置管喂食的劣势

（1）增加了家属及护理人员的工作量。

（2）判断置管位置需要专业人员指导。

三、胃造瘘管喂食

（一）概述

1.定义　经皮内镜下胃造瘘术（PEG）指在内镜协助下，于腹壁、胃壁造口置管，将营养管置入胃内，实现胃内营养。

2.适应证和禁忌证

（1）适应证　对于各种原因所致的经口摄食障碍，但胃肠功能正常，需长期管饲营养支持，其主要适应证如下。

1）各种中枢神经系统疾病导致吞咽障碍者。

2）头颈部肿瘤（如鼻咽癌）放疗或手术前后吞咽困难者。

3）呼吸功能障碍行气管切开、气管插管，需长时间管饲者。

4）吞咽功能正常，但摄入不足，如烧伤、急性炎性反应综合征、厌食、骨髓移植术后患者。

5）腹部手术后胃瘫、胃潴留、胃排空障碍者（空肠营养管）。

6）各种原因所致持续、顽固呕吐（肿瘤化疗等）。

（2）禁忌证

1）绝对禁忌证　凝血功能障碍、腹膜炎、腹膜透析、胃壁静脉曲张、无胃及任何不能行胃镜检查等疾病。

2）相对禁忌证　大量腹水、心肺功能衰竭、肝肿大、胃次全切除术后等患者。

（二）目标

通过胃造瘘管喂食为需长期管饲营养支持的患者提供营养物质、水分及药物，以维持患者营养和治疗的需要，维持胃肠道的正常功能，减少胃肠道、代谢以及感染等相关并发症的发生。

（三）操作步骤

1.胃造瘘术主要有荷包式、隧道式、活瓣管式、管式、X线式等术式，目前多采用经皮内镜下胃造瘘术。

2.喂食时，清醒患者取半卧位，意识障碍和阿尔茨海默病患者抬高床头30°，喂食后保持该体位30~60分钟，防止食物反流发生吸入性肺炎。

3.PEG术后12~24小时开始从造瘘口注入50ml温开水，2小时后再注入50ml，如无不适可给米汤、牛奶、能全力等营养液。喂食量从100ml逐渐增加至300ml，一次最大灌注量为300ml，其中包括营养液250ml、温开水50ml。

4.喂饲营养液的浓度应该由低浓度开始，无不适后再换高浓度。

5.喂食的营养液温度控制在38~40℃（放于前臂内侧不觉烫，方可注入）。鼻饲食物温度过高或过低，可能烫伤或冻伤胃黏膜。

6.每次喂食前抽取胃内容物，确定造瘘管在胃内。

7.每4小时检查胃内容物情况，残留量大于150ml或成人每小时滴入量的110%~120%时，暂停注入。

8.分次注入者，注入前后用20~50ml温开水冲洗造瘘管；持续滴注者，每4~6小时用温开水20ml冲洗造瘘管，预防管路堵塞。

9.每4~8小时监测肠鸣音，观察患者大便性质，有无腹胀、恶心、呕吐等情况。

10.监测血糖、水电解质情况，观察意识变化，有无出汗、心悸等情况。

11.每日换药，清洁造瘘口周围皮肤，并保持清洁和干燥，每班检查并观察造瘘口固定情况，造瘘口周围皮肤情况。

12.准确记录患者鼻饲量、出入量。每周称体重一次，如果发现患者的摄入量和消耗量不平衡，及时与医生联系，调整治疗护理方案。

13.并发症及其处理，见表8–5。

表8–5　胃造瘘管喂食并发症及其处理

并发症	原因	处理
造瘘口周围感染	最常见，与造瘘口周围皮肤固定过紧或过松有关	1.术前预防性使用抗生素 2.每天观察造瘘口周围皮肤，换药清洁伤口 3.注意胃造瘘管与胃壁及造瘘管固定盘片与腹壁接触的松紧度，应保持轻度紧张
管腔堵塞	食物研磨不充分或过稠导致	更换管道，切勿用高压冲洗或导丝再通
腹泻	营养液配制不当、脂肪过多使渗透压过高、注食方法不当、注食营养液温度过低	1.选择易消化吸收、脂肪含量低的食物，当餐配制，防止污染 2.注意调节注食的速度和食物温度
误吸	注食体位不当、吸痰刺激、胃潴留	1.注食过程和注食后30~60分钟取半坐卧位 2.合理安排吸痰时间，注食前进行彻底的吸痰，注食后1小时内尽量不吸痰 3.胃排空不良者可用促胃肠动力药

（四）结局

1.患者营养摄入充足，能满足机体需要量。

2.患者肠道耐受好，未发生腹泻、误吸、管腔堵塞等并发症。

3.血糖监测稳定，未发生电解质紊乱。

（五）应用评价

PEG可在喂养的同时进行胃肠减压，适合于需要长期留置营养管的重症患者。该法减少了鼻咽与上呼吸道感染的并发症及反流与误吸的风险，尤其适用于胃动力障碍、十二指肠淤滞等需要胃肠减压的重症患者（如胰腺炎）创造肠内营养的实施途径，同时由于其造瘘管内径大于鼻胃管，因此能输送更多的营养物质，且不易堵塞。从美观角度讲，PEG更易被患者接受。但PEG属侵入性操作，长期死亡率比较高，应用30天、6个月和12个月的死亡率分别为20%、40%和50%。

1.胃造瘘管喂食的优势　对于长期不能恢复经口进食者，可考虑经皮内镜下胃造口（PEG）。其优势在于可代替鼻饲管长期使用。

2.胃造瘘管喂食的劣势

（1）不符合生理状态，为有创性治疗方法。

（2）置管难度大。

（3）照护困难。

（六）鼻饲管喂食与胃造瘘管喂食的比较

鼻饲管喂食与胃造瘘管喂食的比较见表8-6。

表8-6　鼻饲管喂食与胃造瘘管喂食的比较

比较项目	鼻饲饮食	胃造瘘饮食
插管	快速简单	侵入性
更换频率	经常	不经常
导管寿命	<1个月	数月
患者接受程度	不佳	好
输送营养益处	不确定	一些
病死率降低	无	可能
并发症	+/	++

任务六　吞咽障碍家庭训练指导

一、目的

吞咽障碍家庭训练是吞咽障碍康复中重要的组成部分，对家庭成员进行科学而系统的培训指导非常重要，让患者在家中进行安全而有效的吞咽护理及训练，可减少各种并发症的发生，提高患者的生存质量。

二、主要内容

（一）误吸的预防

在吞咽障碍患者中，误吸是导致肺炎、窒息等严重结果的主要原因，因此，对于误吸的预防是吞咽障碍护理工作的重中之重。误吸指人在进食（包括昏迷患者被动进食）过程中有数量不等的液体或者固体，甚至包括分泌物、血液等进入声门以下的气道。治疗师应教会家庭照护者认识误吸的危险性及主要症状，可能致使患者发生误吸的行为动作（包括患者进食的体位、一口量、每餐量及食物的性质、喂食的速度），进食及喂食需观察的内容。

1.饮水有呛咳的患者　指导照顾者避免喂食汤类流质，应将食物做成糊状。食团大小要适宜，一般以一汤勺（3~5ml）为宜，一口量不宜太大，进食不宜过快过急。待一口食物完全咽下再食用下一口，进食时患者注意力要集中。进食后不宜立即平卧休息，而应保持坐位或半卧位30分钟以上，以避免胃内容物反流。

2.咳嗽、痰多和气急的患者　进食前要鼓励患者充分咳嗽、咳痰；避免进食中咳嗽，进食后不能立即刺激咽喉部，如刷牙、口腔护理；进食时应将义齿戴上等。

3.咳嗽反射弱的患者 建议自备指脉氧监测仪，在患者喂食过程中进行监测，观察喂食前、喂食中及喂食后指脉氧饱和度的变化，若下降大于3%要警惕出现隐性误吸。

（二）误吸的急救

一旦发生误吸，现场急救尤为重要，关键是迅速有效地清除异物，及时解除梗阻。具体方法如下。

1.易碎的固体异物，采用海姆利克急救术。

2.若异物已进入气管，出现呼吸困难，可行环甲膜穿刺。即用粗针头在环状软骨下1~2cm处刺入气管，争取抢救时间，然后送医院进一步处理。

（三）其他基本护理技能培训

1.良肢位摆放 因人而异，遵循患者舒适且有利于管道护理，避免误吸、反流的原则。

2.呼吸功能训练

（1）半卧位或坐位进行深呼吸训练 先缓慢经口、鼻用力深吸气使腹部隆起，然后腹部收缩，经口缓慢均匀深呼气，反复交替进行。

（2）半卧位或坐位进行缩唇呼吸训练 用鼻吸气，缩唇紧闭慢慢呼气，呼气时间越长越好，以吸气与呼气比率为1：2开始进行，达到1：4作为目标。

（3）半卧位或坐位进行声门功能训练 缓慢用力经口、鼻深吸气，吸气末要求患者声门发力，用力咳嗽或嘱患者在吸气末用力发"p"音。

3.预防压疮指导 对压疮高危者及照顾者给予压疮相关知识指导，使照顾者掌握相关知识和技能，有效参与和独立采取预防压疮等措施，对于昏迷、四肢瘫痪者每2小时翻身一次，保持床面整洁，保持患者皮肤干洁等。

4.口腔卫生指导 经口进食的吞咽障碍患者进食后口腔内易留有食物残渣，自我清理困难；不能经口进食的患者，虽然没有食物残渣，但口腔自洁能力低下，因此，指导患者或照顾者掌握口腔护理的方法是非常重要的，应指导照顾者在喂食后检查口腔内有无残留食物及进行彻底的口腔护理的方法。对于佩戴义齿的患者，要特别注意义齿取下后，对口腔内的钩齿和口腔后侧容易有牙垢的地方要用牙刷反复刷洗。

5.食物调配与喂食 吞咽障碍患者出现障碍的不同时期选择的食物不同，根据患者具体所进食食物的种类和形状对患者和（或）照顾者予针对性指导，指导其流质食物、糊状食物及不同黏稠度食物的制作方法，以及所选食材的种类。

6.管道护理 吞咽障碍患者常用管道有鼻饲管或胃造瘘管、导尿管、气管套管等，在培训中指导照顾者如何做好居家管道的清洁、固定与保持通畅，告知患者及照顾者管道定期更换的时间及方法。

三、实施方案

（一）了解家庭成员的基本资料

基本资料包括家庭人口组成，家庭居住模式和家庭事务的决策模式，成员关系、角色分工、年龄、教育、职业。

（二）评估家庭居住环境

居住环境包括家庭卫生状况，通风、采光、供水、噪声、取暖方式，是否存在安全隐患。洗手间是否有防滑和扶助设备。

（三）确定照料者

出院前确定患者回家后谁是主要照顾者，在出院前有计划地对其主要照顾者进行照护技术的培训与指导。

（四）改造生活环境

房屋内床、桌、椅应排列整齐，餐桌应放在比较明亮的地方，床可安放于有阳光照射处，每日定时通风30分钟，使室内空气与外界空气交换，从而保持空气的新鲜，房屋的出入口与走廊应有扶手或拐杖，改造台阶，增加照明。

（五）进食指导

1. **进食体位** 根据患者情况指导选择坐位、半卧位或健侧卧位。

2. **食物形态调配** 按在医院里学习的食物调配方法给予符合标准的食物形态调配，指导家属使用增稠剂调制饮品（水、茶、汤、牛奶、果汁等），避免误吸的发生。

3. **进食辅助用具的使用指导** 指导患者使用附有保护胶套或边缘钝的长柄茶匙、加大手柄茶匙、改良筷子，用有吸盘的高边碗、碟或使用防滑垫，选用有盖及细吸嘴的杯或切口杯，餐具的颜色最好鲜艳、亮丽。

4. **一口量、速度的控制** 按照住院期间的要求进食一口量并适当控制速度。随着吞咽功能的改善，患者进食时液体应控制在20ml以内，牛奶布丁5~7ml，浓稠泥状或糊状食物3~5ml，肉团1~3ml。进食速度不宜过快，确认前一口已吞完，方可进食下一口。

5. **进食记录** 指导照顾者对患者进食后及时进行记录，内容包括日期、开始时间、食物性质、进食时间、耐受能力、进食期间是否出现呛咳及反应情况、24小时总入量。

（六）指导口颜面体操

居家期间指导患者每日进行基本的、简单的吞咽训练体操，不必过于复杂，以免误用。内容包括头颈部放松体操、口面颊体操、下颌运动、舌运动。

（七）留置鼻饲管及胃造瘘管患者的居家护理

指导患者鼻饲体位、注食相关知识及注意事项、喂食安全及管道安全相关知识。

1.持续留置胃管　首先正确判断胃管位置，注意控制体位、速度和每餐量，再保持胃管通畅，妥当固定胃管，照顾者要注意观察胃管刻度，对清醒者嘱其按需刷牙，对意识障碍者用软毛牙刷进行清洁牙齿。鼻饲时，注意使气囊处于充气状态，选择合适的食物种类和浓度，普通胃管一般7天换1次。

2.间歇置管管饲　准备好物品（导管、食物、温水、注射器、注食器）；体位多采用坐位或半卧位（床头至少30°高度），直立型低血压、压疮患者视病情处理。食物温度38~40℃；插管时，正确判断有无误入气管，先注入水，若无呛咳且无不良反应，方可注入食物；注食完后拔除导管，保持注食时的姿势至少30分钟；根据营养状况选择置管次数，一般每天4~6次；如果发生呛咳、呼吸困难、发绀等，及时拔出，休息后再重新操作；注意保持口腔卫生。

3.胃造瘘管饲　根据意识状态选择合适的管饲体位，喂食后保持体位30~60分钟，防止发生吸入性肺炎；每次喂食前抽取胃内容物，确定造瘘管在胃内；选择合适的管饲量、食物温度及浓度，每4小时观察胃内容物情况。胃造瘘口的护理：每日观察造瘘口皮肤情况保持清洁及干燥。胃造瘘管的护理：造瘘管不宜过紧或过松，对于躁动、意识不清醒的患者给予约束，防止导管扭曲、受压或脱出。

（八）气管切开患者的居家护理

1.用物准备　患者家庭视患者情况需配备电动或手动吸痰仪、吸痰管、备用套管、呼吸囊面罩及常用护理消毒物品（如碘伏、棉签、无菌纱布）。

2.妥善管理气囊　定时检查，软硬度同鼻尖。

3.妥善固定，预防意外拔管　外固定为扁带固定或气管切开固定带，松紧度为2手指；内固定为气囊固定，保证气囊内的压力。

4.气管切开处换药，保持周边皮肤完整　视切口纱渗液情况调整换药频率，可选择无菌切口纱或气管切开专用敷料，换药时注意观察切口周边皮肤是否红、肿，有无肉芽过长，是否出现溃烂等情况，气管内套管每日煮沸消毒2次，取出后先置于90~100℃的开水中浸泡5分钟，用软毛刷彻底刷洗套管内壁，用流动水冲洗干净，然后置于耐高温容器中煮沸5分钟，待冷却并晾干水分后按无菌操作将内套放回外管内，整个过程不宜超过30分钟，否则易致外套管痰液堵塞，出现呼吸不畅危险。

5.注意防尘、防堵塞　指导照顾者根据患者痰液情况进行气道湿化，指导患者进行有效的咳嗽，避免呼吸道痰液堵塞管道，气管套管口可覆盖无菌生理盐水纱布或面罩，也可戴人工鼻，以防尘或异物坠入气管套管内，若患者的呼吸状况很稳定，可佩戴说话瓣膜。

6.吸痰指征　指导照顾者进行指脉氧监测，并观察患者是否有咳嗽及频繁呛咳、有无气促、指脉氧情况或听诊有无明显的痰鸣音等指征，必要时予吸痰。

7.需送医院处理的事项

（1）呼吸困难的处理　患者如发生呼吸困难，照顾者应拔出内套管。若呼吸困难缓解，则为内套管分泌物堵塞，应清洗消毒内套管后重新放入；若呼吸困难不能缓解，应滴入生理盐水冲洗吸痰，多能排出呼吸困难。若仍不能缓解，应立即送附近医院诊治。

（2）伤口出血或痰中带血　如伤口出鲜血或气管套管内涌出大量鲜血则为危险征兆，

应立即送医院诊治。

（3）若伤口裂开，糜烂发臭　应立即送医院诊治。

（九）居家时窒息的急救

在住院期间指导照顾者识别窒息的表现，教会其海姆利克式急救法。当家中遇到此类情况时，首先施救，病情缓解后拨打120急救送医院。

（十）返院复诊指导

向患者及其照顾者介绍门诊复诊的时间及注意事项，并告知医院门诊的联系电话。若患者在家期间出现发热、痰液增多，多次进食后出现异常咳嗽、意外脱管等表现时，应立即回医院检查和治疗。

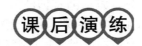

一、单项选择题

1.侧方吞咽适用于（　　）

  A.食团口内运送慢者　　　　　　　　B.舌根部后推运动不足患者

  C.咽期吞咽启动迟缓患者　　　　　　D.一侧舌肌和咽肌麻痹患者

  E.咽收缩无力患者

2.进行摄食直接训练时，一口量的选择流质食物先从多少毫升开始（　　）

  A.4ml　　　　　B.5ml　　　　　C.10ml　　　　　D.8ml　　　　　E.20ml

3.下列哪项是容易吞咽又易被误咽的食物的特征（　　）

  A.柔软，密度及性状均一　　　　　　B.有适当的黏性，不易松散

  C.易于咀嚼，通过咽及食道时容易变形　D.无需咀嚼的液体

  E.不易在黏膜上滞留

4.关于吞咽障碍的摄食训练，下列说法不正确的是（　　）

  A.食物性状选择以先易后难为原则

  B.进食最好定时定量，按一定比例进行

  C.严禁在水平仰卧及侧卧位下进食

  D.进食体位一般选择半卧位及坐位下配合头颈部运动

  E.容易吞咽食物的特征为密度均一、流质的

5.下列哪一项不是针对软腭抬高的训练（　　）

  A.用软毛刷刺激软腭　　　　　　B.舌运动训练

  C.用压舌板辅助软腭抬高　　　　D.用力叹气

  E.用冰块刺激软腭

6.下列不属于间接训练的是（　　）

  A.口唇闭锁练习　　　　　　　　B.进食食物训练

  C.冷刺激　　　　　　　　　　　D.咳嗽训练

  E.促进吞咽反射训练

7.下颌部向左、右侧的点头样吞咽动作，可去除并咽下滞留于两侧梨状隐窝的食物，这种吞咽辅助动作被称为（　　）

  A.侧方吞咽   B.点头样吞咽

  C.交互吞咽   D.空吞咽

  E.声门上吞咽

8.安全吞咽管理不包括（　　）

  A.对患者的意识状态的监管   B.对患者吞咽的监管

  C.食物的选择和制备   D.清嗓和咳嗽

  E.鼻饲管的清理

9.食物滞留于会厌谷时宜采用的吞咽辅助动作是（　　）

  A.空吞咽   B.交互吞咽

  C.侧方吞咽   D.点头样吞咽

  E.声门上吞咽

10.关于吞咽障碍患者进食体位，下列描述不正确的是（　　）

  A.开始训练时，应选择既有代偿作用且又安全的体位

  B.一般让患者取躯干30°仰卧位头部前屈

  C.辅助者位于患者健侧

  D.仰卧颈部后屈

  E.偏瘫侧肩部用枕头垫起

二、简答题

1.怎样在进食过程应用口腔感觉刺激？

2.简述舌的运动训练方法。

3.简述K点的位置及治疗意义。

4.简述各种气道保护手法的作用。

书网融合……

思维导图　　微课1　　微课2　　微课3　　微课4　　微课5　　微课6

微课7　　视频1　　视频2　　视频3　　视频4　　视频5　　视频6

视频7　　视频8　　视频9　　视频10　　视频11　　视频12

项目九　吞咽障碍康复中 EBP 的和 ICF

PPT

📖 **学习目标**

1. **掌握**　基于ICF吞咽障碍案例分析。
2. **熟悉**　吞咽障碍的康复流程。
3. **了解**　吞咽障碍康复中EBP。

☞ **病例导入**

　　病例：患者，男，47岁，工人，2021年2月26日经搀扶入院就诊。患者自述吞咽困难、左侧肢体活动不利4个月余，2020年10月3日患者突发意识不清并摔倒，在××医院行脑部CT示：右侧椎动脉瘤破裂并蛛网膜下隙出血，行"动脉瘤栓塞术及双侧脑室引流术"，术后意识恢复，住ICU抗感染治疗，行气管切开。2020年11月17日转××康复医院，经抗感染、运动及呼吸和吞咽功能训练，肺部感染控制，肢体运动功能基本恢复，体力较差，12月7日气管切开处封堵，吞咽障碍无明显进步。鼻饲流质饮食，每日4次，其中安素2次，每次6勺，自制匀浆2次，体重下降10~15kg。

　　入院诊断：1.右侧椎动脉瘤破裂伴蛛网膜下隙出血恢复期；2.吞咽障碍；3.左侧轻偏瘫；4.椎动脉瘤术后。

　　思考：1.基于ICF对该患者进行康复流程制定。
　　　　　　2.该患者吞咽障碍评估内容包括哪些？

任务一　吞咽障碍康复中 EBP

一、定义

　　循证实践（evidence-based practice，EBP）始于20世纪70~80年代的循证医学。其字面意义为"遵循证据进行实践"，是实践者针对其服务的个人或群体（依据情境的不同，也可以将其称为患者、顾客或来访者等）的具体问题，在其主动配合下，根据研究者提供的最佳证据及管理者协调制定的实践指南、标准或证据数据库等所进行的实践。循证实践是新时代社会科学实践领域科学化、工程化的一种表现形式，体现了全球化时代求真、民主、高效、公正与共享等时代精神。主要包括以下内容。

1.临床专业知识、专家意见 通过训练和专业经验获得的知识、判断及批判性推理。

2.证据（外部和内部） 从科学文献（外部证据）和从您的个人客户收集的数据和观察（内部证据）中收集的最佳可用信息。

3.客户、患者、护理者的观点 由客户和他们的护理人员确定的一套独特的个人和文化环境、价值观、优先事项和期望。

当综合考虑EBP三个组成部分时，临床医师可以做出基于证据的明智决策，并提供反映沟通障碍患者的兴趣、价值、需求和选择的高质量服务（图9-1）。

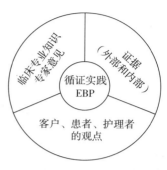

图 9-1 循证实践构成

二、进程

循证实践是应用最新、最佳证据（外部和内部科学证据）、患者观点和临床专业知识对所治疗的个体做出护理决策的过程。主要遵循以下步骤在临床实践中启动和实施EBP（图9-2）。

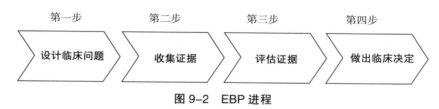

图 9-2 EBP 进程

（一）设计临床问题

循证实践过程的第一步是确定正在寻找证据的临床问题或疑问。关于客户的情况，有针对性地提问将有助于证据的搜索。一种广泛使用的设计临床问题的方法被称为PICO，其中，P代表人口，I代表干预，C代表比较，O代表结果。

1.人口 该群体的特征和（或）状况是什么。这可能包括具体的诊断、年龄及严重程度（例如，自闭症谱系障碍、轻度听力损失等）。

2.干预 正在考虑的筛查、评估、治疗或服务提供模式是什么（例如，仪器吞咽评估、高强度治疗、助听器等）。

3.比较 干预、评估或筛查方法的主要替代方法是什么（例如，安慰剂、不同的技术、不同的治疗量等）。注意，在某些情况下，可能在PICO问题中没有具体的比较。

4.结果 计划完成、衡量或改善什么（例如，饮食水平提高、说话更清晰、在背景噪音中听力更好等）。

一旦确定了人群、干预、比较和结果，即可建立PICO问题（表9-1）。

表9-1 PICO问题示例

人口	干预	比较	结果	PICO问题示例
重度至深度听力损失的儿童	人工耳蜗	助听器	言语和语言发展	对于重度至深度听力损失的儿童，人工耳蜗与助听器相比，对言语和语言发育的影响如何？
中风的年轻人	认识康复	不适用	重返工作岗位	认知康复对经历中风的个体的职业结果有什么影响？

（二）收集证据

有两种类型的证据需要考虑，即内部证据和外部证据。

1.内部证据 指直接从客户那里系统收集的数据，以确保他们取得进步。这些数据可能包括对客户的主观观察，以及随着时间的推移而汇编的客观表现数据。利用临床专业知识来确定哪些信息对跟踪客户的具体情况和需求是最重要的。有了客户独有的内部证据，就能更好地找到有针对性的外部证据，有助于做出临床决策。

2.外部证据 指来自科学文献的证据，特别是研究的结果、数据、统计分析和结论。这些证据有助于确定一种方法或服务交付模式是否能有效地在这类的个体中实施变革。

（三）评估证据

在评估证据时，每种类型的证据都有其独特的临床决策目的。

1.内部证据 包括在单个客户端上收集的数据和观察结果。当评估内部证据时，需要确定干预是否影响了该客户。可以重点考虑以下问题。

（1）客户对干预有反应吗？

（2）这种反应重要吗，尤其是对客户而言？

（3）应该继续干预多久？

（4）是时候改变治疗目标、干预方法或服务提供模式了吗？

2.外部证据 外部证据的质量是可变的，这一步评估证据是至关重要的，包括确定相关科学研究的可靠性、重要性和适用性，以满足客户的条件和需求。

批判性地评估外部证据可以有助于确定一项或多项研究的结论是否可以指导临床决策。要评估外部证据，需要确定与所提出问题的相关性、评估有效性和可信度、审查结果和结论。

（四）做出临床决定

EBP过程的最后一步是需要做出一个临床决定。为了做出基于证据的决定，临床医生必须考虑证据（内部和外部证据）、临床经验和客户的要求意愿。

EBP是一个动态过程，需要不断评估。如果看不到进展，或客户的需求或情况发生了变化，或需要重新确定目标的优先次序，均应再次循环EBP过程，找到另一种更好地为客户服务的选择。

任务二　吞咽障碍康复中的 ICF

一、概述

（一）定义

《国际功能，残疾和健康分类》（International Classification of Functioning，Disability and Health，ICF）又称国际功能分类，是世界卫生组织于2001年正式颁布用于对疾病相关功能状态进行评估的最全面的评价工具之一，包括身体功能、身体结构、活动和参与、环境和个体因素4个部分，每个部分又细分为亚类，是在"功能"基础上进行测评的术语系统。

（二）ICF理论框架

ICF是为从生物、心理和社会角度认识损伤所造成的影响提供的一种理论模式，它为从身体健康状态、个体活动和个体的社会功能上探索提供了理论框架。ICF建立在一种残疾性的社会模式基础上。它从残疾人融入社会的角度出发，将残疾性作为一种社会性问题，因残疾性不仅是个人的特性，而是由社会环境形成的一种复合状态。ICF将功能和残疾分类作为一种作用和变化的过程，提供多角度的方法。个体的功能状态是健康状况与情景性因素相互作用和彼此复杂联系的结果，干预一个项目就可能造成一个或多个项目的改变，这种相互作用通常是双向的（图9-3）。

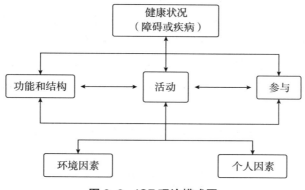

图 9-3　ICF 理论模式图

二、基于 ICF 吞咽障碍案例分析

（一）病情介绍

患者，男，47岁，工人，2021年2月26日经搀扶入院就诊。患者自述吞咽困难、左侧

肢体活动不利4个月余，2020年10月3日患者突发意识不清并摔倒，在××医院行脑部CT示：右侧椎动脉瘤破裂并蛛网膜下隙出血，行"动脉瘤栓塞术及双侧脑室引流术"，术后意识恢复，住ICU抗感染治疗，行气管切开。2020年11月17日转××康复医院，经抗感染、运动及呼吸和吞咽功能训练，肺部感染控制，肢体运动功能基本恢复，体力较差，12月7日气管切开处封堵，吞咽障碍无明显进步。鼻饲流质饮食，每日4次，其中安素2次，每次6勺，自制匀浆2次，体重下降10~15kg。

查体示：身高171cm，双肺呼吸音清，右下肺闻及少量细湿啰音。神志清，精神一般，有痰音，言语流利，听理解正常。认知初筛正常（记忆力稍差）。双瞳孔等大等圆，对光反射灵敏。双侧额纹对称，眼睑无下垂，鼻唇沟对称，鼻胃管留置，口角无歪斜，流涎，悬雍垂居中，张口受限约1横指，伸舌不能过唇，双侧咽反射弱。左手握力稍差，左下肢肌力4+级。左上肢近端肌力及右肢肌力正常，余四肢肌张力、感觉、腱反射无异常，病理征（−）。

入院诊断：1.右侧椎动脉瘤破裂伴蛛网膜下隙出血恢复期；2；吞咽障碍；3左侧轻偏瘫；4.椎动脉瘤术后。

（二）ICF下精准康复

1.吞咽障碍康复流程 入院24小时内由护士进行吞咽功能筛查，筛查结果显示异常，再由言语治疗师行全面吞咽功能评估——临床吞咽评估，评估后进行医师、护士、言语治疗师、作业治疗师、物理治疗师配合讨论，共同制定康复目标和治疗计划。由言语治疗师建议其进食方式（进食方式是经口进食、部分经口进食还是非经口进食。若是经口进食，则需要告知经口进食的种类、一口量、进食前中后的注意事项等；若是部分经口进食，一部分食物由口腔进食，一部分食物非经口进食），经口进食的种类、一口量、进食前中后的注意事项，并告知患者静脉营养、肠内营养、鼻饲管饲、胃造瘘等非经口进食途径。根据共同制定的康复目标和治疗计划执行一个月后，对其再次进行临床吞咽评估，修改康复目标和治疗计划，治疗一段时间后治愈，达到出院目标。出院后1~3个月进行随访。

2.临床吞咽评估 包括主观评估、沟通评估、脑神经评估（口颜面功能评估、摄食评估）。该吞咽障碍患者临床评估内容及结果详见表9-2。

表9-2 临床吞咽评估

临床吞咽评估	
主观评估	坐位、鼻饲、精神状态一般、消瘦、咳嗽和吐唾液、痰多、无发热
沟通评估	认知：正常
	言语：音调低、音量小、清晰度可
	语言：理解正常、表达正常
	嗓音：声音偶有痰音

脑神经评估	1.三叉神经（CN-Ⅴ）
	感觉：正常　运动：张口受限1横指
	2.面神经（CN-Ⅶ）
	感觉：正常　运动：正常
	3.舌下神经（CN-Ⅻ）
	运动：正常
	4.舌咽神经（CN-Ⅸ）和迷走神经（CN-Ⅹ）
	感觉：双侧咽反射减弱，呕吐反射消失
	运动：软腭上抬可，吞咽启动慢，喉上抬约半横指；最长发音时间：5秒；最长呼气时间：8秒
摄食评估	IDDSI 0级3ml：吞咽启动慢，吞咽不完全，喉上抬约半横指，吞咽后嗓音异常，呛咳
	IDDSI 2级和4级：吞咽启动慢，喉上抬半横指，明显呛咳

3.病情分析　该患者由言语治疗师进行临床吞咽评估，首次评估结果为吞咽障碍（咽期）。患者精神状态一般，鼻饲状态，体型较消瘦，频繁进行吐唾液和咳嗽，且痰较多，近3个月无发热。认知正常，可用言语与人沟通，但沟通时音量小、音调低、清晰度欠佳，且言语时偶有明显痰音。三叉神经（CN-Ⅴ）、面神经（CN-Ⅶ）感觉与运动功能正常，舌下神经（CN-Ⅻ）运动功能正常，但舌咽神经（CN-Ⅸ）、迷走神经（CN-Ⅹ）脑神经感觉及运动功能异常，双侧咽反射减弱，呕吐反射消失。运动：软腭上抬可，吞咽启动慢，喉上抬约半横指；最长发音时间（MPT）为5秒；最长呼气时间为8秒。试饮水（IDDSI 0级）每口3ml进行2次，吞咽启动慢，吞咽不完全，喉上抬约半横指，吞咽后嗓音异常，出现呛咳。用增稠剂加水调制成IDDSI 2级和4级，每口3ml进行2次，吞咽启动慢，喉上抬半横指，出现明显呛咳。

4.精准评定　采取团队合作的方式进行。

时间：2021年2月27日12：30。

地点：康复医学中心会议室。

内容：病情讨论，包括康复评定、康复目标、康复计划（图9-4）。

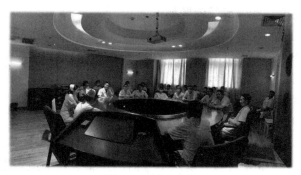

图9-4　团队合作

5.结果分析

（1）ICF初评结果　对该患者从身体功能和结构、活动和参与、个人环境因素进行ICF评估，评估结果详见表9-3。

表9-3　ICF初评结果

		右侧椎动脉瘤破裂脑出血术后
功能和残疾	身体功能和结构	①意识功能；②认知功能（Moca）；③精力和驱力功能；④运动功能；⑤吞咽功能；⑥平衡功能；⑦感觉评定；⑧心理评定
	活动和参与	①MBI：90分；②兴趣爱好；③工作面谈
背景因素	个人、环境因素	①年龄：47岁；文化水平：高中 ②康复意愿强烈，依从性好 ③家居、社区环境：台阶、门槛、路面不平等 ④工作环境：卫生间、工作间等 ⑤保险、经济状态：新农合，已花近40万，经济紧张 ⑥人文环境：和配偶关系不佳，两个女儿休学照顾有怨言，哥哥特别关心

（2）功能与结构水平结果　该患者心理功能评估主要采用Zung焦虑自评量表，结果：轻度焦虑，详见表9-4。

表9-4　功能与结构水平结果

项目	心理功能评估	身体功能评估
结果	Zung焦虑自评：50分	MOCA评分：25分 Berg：49分 左侧Brunnstrom分期：上肢-手-下肢Ⅵ-Ⅵ-Ⅴ期 NRS疼痛评估量表：3分（咽喉部） 改良饮水试验：Ⅴ，常常呛咳 多伦多吞咽障碍床旁筛查测试：不通过 NRS2002营养风险筛查：4分，存在营养风险 体重：3个月内体重减轻10~15kg（14%~20%）
	轻度焦虑	左侧轻偏瘫，耐力、肌力稍差，生活基本自理 体重下降，营养不良 吞咽功能障碍严重且困扰

（3）总结　入院主要功能障碍及问题如下。

1）吞咽障碍（咽期），舌咽、迷走神经损伤。

2）3个月体重减轻10~15kg（14%~20%）。

3）左肢肌力稍差，耐力差，轻偏瘫步态。

4）NRS：3分（咽喉部）。

5）MBI：90分，进食需要帮助。

6）心理评估：Zung焦虑自评50分。

6.精准康复治疗——康复目标　从六个方面制定康复长期或短期目标：吞咽、疼痛、心理、营养、血生化、左肢运动（表9-5）。

表 9-5　康复目标

目标			时间
吞咽	长期	喉上抬约2cm，完全经口普食	3个月
	短期	预防吸入性肺炎	2周
		加强喉上抬约1cm	2周
		部分经口进食的一种食物性状	3周
疼痛	NRS：0分		1周
心理	减少负面情绪		1周
营养	增加体重1~2kg		2周
血生化	白蛋白>40g/L		1周
左肢运动	肌力、耐力增加、平衡改善		2周

7.精准康复治疗——康复计划　康复治疗包括两个部分：第一部分吞咽治疗，第二部分其他治疗，具体训练内容如下。

（1）吞咽治疗

1）感觉统合刺激　2根冰棉签和1根柠檬冰棉签、每根刺激刺激软腭、舌尖、舌根、舌两侧，持续3~5秒/次。

2）声门上吞咽和超声门上吞咽法（20次/组，3~5组/天）（图9-5）。

3）门德尔森手法　维持3秒/次（20次/组，3~5组/天）（图9-6）。

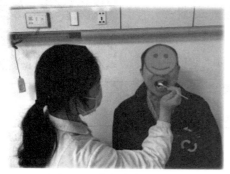

图 9-5　感觉统合刺激

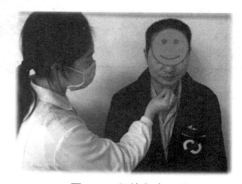

图 9-6　门德尔森手法

4）Shaker训练法　抬头维持1分钟/次（30次/天）；舌制动吞咽（10个/组，3~5组/次，3次/天）（图9-7）。

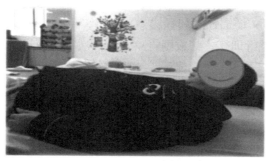

图 9-7　Shaker 术

（2）其他治疗　主要包括间歇管饲、增加营养、呼吸训练、预防误吸和压疮、脑卒中二级预防、脑保护、心理支持等。

间歇管饲流程为间歇性插管治疗技术，是指进食时插管，非进食时拔除管道的一种进食代偿手段，也是一种治疗吞咽障碍的方法。具体操作流程见图9-8。饲喂方法依据临床营养护理指南，均为一次投给式，每次用注射器以50ml/min的速度缓慢注入，400~500ml/次，4~5次/天（表9-6），患者采取坐位或半卧位，饲喂后保持原姿势30分钟以上。操作方法：由熟练掌握经口置管的护士操作。经口腔插扩张管至咽喉部，嘱患者做吞咽动作，同时送入扩张管约30cm至食管内（完全穿过环咽肌后）；向球囊中注水约6~8ml，使球囊扩张，将扩张管缓慢向外拉出，直到卡住环咽肌。证实扩张管未进入气道后，经扩张管注入营养液，进食完毕后拔管（图9-9）。

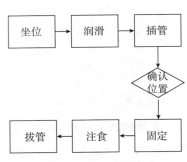

图9-8　间歇管饲流程

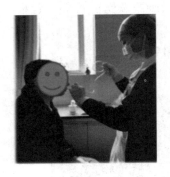 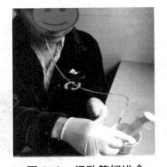 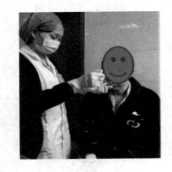

图9-9　间歇管饲进食

表9-6　每日间歇管饲营养表

时间	餐次	食物	进食量
7：00-7：30	第一餐	全营养粉10勺+水+鸡蛋羹1个	500ml
11：30-12：00	第二餐	全营养粉8勺+水+果汁+蔬菜泥	450ml
16：30-17：00	第三餐	全营养粉10勺+水+鸡蛋羹1个+蔬菜泥	500ml
20：30-21：00	第四餐	全营养粉8勺+水+蔬菜泥	450ml

8.精准吞咽治疗　在原有治疗方法上，注意以下两点。第一点，基础治疗方案的正确实施：Shaker术；第二点，增加强度和频次：>20个/组，>3组/次，3次/日。

9.家庭监督　每日进行训练，完成则打√，在下次训练前进行检查（表9-7）。

表9-7　家庭监督表

家庭训练督导				
每天完成训练后请√				
声门上吞咽	门德尔松手法	舌制动吞咽法	Shaker训练法	摄食训练
20个/组，2组/次，1天做3次				在言语治疗师的监督下进行

续表

星期一				
星期二				
星期三				
星期四				
星期五				
星期六				
星期日				

经过3周左右治疗，患者在2021年3月24日可开始经口进食部分食物（IDDSI 0、6级）：100ml水、一小碗面条（图9-10），但无法下咽固体食物。2021年3月29日至31日行眼科手术——右眼terson's综合征。

再经过3周治疗，2021年4月19日患者开始经口进食（IDDSI 0-7级）：水、牛奶、面条、面包、馒头以及米饭固体食物，无特殊食物限制（图9-11）。

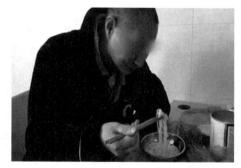

图9-10　进食一小碗面条（中评）

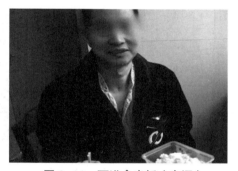

图9-11　可进食米饭（末评）

（三）疗效对比

1. ICF评估/评分比对　将患者初评与末评进行对比，根据ICF定量分级（qualifier），ICF分数显著下降（图9-12）。

2. ICF定量分级　采用0~4分的分级方法表述问题的严重程度，但是分级范围不是平均分配。分级依据如下。

0——没有问题（无、缺乏、可以忽视等，0~4%）。

1——轻度问题（轻、低等，5%~24%）。

2——中度问题（中等、较好等，25%~49%）。

3——严重问题（高、极端等，50%~95%）。

4——全部问题（最严重、全部受累等，96%~100%）。

8——无法特定（当前信息无法确定问题的严重程度）。

9——无法应用（不恰当或不可能使用）。

221

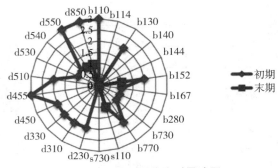

图 9-12　ICF 评分比对雷达图

3.康复前后疗效对比　经过6周左右的治疗，患者吞咽、运动、MBI、体重等方面均有明显的提高，营养状况和焦虑情况有明显的好转（表9-8），摄食评估对比见表9-9。

表 9-8　初末评及疗效对比

日期	吞咽障碍程度分级（FOIS）	吐唾液（次数/分）	进食方式	喉上抬	吞咽启动	运动	MBI（分）	zung焦虑自评（分）	NRS（分）	体重（kg）	血白蛋白（g/L）
2021.2.27	Level 1	20	鼻饲管饲	半横指	差	耐力差，短距离行走	90	50	3	58	35.7
2021.4.19	Level 6	0	经口进食	1横指	可	社区功能活动自如	100	38	0	65	43

表 9-9　摄食评估对比

日期	摄食评估
2021.2.27	IDDSI 0级3ml，吞咽不完全，喉上抬约半横指，吞咽后嗓音异常，有呛咳
2021.4.19	IDDSI 0~7级、水、牛奶、面包、蛋糕均可自行进食，固体食物吞咽后感觉喉咙处有轻微异物感，反复吞咽一次后有缓解，吞咽启动可，喉上抬一横指，吞咽后无呛咳，无嗓音改变

（四）出院家庭训练计划

6周后患者康复出院，可完全经口进食大部分形状食物，但仍有部分固体食物下咽困难，比如，腊肉、糯米饭等固体食物。因此，在出院时给予相应的家庭训练指导。

第一部分：吞咽基础训练，门德尔松手法，20次/组，3组/天；Shaker训练法，1分钟/次，30次/天；可尽量参与朋友聚会、家庭聚餐，适当进行有氧运动，如慢跑、快走等。

第二部分：吞咽力量和吞咽耐力训练，直至能吞咽日常所有性状（硬的、脆的）食物。

第三部分：进行随访计划，7天居家适应性电话随访，3个月康复随访。

（五）回顾病程

该患者病程回顾见图9-13。

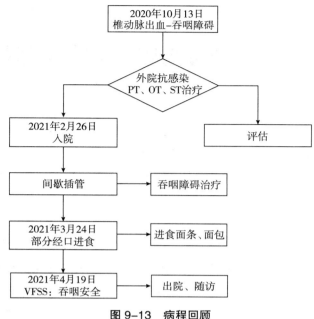

图 9-13　病程回顾

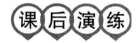

一、单项选择题

1. 下列不属于 EBP 进程的是（　　）

A. 设计临床问题　　　　　　B. 评估证据　　　　　　　　C. 做出你的临床决定

D. 收集证据　　　　　　　　E. 以上都是

2. Shaker 术抬头一次维持多长时间（　　）

A. 20 秒　　　　B. 10 秒　　　　C. 1 分钟　　　　D. 2 分钟　　　　E. 30 秒

3. 下列哪一项是 ICF 定量分级中的 3 分对应的（　　）

A. 轻度问题　　B. 严重问题　　C. 全部问题　　D. 无法特定　　E. 没有问题

4. ICF 下精准康复中吞咽评估中不需要进行评估的脑神经有（　　）

A. 三叉神经　　B. 面神经　　　C. 滑车神经　　D. 舌下神经　　E. 迷走神经

5. 下列不属于出院家庭训练计划的是（　　）

A. 门德尔松手法　　B. 吞咽力量训练　　C. 快跑　　　D. 随访计划　　E. 快走

书网融合……

思维导图

项目十　婴幼儿喂养与吞咽障碍

PPT

学习目标

1. **掌握**　婴幼儿进食体位和姿势处理方法。
2. **了解**　进食技能发展程序及影响因素。
3. **熟悉**　临床上婴幼儿进食障碍的见表现。

病例导入

病例：患儿，女，41天，剖腹产，出生后喂奶时出现呛咳，伴面色青紫。患儿自出生来，精神差，间断发热，经口胃管注入配方奶45~55ml/次，无吸吮和吞咽动作，咳嗽、痰多，咳嗽无力，听诊双肺可闻及大量痰鸣音，大小便尿不湿收集，体重增长不良，目前4.1kg（出生时3.4kg）。诊断为：新生儿肺炎；功能性吞咽障碍；胃肠道功能紊乱。

思考：

1. 请根据患儿目前情况进行康复评定并给出结果。
2. 请根据康复评定结果，总结患儿存在的主要功能障碍，确定康复目标和康复方案。

任务一　概　述

一、定义

婴幼儿喂养与吞咽障碍是指婴幼儿无法进食足够量的食物或无法进食不同种类的食物以维持营养和增加体重。包括将食物置于口中有困难；吞咽前在口中的食团控制有困难，如咀嚼；口腔推送期舌将食团后送有困难。婴幼儿进食有困难或拒绝吃东西，可导致营养不良、体重增长受限、生长发育障碍，甚至死亡。有25%~50%正常发展的婴幼儿会有喂食和吞咽的困难，40%~80%的发展异常的婴幼儿会有进食和吞咽异常。

二、临床表现

临床上常见的婴幼儿进食障碍表现如下。

1.喂养困难，进食时发生呛咳或呕吐；拒绝经口进食，无法自行进食或进食时间过长。

2.经口摄入食物不能满足生长发育所需的能量供给，导致生长发育障碍、营养不良，甚至死亡。

3.渴感缺乏，不觉得口渴或渴望喝水。

4.对食物种类或质地过分挑剔，进餐时间产生不适当的行为。

三、常见疾病

有以下状况的婴幼儿常可出现有吞咽问题，例如早产、出生时体重过轻、腭裂或唇裂、头颈有缺陷、先天性心脏病、消化道发育不全或胃酸反流、自闭症、脑瘫痪、神经受损等，其吞咽障碍可能发生其中一个或多个时期，不同时期的吞咽障碍表现不同。

1.口腔准备期与口腔期　①双唇若不能良好闭合，会产生流口水的状况。②肌张力不足、嘴部麻痹、缺牙等会影响咀嚼，唾液分泌不足会影响食团的形成。③舌肌无法灵活运用可导致不能成功地将食物送给牙齿咀嚼。

2.咽部期　咽部期相关功能或动作的缺陷，可能引发一些最严重的问题。①如果延误吞咽或没有引起吞咽反射，食物可能会被误吸或掉进气道，最后进入肺部。②若颚咽闭锁不全，食物则有机会误入鼻腔，由鼻子流出。③若舌头动作不佳，则会使得咽部压力不足，无法将食团推入食道。

3.食管期　如果食管肌肉缺乏蠕动或者蠕动缓慢，咽下的食团可残留在食管壁，而没有全部进入胃部，则有可能导致感染及营养不足。

四、治疗团队

婴幼儿喂养与吞咽障碍程度各异，严重者须由专业团队共同合作，进行多因素评估和综合性治疗，可由儿科、神经内科、消化科、呼吸科、营养科、言语治疗、物理治疗、作业治疗和心理行为治疗的医师、护士共同参与，为婴幼儿处理进食相关问题。

通过对咀嚼、吞咽障碍治疗可以提高患儿的咀嚼与吞咽功能，改善营养状况，增加进食安全，减少食物误咽、误吸入肺的机会，减少吸入性肺炎等并发症的发生。

任务二　婴幼儿正常进食技能发育

自胎儿娩出脐带结扎至1周岁之前为婴儿期。此期是小儿生长发育最迅速的时期，对营养的需求量相对较高，但各器官系统生长发育不够成熟和完善，尤其是消化系统的功能不完善，容易发生营养和消化功能紊乱。来自母体的抗体逐渐减少，自身免疫系统尚未完全成熟，抗感染能力较弱，易发生各种感染和传染性疾病。此期的主要特征是：①感觉和运动功能迅速发育，已有触觉和温度觉，味觉更加敏感，嗅觉反应比较灵敏，分辨声音的能力提高并可做出不同反应，追视移动的物体和远处的物体并开始能够分辨红色。原始反射逐渐减弱或消失，立直反射、平衡反应逐渐建立，在不断抗重力伸展发育过程中，从卧位到坐位直至站立和行走。②言语功能的发育从出生时就能发出哭叫之声，到1岁末时大部分婴儿能说几个有意义的词。③开始产生最初的思维过程，自我意识萌芽，情绪有所发育。④可以接受大小便控制训练。

自1周岁至满3周岁之前为幼儿期。此期的主要特征是：①体格发育速度较前稍减慢；②智能发育迅速；③开始会走活动范围渐广，接触社会事物渐多；④语言思维和社交能力的发育日渐增速；⑤消化系统功能仍不完善，营养的需求量仍然相对较高，适宜的喂养是保持正常生长发育的重要环节；⑥对于危险事物的识别能力和自身保护能力有限，意外伤害的发生率较高。

从婴儿出生一开始，就无法通过脐带自母体身上获得营养，而是改由经口摄取需要的营养。婴幼儿进食技能虽是与生俱来的，但是成熟的进食技能需要建立在正常的口腔结构和良好的感觉运动发展基础上，经过后天不断的学习逐渐发展成熟，并在行为发育中起积极作用。

一、正常进食技能发育

进食技能的发育与多种因素有关，包括遗传因素、全身动作的发育水平、感觉功能、整体身体状况、心理因素、父母行为能力、周围环境、社会文化等。生长发育是一个连续的过程，是遗传因素和环境因素相互作用的结果，是身体结构和功能沿着一定方向变化，各项功能的获得按照一定顺序进行的过程。

（一）口腔感知觉发育

感知觉的发展对婴幼儿非常重要，包括视觉、听觉、嗅觉、味觉、触觉、动觉多方面的感知觉能力，并能对不同的感知觉进行整合。婴幼儿口腔感觉运动技能的发育与口腔感知觉发展密切相关。能够进食不同质地、温度、气味、味道的食物，并控制每口进食量的摄取，均与口腔感知觉发育息息相关。

1.触觉 触觉是通过全身皮肤表面神经感受器来感受外界的温度、湿度、压力、痛痒感和物体质感等，是生存所需要的最基本、最重要的感觉之一。胎儿期触觉就开始发展了，胎儿可以用触觉感受到被子宫内温暖的软组织和羊水所包围。而新生儿对不同的温度、湿度、物体质地和疼痛可有不同的触觉感受。婴幼儿会透过口腔和手的触觉来探索世界，喜欢用手抓拿东西放入口内加以探索；5~12周的婴儿往往对吸吮表面有颗粒状的奶嘴更感兴趣，这对将来口腔感知正常化的发展非常重要。对于一些早期缺乏口腔刺激或口腔触觉经验不良的婴幼儿，可产生许多进食问题，例如过度挑食、拒食、口腔过度敏感等。

2.嗅觉 嗅觉是辨别物体气味的感觉，生后几小时内的婴儿，即能通过嗅觉辨别自己母亲乳房气味，并结合触觉找到母亲乳头。7~8个月时嗅觉发育已经很灵敏，1岁以后可以区别各种气味，此时婴儿的嗅觉功能已接近于成人。嗅觉是一种凭直觉做出反应的感觉，不需要高级中枢的进一步分析和理解。气味随空气吸入鼻腔，刺激鼻黏膜感受器，由嗅神经传送到位于边缘系统内的嗅觉中枢，产生嗅觉，并进一步产生嗅觉记忆、影响情绪等原始基本生理功能。婴儿从既往经验以及发育过程中学习到的喜欢与不喜欢的气味或事件，产生对食物、气味、照顾者的喜爱或厌恶。随着婴儿大脑功能逐渐成熟及视听觉信息的丰富，嗅觉在感觉统合过程中的地位不断降低，但在危及生命的情景下，嗅觉作用可即刻提升，扮演消除危险的角色。

3. 味觉　味觉是个体辨别物体味道的感知觉，新生儿（包括早产新生儿）生后即能分辨味觉，并有味觉偏爱。先天喜欢甜味、拒绝苦味及酸味的本能对新生儿的生存具有保护作用。味觉发育可能存在一个敏感期，4~5个月是味觉发育关键期，1岁以后随着独立性提高，会主动拒绝某些食物。味觉的发育与口腔接受食物刺激的经历密切相关，早期的味觉经历可以改变发育中个体的生理和行为。母乳喂养的婴儿，从出生到断乳主要通过母乳获得味觉刺激，将通过母乳获得普通饮食的各种味觉信息并储存于大脑，可通过味觉辨别食物的安全性，并因为获得的味觉刺激非常丰富，因此断乳后易完成食物转变。人工喂养的婴儿，因为奶粉味道相对单调，早期味觉刺激较母乳喂养者少，从而影响了日后接受新食物的能力。大约75%的味觉需要依靠嗅觉发挥功能，慢性鼻腔感染、持续经口呼吸、气管切开或呼吸机辅助呼吸的婴幼儿，嗅觉和味觉的信息输入减少，嗅觉和味觉得不到正常发育，并进一步影响进食行为。婴幼儿的味觉与成人有很大的不同。

4. 视觉　视觉发育包括视觉感应功能的建立、注视及追视物体、区别形状、区别垂直线与横线、视深度知觉发育，以及对颜色的区分与反应，将颜色与颜色的名称相联系等的发育。

5. 听觉　婴儿从出生后即具有听觉功能，对噪音表现为惊吓反射、啼哭或呼吸暂停等形式反应，对悦耳声表现为微笑反应，并逐渐发展至区别语言的意义、判断和寻找不同响度声音的来源等。听觉对于婴幼儿喂食具有重要作用，喂养者可通过呼唤调动婴幼儿进食欲望。

6. 知觉　知觉是对感觉的加工过程，是对事物各种属性的综合反映。其发育的顺序为：对形状的知觉→对物体的整体知觉→会避开危险→能将从不同位置和角度看到的物体统一起来。知觉包括大小知觉、空间知觉、距离知觉、时间知觉、自我知觉等，并随着年龄的增长逐步发育。丰富的环境刺激对婴儿的认知活动有着非常重要的意义。

（二）运动发育

运动发育与体格发育、大脑和神经系统发育密切联系。运动发育包括粗大运动发育与精细运动发育两部分，是一个连续的过程。主要特点是：①粗大运动主要是指抬头、坐、翻身、爬、站、走等运动；精细运动主要指手的运动。粗大运动发育在先，精细运动发育在后，两者相互交融，共同发展。②原始反射的发育存在与消失是以后自主运动发育的基础。③立直反射与平衡反应的发育是人类建立和保持正常姿势运动的基础。④每个小儿都有运动发育的"关键龄"，处于"关键龄"时运动发育会有质的变化。⑤头部运动先发育成熟，上肢运动发育比下肢早，会走之前，手的功能已发育较好。⑥头、颈、躯干的运动发育早于上肢与下肢的发育。⑦所有小儿运动发育的顺序相同，但发育速度存在个体差异。

进食技能由一系列精确的口腔活动组成的，包括口腔器官的运动能力、活动稳定性、活动度、分离运动、协调控制、耐力等功能，这些功能促进了婴幼儿进食技能的发展。

1.稳定性和活动度 头控制运动尚未发育的婴儿，进食活动需要通过很多外部的支撑和固定，包括全身扶抱和双颊部脂肪垫的支撑等，才能裹住乳头吸吮。随着婴儿头、躯干、骨盆控制能力的发育，身体近端稳定性的提高，伸手取物、手到口活动、口腔运动逐渐变得平滑自如。婴幼儿进食时口腔活动依赖于颈、肩胛带、躯干、骨盆的稳定支撑，唇舌的活动依赖于下颌的支撑，下颌的稳定性是唇舌高级精确活动及进食技能发育的基础。

2.分离运动 正常婴儿出生后早期，下颌与舌呈现整体活动，不能进行分离运动且不精确，属较低等级运动。4~5个月后，婴儿开始用嘴探索新事物，啃咬玩具、咀嚼处理不同种类食物等实践活动，下颌稳定性得到明显提高，舌与下颌间产生了分离运动并逐渐分化，如用舌尖舔唇、在口腔内自如地转送食物等。

3.分级调控活动 正常婴儿出生后早期依靠屈伸肌的选择性牵拉作用完成下颌上下方向的活动，动作缺乏协调性、灵敏性，准确性差。婴幼儿的各种进食技能是随着分级调控功能的发育而不断趋向成熟，可将食物碾碎并自如地在口腔内转移。

（三）口腔运动发育

用嘴探索能促进触觉觉察和触觉辨别功能的发育，为进食技能的发育建立基础。用嘴探索分为粗大性用嘴探索和分辨性用嘴探索。

1.粗大性用嘴探索 4~5个月内的婴儿，通过舔吸手指、玩具等感知其温度和软硬度的过程，称为粗大性用嘴探索。粗大性用嘴探索能帮助婴儿从奶嘴喂养过渡到用勺或杯喂养，并可使咽反射触发部位后移，为婴儿接受更多种类的食物做准备。

2.分辨性用嘴探索 6个月以后的婴儿，随着全身动作发育和口腔分离活动的发育，用嘴探索进入了一个全新的阶段，即分辨性用嘴探索阶段，婴儿通过口腔区别玩具的大小、形状、质地、味道、质量，并将这种经验泛化于接受和加工固体食物，以及在口腔内安全舒适地转移、咀嚼、吞咽食物。

非营养性吸吮能从多方面促进婴儿发育，如自我安慰、减少哭闹和烦躁、避免过度紧张、缩短管饲向经口喂养的过渡时间、避免管饲婴儿发生行为问题等。

二、进食技能发展程序

进食技能在出生后2~3年内迅速发育，尤其在出生后第1年。口腔动作里程碑式的有序发展，使得进食技能不断成熟，进食能力和效率不断提高。正常口腔运动及进食技能发展程序如下（表10-1）。

1. 0~3个月　婴幼儿存在与进食相关的原始反射，如觅食反射、吸吮反射、吞咽反射、张力性咬合反射、伸舌反射；以喂吸模式吸奶，舌呈前伸-后缩的活动模式，与下颌、唇呈整体模式活动，相互间无分离活动；舌两边上翘卷曲成杯状，将奶液引向咽；以吸吮、吞咽反射的模式进食。

2. 4~6个月　婴幼儿在等待勺子喂入食物时或接触勺子时有啜吸动作反应；会用上下方向咬；舌和下颌间无分离运动；吸吮、吞咽、呼吸协调；5个月后觅食反射消失，张力性咬合反射消失；咽反射存在。

3. 7~9个月　婴幼儿舌的活动范围明显增大，活动模式增多，会上下、前后方向运动，即吮吸动作；唇活动增多，会抿下勺中食物；用杯饮水时下颌稳定性仍差；吞咽时仍可见舌前伸；咬食物时可见舌、唇与下颌有少量分离活动；能在口腔内移动食物，从两侧到中间，再从中间到两侧；吞咽半固体食物时可见合唇动作；咽反射减弱。

4. 10~12个月　婴幼儿表现出主动性吸吮动作；会用牙齿清洁下唇上的食物；吸吮、吞咽、呼吸协调性提高；吞咽时仍可见舌外伸；咬软食时下颌稳定性好，能自我控制咬食动作；吞咽奶等流质食物时唇闭合能力提高；口腔内食物移动范围增大，能超越中线，出现滚动式咀嚼动作；咀嚼时有较好的唇和颊活动参与。

5. 13~15个月　有的婴幼儿通过咬住杯沿提高下颌稳定性；舌和唇能分离活动；吸吮、吞咽、呼吸协调性良好；能合唇咀嚼；咬固体食物时有少量自控能力。

6. 16~18个月　婴幼儿开始发展下颌主动控制能力；吞咽时舌外伸减少；能很好地控制流质食物；主动良好地控制咬合，不需转头辅助；吸吮、吞咽、呼吸协调性更趋完善。

7. 19~24个月　婴幼儿会用舌清洁唇部食物；能连续饮；能用吸管吸；吞咽时舌后缩；能自如地咬肉类食物；能在口腔内超过中线移动食物，动作自如。

8. 25~36个月　婴幼儿能很好地主动控制下颌；吞咽时舌尖上抬；咬食物时下颌分级调控好；咬食物时头部分离活动好；食物在口腔内平稳移动，从一侧转移至另一侧；舌活动度和灵活性发育逐渐完善。

表10-1　婴幼儿口功能发展特点

婴儿期特征	发展成熟特征	变化
吸吮吞咽反射进食吸吞比1：1	依食物特性咀嚼食物引发吞咽反射动作	1.吸吮成为自主性动作 2.能含住食物在口腔，不受吞吸比1：1限制
以舌头前后运动方式吸吮	舌头侧送食物、搅拌食物成团，上顶、后送以利吞咽	吸吮垫消失，发展成为成熟的舌头动作

续表

婴儿期特征	发展成熟特征	变化
双唇闭合不好	双唇可以抿下食物，含住杯缘喝水，吸管喝水	1.双唇闭合动作较完全、下唇内收 2.唇与下颌动作的分化
反射性动作	分化协调的口腔动作	1.搜寻反射于3~4个月消失 2.吸吮吞咽反射于7个月做整合，吸吮动作逐渐发展成自主性动作 3.咬合反射于5个月左右消失 4.咳嗽、呕吐反射终生保留
上下咬合方式咀嚼	成熟的下颌旋转动作	1.下颌稳定度提升，唇、舌、双颊移动才能成熟发展 2.口腔上下移动幅度增加，逐渐发展成对称性旋转咀嚼动作

三、进食行为发展程序

人在实践活动和生活活动中，与周围环境发生交互作用，必然会产生多种主观活动和行为表现，这就是人的心理活动。心理活动的发育包括三个过程：①外界事物或体内的变化作用于人的机体或感觉器官，经过中枢神经系统的信息加工和处理，引起人们对周围事物的感觉和知觉，并注意环境变化，记忆发生过的事情，思考各类不同问题，想象未来情景，这种感觉、知觉、记忆、思维和想象等心理过程，就是人的认知过程。②人们有喜、怒、哀、乐、爱、恶、惧等对周围环境的体验，这是人的情感过程。③人们根据既定目的，克服困难，做出努力，并通过行为去处理和变革客观的现实，这是意志过程。对待某个事件，不同的人会表现不同的能力、气质、性格、兴趣、动机和价值观等，这种差异与每个人的先天素质有关，也与后天的经验和学习有关，这就是人格（或个性）。具体而言，新生儿对人类声音较其他声音更敏感和偏爱，对母亲的声音更为注意，喜欢注视真正的人面，喜欢奶味胜过糖水味；2~3个月时，小儿以笑、停止啼哭等行为，以及眼神和发音表示认识父母；3~4个月的婴儿已能区分自己和他人的反应，较多的注视自己的镜像，开始出现社会反应性地大笑；7~8个月小儿可表现出怕生、对发声玩具感兴趣等；9~12个月时是怕生的高峰；12~13个月小儿喜欢玩变戏法和躲猫猫游戏；18个月逐渐有自我控制能力，成人在附近时可独自玩很久；2岁时不再怕生，易与父母分开；3岁后可与小朋友做游戏。

进食也是一种社交行为，可将正常婴幼儿的进食行为分三个阶段。

1.0~2个月，自我调节期　婴幼儿具有协调的吸吮、吞咽、呼吸动作，会以觅食反射的方式寻求喂养；以哭闹等方式向照顾者发出容易被理解的饥饿信号；在安静觉醒状态进食，喜欢与照顾者目光对视交流，在照顾者的微笑及谈话声中饱食；会向照顾者发出容易理解的吃饱信号，如转头躲开奶嘴或母亲乳头。照顾者能根据婴儿发出的信号或通过刺激颊部了解是否饥饿，是否需要及时喂养或终止喂养。

2.3~6个月，依赖期　婴幼儿会以微笑、发声、伸手等方法吸引照顾者的注意；进食能力提高，能接受部分用勺喂养；逐渐规律性地睡眠、进食，发展规则的日常进食；逐渐扩大进食社会活动。

3.6~36个月，独立进食期　婴幼儿控制环境能力在这一阶段显著提高，除了部分按需喂养外，能跟随家庭成员的进食行为进食；加入家庭成员中共同进食，将进食视为一种社会活动；此期婴幼儿开始独立进食，决定自己的进食速度、进食方式，以及进食种类。

任务三　进食技能发育的影响因素

进食技能的发育障碍与多种不良因素有关，如解剖结构缺陷、神经肌肉功能损害、心理行为障碍、沟通障碍及消化、呼吸、心血管系统疾病等。咀嚼、吞咽运动是非常复杂的过程，无论哪个环节发生障碍，均会影响正常进食功能。咀嚼吞咽运动的启动从食物被认知开始，即认识所摄取食物的硬度、一口量、温度、味道和气味。食物的信息通过视觉、听觉、嗅觉等感觉被送往大脑皮质后，唾液、胃液等的分泌会变得旺盛，做好进食准备。决定进食的口腔活动包括纳食、加工处理、食块形成、送入咽部等过程。纳入口腔的食物因形态不同而进行不同的加工。为了使食物有可能在口腔内进行加工处理，原则上，口腔必须为封闭空间，也就是说，前方入口——口唇关闭，后方通往咽部的出口——舌根与软腭相接，避免食物落入咽部。咀嚼、吞咽运动过程分为以下三相：口腔相、咽相、食管相。各种原因引起的咀嚼、吞咽过程都会造成不同程度的吞咽障碍。

一、解剖结构缺陷

所有与进食相关器官的解剖结构缺陷，都可以不同程度地阻碍进食技能的发育，其中以唇腭裂最为常见。解剖结构缺陷可以导致食物摄入困难、口腔负压形成不足、食物反流、口腔控制困难、干扰呼吸及吸吮、吞咽、呼吸失协调等。

二、进食生理缺陷

进食生理缺陷可以破坏和降低食物到达胃部的效率和安全性，发生吸吮、吞咽、呼吸失协调及误吸、胃食管反流、食管炎、顽固性哮喘、肺炎、进食耗能过大等，其中以误吸的危害性最大，而神经系统受损是误吸最重要的高危因素。

三、感觉系统失调

口腔感觉失调可以导致口腔器官运动功能和进食心理行为障碍。口腔感觉失调分为反应低下、反应过度、感觉防御、感觉超载。口腔感觉功能障碍对喂养的影响轻重不一，轻则仅对某种味道或质地的食物反应异常，重则影响一切进食活动，以致必须采用非经口途径补充营养。

1.反应过度　对一些很平常的刺激出现过度的反应，或在已获得的经验消失后，再度接触到本来可以耐受的对象时，不能如先前一般接受，甚至拒绝，惧怕触碰口腔（图10-1），喂养时容易受惊吓，吃东西时只咬一小口或很少咀嚼而直接吞下，拒食、偏食，进食时容易作呕。

2.**反应低下**　服用某些药物、肌张力低下、缺锌的婴幼儿，对外界刺激缺乏反应或反应过低，食物放在口边不知张口去吃，或根本不知道发生了什么事，分辨食物能力低下，口腔动作发展严重迟滞，吮吸、咀嚼无力，刻意地嗅东西，偏爱咸、酸、辣等刺激性食物等（图10-2）。

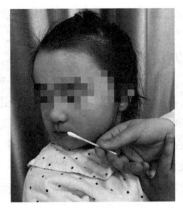

图10-1　反应过度

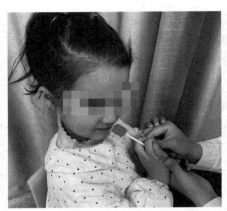

图10-2　反应低下

3.**感觉防御**　婴幼儿不能接受周围环境中曾产生不愉快进食经历的食物、餐具，或进入用餐房间，有的在没有接触到刺激物就已表现出逃避行为，进食兴趣减弱，拒食，拒绝刷牙、擦脸、洗脸，常有惊恐、焦虑、恶心、呕吐、丢弃食物等行为，并逐渐采取逃避方式减少刺激，从而变得视而不见、充耳不闻，发育全面滞后（图10-3）。

4.**感觉超载**　大脑不加选择地对环境中的所有信息发生反应，不能滤过不必要信息，不能正确地应对所发生的事件。进食时容易被环境中的声音、身体某部位的不适所分心，多动，不能将注意力集中于喂养者、食物及正在口腔内处理的食物。有些婴幼儿则通过反复啃咬或吮吸手指、摇晃身体、拍手、旋转物件、打头等节律性活动自

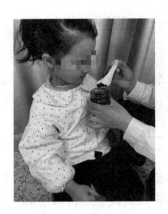

图10-11　感觉防御，因幼儿非常恐惧口面部刺激

我刺激，主动寻求活动中的触压、肌肉用力、下颌挤压的感觉，有时甚至通过疼痛感使自己能更好地组织和放松安静，有的则采取关闭视觉通路，避免与人目光对视，以免产生焦虑、烦躁。

感觉反应过度、反应低下或正常反应是有可能共同存在的，婴幼儿可能在不同的口腔器官呈现出不同的感觉反应，称为"混合性感觉异常"，例如下颌、唇和双颊呈现反应低下，但舌和上颚却呈现感觉反应过度。若感觉反应会随着时间，如随昼夜或随气候的变化

等而改变，称为"波动性感觉异常"。

四、运动功能障碍

患有神经肌肉障碍的婴幼儿容易产生运动功能障碍，口腔运动障碍可阻碍婴幼儿进食技能的发育，异常程度越高，影响越大。而口腔运动障碍的表现方式和发生频率，可随着全身张力、体位和姿势、呼吸功能、环境状况等变化而变化，下颌、唇、舌、颊和腭的所有运动问题都可共同影响进食过程，进而产生进食过程的问题，其主要表现包括婴幼儿吸吮困难、吞咽困难、咬合困难、咀嚼困难及吸吮、吞咽、呼吸失协调等。不同口腔部位功能障碍表现如下。

（一）下颌

下颌稳定性是保证食团形成、吞咽和言语活动正常的基础。唇、颊和舌的活动必须依靠下颌的稳定支撑。下颌的运动障碍包括下颌后缩障碍、下颌前伸障碍［图10-4（a）］、下颌紧绷［图10-4（b）］、下颌不稳定、下颌偏移［图10-4（c）］、张力性咬合反射、下颌过度活动等。下颌控制障碍可以导致患儿进食和饮水技能减退。

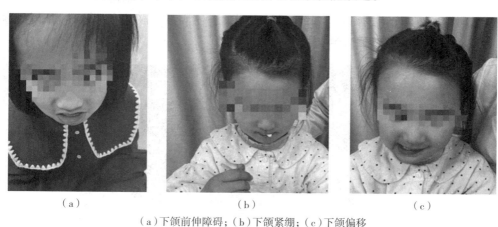

（a）　　　　　　　　　　（b）　　　　　　　　　　（c）

（a）下颌前伸障碍；（b）下颌紧绷；（c）下颌偏移

图 10-4　下颌运动障碍

（二）舌

所有舌肌肌力和舌活动协调性的问题都可直接影响吞咽准备期及口腔期的正常功能，并间接影响吞咽的咽期。舌运动障碍包括舌肌力量减弱、舌过度前伸［图10-5（a）］、舌后缩、舌变形障碍等［图10-5（b）］。

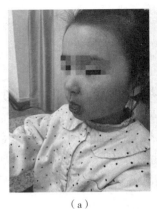
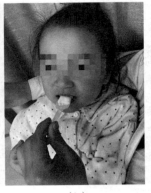

（a）　　　　　　　　　　　（b）

（a）舌过度前伸；（b）舌构形障碍

图 10-5　舌运动障碍

（一）唇和颊

唇和颊共同运动，相互影响，相互作用。唇和颊活动障碍大多由于局部肌张力下降和感知觉减退所致，可导致口腔内负压形成不足，取下勺子中食物困难，咀嚼效率降低，食物容易陷于两侧颊槽内或漏出口外，食团形成慢，食团质量差。唇和颊运动障碍包括唇部张力低下、唇后缩、噘嘴（图 10-6）。

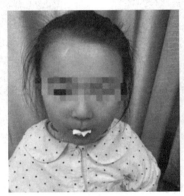
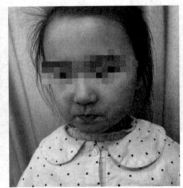

唇闭合差　　　　　　　　　　唇后缩和噘嘴

图 10-6　唇和颊运动障碍

（二）腭

食团形成后得以推送到咽部引发吞咽发射的过程中，腭部起了重要作用，硬腭和舌体挤压推送将食团推送到咽后壁，软腭关闭鼻腔和口腔，防止食物鼻反流。腭部问题可影响吸吮时的口腔负压，引发鼻咽反流。婴幼儿腭部问题包括腭裂、腭咽闭合不全、硬腭弓狭窄等。

五、进食行为障碍

据统计，有80%的严重智能障碍者有进食行为障碍，70%的自闭症者被指出有挑食的习性，15%胃食管反流症的小儿有进食障碍，其中包括了拒食和挑食。家庭、社会、环境、心理行为、感觉统合功能失调等非器质性因素，以及器质性和医源性因素，都可以导致婴幼儿进食行为障碍，其中一部分婴幼儿即使解除了器质性因素和医源性因素，进食行为问题仍可以持续存在。

此障碍在不同的发育时期会呈现不同的表现。

1. 0~3个月　婴儿哭闹不安，不易安慰，护理困难；吸吮无力，易发生呕吐；喂养时很容易入睡，或哭闹不止无法接受喂养；没有固定的进食模式。父母非常焦虑、沮丧，常不能正确理解婴儿哭闹原因。

2. 3~6个月　婴儿容易焦虑、忧伤，或容易激惹，抱起时身体僵硬或角弓反张，喂养困难。与环境少有互动，目光回避；不笑，不发声，不伸手取物。也可以是无喂养困难，但却容易呕吐，常被误为是进食正常。父母情绪低落，容易急躁、疲惫，不愿理会和逗引婴儿，双方间缺少愉悦的互动经验，如此循环常会加重婴儿行为障碍。

3. 6~36个月　婴幼儿进食时脾气暴躁，情绪不稳定；吃得很少，喜欢拿食物玩；喂养时不张口、扭头躲避食物，或把喂入口中的食物吐出；喜怒无常；喂养时随意四处跑动。父母感觉焦虑不安、灰心失望、无可奈何，无法恰当地限制其活动而跟着跑动，靠强迫进食或通过游戏分散注意力完成喂养。

任务四　临床评估

婴幼儿喂养与吞咽障碍评估可以确定患儿障碍程度并制定治疗方案，避免发生各种并发症。早发现，早治疗，如果家长发现婴幼儿在进食时有以下症状，就应该特别留意，及早到医院儿科寻求帮助，进行进一步的评估。

1. 吸奶时，无法含紧乳头或奶嘴，吸吮力量不足或奶容易从嘴角溢出。

2. 吸吮时，吸吮、吞咽和呼吸之间不协调，容易呛咳或疲累。

3. 进食时面部表情痛苦，表现烦躁不安。

4. 进食时经常伴随咳嗽、呛咳或呕吐反应。

5. 进食后容易呕吐或反流。

6. 反复性感染性肺炎。

7. 进食时间过长或只喜欢玩弄食物。

8. 对食物非常挑剔或拒绝进食。

9. 食物常常含在嘴巴

10. 无法控制口水，经常流出。

11.生长曲线严重落后同龄儿。

进食不单纯是食物由口腔进入消化系统的过程，它涉及口腔功能、神经发育成熟度、进食和呼吸之间的协调等，因此，婴幼儿进食与吞咽功能的评估必须结合全身状况，由多专业工作人员一起综合评估和整合。获取评估信息的途径有两条：一是通过询问照顾者和翻阅既往病史了解背景资料；二是评估客观项目，了解婴幼儿喂养和吞咽中所存在的困难及其原因。

一、问诊与资料收集

需要全面地问诊与考虑，包括了解家族史、疾病史及诊治过程、围产因素、喂养史等。仔细询问有无长期留置胃管或气管插管、使用肺表面活性物质等；记录喂养方式、奶嘴类型、喂养困难发生时间、婴幼儿与喂养者之间互动关系、进食功能与食物种类之间关系、喂养体位和姿势、喂养环境、觉醒度、进食情绪和行为表现及患儿呼吸循环功能等。

二、体格检查

体格检查包括身体状况的呈现、发展的水平、行为状态。

（一）身体状况的呈现

1.解剖结构　检查有无唇裂腭裂、小下巴畸形、高腭弓，有无颞下颌关节脱位或骨折，有无气管食管瘘、食管闭锁、膈疝、幽门肥厚、短肠综合征、肛门闭锁等手术瘢痕，有无气管软化症。

2.生理功能评估　小儿心率的正常数值为70~170次/分钟，足月婴儿120~140次/分钟，早产儿心率较快，可达160~180次/分钟。呼吸速率每分钟40~60次，不宜太高，过高容易造成呼吸暂停的现象。血氧饱和度（SaO_2）不宜小于90%，否则容易造成缺氧。当婴幼儿在进食时，必须评估其生理功能是否在正常范围内。

3.颈部听诊　有助于判断咽喉噪音与吞咽障碍之间的关系。评估者将听诊器置于婴幼儿咽喉部及胸骨上方，仔细判断有无颈部哮鸣音、吹泡样声音、喉喘鸣、"汩汩"声等，并与正常吞咽声和肺部呼吸音相鉴别。听诊一般只能用于筛查，部分婴幼儿则需要用录音设备录音，也可借助计算机声学分析判断一些早产儿以及病情隐匿的病例。

4.营养评估　检查婴幼儿每日食物摄入种类、摄入量、摄入热量；碳水化合物、蛋白质、脂肪三大营养物质的量及比例，以及维生素和微量元素的种类和剂量。测量婴幼儿身高、体重、身体比例与匀称性、皮下脂肪厚度、上臂围、胸围、腹围等。

（二）发展的水平

1.全面评估婴幼儿整体发育水平　包括姿势控制、肌张力、竖颈、坐位平衡、手到口精细动作、认知沟通能力、觉醒度等精神神经发育水平，可借助于Peabody动作发育量表、

Gesell发育量表、Melborne上肢功能评估等量表进行评估。

2. 口腔运动功能与进食技巧 这两项能力应该随着年龄增长而趋向成熟的发展，但部分小儿的发展缓慢甚至停滞，无法使用符合年龄的能力来安全地进食。评估者可以通过试喂婴幼儿的活动，观察婴幼儿在用杯饮、咀嚼等活动中吸吮-吞咽节奏、下颌稳定性及主动控制能力、舌活动度、唇闭合、口腔各器官间的分离活动、吞咽动作等能力。

（三）行为状态

1. 观察进食行为表现 婴幼儿警醒状态可分为六个不同阶段：深睡期、浅睡期、昏沉嗜睡期、安静清醒期、活动清醒期、哭泣期。正常的婴幼儿通常可以呈现出顺畅的循环周期，评估者可以仔细观察婴幼儿在进食时呈现何种警醒状态。如当食物出现在小儿面前时，小儿是呈现喜欢、惧怕、有戒心、焦虑或是冷漠的行为，以及这些反应是否有特定性。

2. 感觉调节功能 口腔感觉失调可以单独存在，也可以是全身感觉功能损害的一部分，感觉调节异常的婴幼儿容易对环境产生过度冷漠或过度惊吓的行为反应，难以调节自我的生理状况，警醒状态通常不规律。口腔感觉功能的评估缺少标准化评估量表，有经验的评估者通过观察婴幼儿进食过程、行为表现可得出有无异常的结论。

儿童口腔运动障碍与口腔感觉障碍的区别可参考表10-2。

表10-2 儿童口腔感觉与口腔运动功能障碍的区别

口腔感觉障碍	口腔运动障碍
混合喂养时，不能分辨母亲乳头和人工奶嘴	母乳喂养和人工喂养时均吸吮效率低下
吸吮正常，但无法鉴别奶瓶中食物味道	能鉴别奶瓶中食物味道
进食液体食物能力较好，而进食固体食物能力差	无论进食何种质地的食物，均表现出口腔运动不能或者不协调
能把不同质地的食物从混合物中区别出来	不能将不同质地的食物从混合物区别开来，只能一起吞下
把食物含在舌下、两颊，而不吞咽	不能用舌处理食物或把食物含在舌上，食物从口里掉出或滞留在两颊
进食某些质地的食物时发生呕吐	呕吐与食物质地无关
食物靠近或接触到唇时发生呕吐	食物在口腔内转送过程中发生呕吐
进食固体食物时咽反射强烈，而进食液体食物时吞咽正常	无论液体食物还是固体食物，在吞咽启动后均可诱发咽反射
可以接受自己手指刺激口腔，但不能耐受别人手指	可以耐受别人用手指刺激口腔的刺激
不会把玩具放入口中玩	可以接受玩具，但不会咬玩具或把玩具含在口中
拒绝刷牙	接受刷牙

三、社会-心理评估

喂食的起始评估是必要的，而且可以由专业人员（教师、助理员、职能治疗师、言语治疗师）在婴幼儿的生活场所中完成，若发现该婴幼儿的需要比较复杂，应该将具转介到医院的相关门诊。要注意健康的考虑，如食物过敏、口腔动作困难、无法吞咽等情况。营养也是要考虑的，观察婴幼儿与喂养者之间的互动关系是喂养评估很重要的环节，喂养者是否能够正确解读婴幼儿所发出的讯息，并给予适当的响应，或者婴幼儿是否能表现出明确的讯息让喂养者清楚地做判断。通常会着重对婴幼儿喂食前、喂食过程中和喂食后的行为表现进行观察，可以在哺乳、奶瓶喂养或小儿在餐桌前饮食时进行观察，察看婴幼儿对喂食活动呈现何种反应，是否表现出愉快、有压力、焦虑、嗜睡等行为，或者出现过分挑食、进食量极少、玩弄食物等行为。目前国际上使用在观察婴幼儿与喂养者间喂养互动的评量工具主要是父母和孩子间互动喂养量表，适用于出生至1岁的婴幼儿。此评量工具观察内容包含6个子量表，其中4个子量表描述了照顾者在互动过程中的责任：照顾者对婴幼儿行为线索的察觉敏锐度、照顾者对婴幼儿压力线索的反应、照顾者对婴幼儿社会情绪增长的培育、照顾者对婴幼儿认知增长的培育；2个子量表描述孩子的责任：婴幼儿行为线索的明确性和对照顾者的回应性。喂养者与婴幼儿之间良好的互动关系将会有助于婴幼儿对未来认知、社会情绪、沟通的发展。

四、仪器检查

部分进食困难的婴幼儿，特别是有吞咽障碍者，需申请仪器检查。如吞咽造影检查，钡剂中可加婴幼儿所喜爱的果汁或饮料，用奶瓶或勺子喂入。吞咽软管内镜检查等检查方法与成人完全相同。

五、量表测评

对婴幼儿进行进食功能评估时，可使用一些评估量表，如目前在国际上广泛使用的进食功能评估量表有新生儿口腔运动分级（neonate oral-motor assessment scale，NOMAS）、新生儿口腔运动分级（修订版）（revised version of the NOMAS）、整体进食观察表（holistic feeding observation form）、口腔运动/进食等级评分（oral-motor/feeding rating scale）等。

任务五　婴幼儿喂养与吞咽障碍治疗

一、治疗目标与原则

（一）治疗目标

1.增强婴幼儿大脑对口腔结构的意识，促进口腔感知正常化，并进一步提高全身感觉统合功能。

2.提高婴幼儿口腔器官高级精确活动功能，包括分离活动、分级调控能力、线性关系、呼吸与发音器官的协调准确性。

3.发展婴幼儿正确的进食态度和行为，最大限度地参加与进食相关的社会活动，使其享受更多进食快感。

（二）治疗原则

婴幼儿进食治疗和训练必须遵守以下原则。

1.以婴幼儿为中心，由婴幼儿引导治疗　仔细观察婴幼儿行为状态和反应，诱发婴幼儿内驱力，取得最佳沟通方式；顺应婴幼儿意愿和反应加以引导，在愉快的治疗经验中获得实践，达到治疗目标。

2.以评估结果为依据　获得全面详尽进食信息，从医疗、感觉、运动、沟通、口腔控制和进食技能等方面分析和处理每一病例。

3.方法、策略与技术　以进食规范为工作纲领，所采取的策略、方法、技术都必须紧紧围绕着如何提高进食、口腔运动技能、沟通、学习、物理和感觉等以功能为主导的核心任务，使婴幼儿愉快地接受治疗，获取更大更快的进步。

4.彼此信赖、相互尊重、紧密配合　治疗人员和照顾者根据婴幼儿需求准备合适的进食环境、食物、餐具、沟通方法、进食体位和姿势，每次介入都需要仔细观察婴幼儿的生理和行为状态，以确认婴幼儿是在合适的状态下接受治疗，不可强行侵入。

除以上治疗原则，还需遵循以下原则：去除病因、营养支持、行为干预、定期监测。

二、治疗策略

（一）体位和姿势处理

理想的进食体位和姿势必须满足以下条件：能使婴幼儿正确接收前庭觉和本体觉反馈；与口面部及消化、呼吸、神经系统功能状况相适应；为婴幼儿创造最佳学习条件，积极促进进食技能的发展；方便婴幼儿与喂养者间的沟通，使婴幼儿最大限度地参与进食相关的社会活动，与家人共享进食的快乐。

常用的体位和姿势处理方法如下。

1.端正坐姿　这是获得最佳口腔感觉运动和进食功能的基础。对痉挛型脑瘫婴幼儿，从足部开始摆设端正坐姿，抑制全身过高的肌张力，提高近端稳定性和远端灵活性，使注意力集中于进食上（图10-7）。通过协助固定肩胛带，端正坐姿后可提高痉挛型四肢瘫婴幼儿手到口的活动功能（图10-8）。为维持端正坐姿，可借助一些分腿坐垫、头颈托等辅助用品或用具。

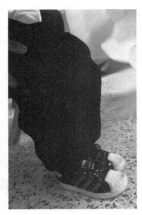

图 10-7　端正坐姿

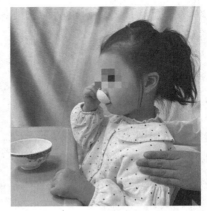

图 10-8　使用固定肩胛带

2.扶抱　合理运用前庭觉、本体觉刺激，使婴幼儿维持觉醒状态、足够的躯干张力和稳定性。易激惹者用浴巾紧紧包裹，紧靠大人身体抱着喂养（图10-9）。嗜睡者远离喂养者身体进食可提高大脑警觉度，维持清醒状态（图10-10）。

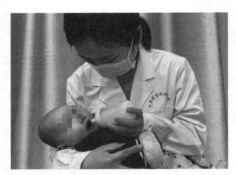

图 10-9　紧抱易激惹婴幼儿进食

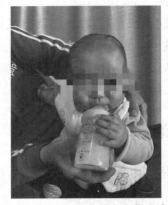

图 10-10　远离喂养者身体进食

3.侧卧、俯卧位　因舌后坠和下颌后缩引起抽气样呼吸或噪音呼吸的婴幼儿，取侧卧、俯卧于喂养者大腿上或楔形垫上的姿势，并用手轻轻地将其下颌向前拉，充分开放气道。

4.视觉代偿　婴幼儿与喂养者视线保持在同一水平面，保持目光交流且不引起头颈过伸后仰，并在婴幼儿最佳视觉处将食物喂给婴幼儿。注意目光回避的婴幼儿不可强求目光接触。

下列两种坐姿下喂养都是错误的，应力图纠正。

（1）痉挛型四肢瘫婴幼儿的错误喂养姿势　身体不稳定、双足离地、头后仰、舌后缩的姿势不利于婴幼儿

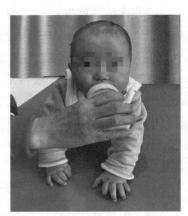

图 10-11　独坐能力低下高张患儿错误喂养姿势

进食。

（2）独坐能力低下的高张婴幼儿在独坐姿势下喂养　可诱发全身肌紧张和下颌前推等问题（图10-11）。

（二）感觉预备

1.进食环境的准备　在进食前布置好房间、餐桌、餐具，光线、声音适宜，记录婴幼儿每次进食时的不同感觉效果，从而更好地调整环境以满足婴幼儿需求。

2.婴幼儿的准备　进食感觉预备贯穿于婴幼儿日常活动中，并在进食前强化处理。根据婴幼儿需求，采取个性化感觉调整方案，帮助建立固定进食程序，学会活动转移，提高进食专注力，快乐享用美食。

3.喂养者的准备　喂养前选好舒适的椅子，调整椅子位置和高度，避免紧张疲劳。

4.食物的准备　食物能提供多种感觉刺激，且可因程度的不同产生截然不同的感觉刺激和感觉效果。开始时尽可能先选用婴幼儿喜欢的、能产生积极正面反应的食物喂养。添加新食物时每次只添加一种，待习惯后再逐渐添加其他新食物，给婴幼儿足够时间适应新食物，从闻食物到放嘴里少量品尝，最后学会慢慢咽下。

5.从进食到下一活动的感觉准备　进食时非常放松的婴幼儿，可能需要进行一些兴奋性活动后才能进入下一个活动；进食时过度紧张或伴有胃肠不适的婴幼儿，需要慢慢摇晃或紧紧拥抱一定时间放松身心后再行下一活动。

（三）感觉治疗策略和活动

通过各种感觉刺激、口腔按摩、吞咽刺激及吸吮刺激，提高早产儿的吸吮能力。从而提高进奶量，并缩短其达到完全经口进食的时间，进而促进早产儿体重增长。

1.感觉刺激　①冷刺激训练：使用冰棉棒刺激或冰水漱口，是一种特别的感觉刺激，适用于口腔感觉较差的婴幼儿。例如，冰手指、冰棒。②嗅觉刺激：多用芳香味刺激物，故又称芳香疗法，是通过芳香物质中的芳香小分子刺激嗅觉来达到对嗅觉的调节及对嗅觉信息传递的促进作用，包括薄荷脑刺激等。③味觉刺激：舌的味觉是一种特殊的化学性感觉刺激，将不同味道的食物放置于舌部相应味蕾敏感区域，可以增强外周感觉的传入，从而兴奋吞咽皮质改善吞咽功能。

2.组织多种全身感觉觉察活动，提高身体感觉功能　如蹦床、荡秋千活动等，指导婴幼儿认识活动中的相关感觉，如深触压感、秋千旋转感。

3.通过按摩和振动提高口腔感觉觉察功能　图10-12（a）示治疗人员戴上水果香味的非塑胶手套后，直接用手刺激婴幼儿口腔。也可以根据情况刺激患儿鼻根部、唇角、唇中央、牙龈、舌头。图10-12（b）用Z-Vibe振动棒刺激口腔。婴幼儿在接受刺激之初容易受惊，在使用振动棒时需要特别注意调整刺激强度、频率和声音；按摩顺序要以从不敏感区到敏感区、从全身到局部、从远端到近端、从外到里的顺序进行；刺激强度需根据婴幼儿接受能力由弱到强渐进性给予。图10-13示从身体足部开始擦刷婴幼儿提供深触压感觉。

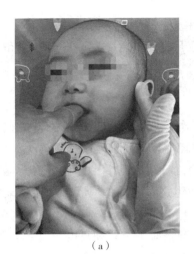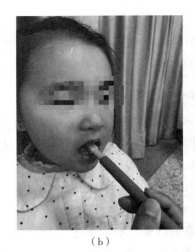

（a）　　　　　　　　　　　　　（b）

（a）用手直接刺激婴幼儿口腔；（b）用Z-Vibe振动棒刺激口腔

图 10-12　提高口腔感觉觉察功能

4.运用刺激性食物增加口腔感觉输入，提高口腔感觉觉察和分辨功能　运用松脆或干硬的食物、咬和咀嚼时会发出声音的食物（如爆米花、苹果等）、不同质感的食物（如果冻布丁与开心果、香蕉与苹果等）、絮状食物中添加粒状食物（如皮蛋粥），提高婴幼儿认知食物的能力。

5.通过用嘴探索活动，提高口腔感觉功能和分辨能力　鼓励用牙龈、牙齿、唇、舌感受外形简单的玩具或餐具，发展婴幼儿对玩具的兴趣；然后过渡到探索不同形状和质地的玩具，用口腔各部位寻找动物玩具各部位或玩具上所黏食物的味道（图10-14），提高口腔感觉分辨功能。

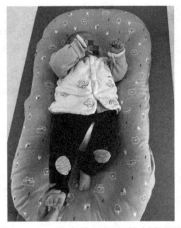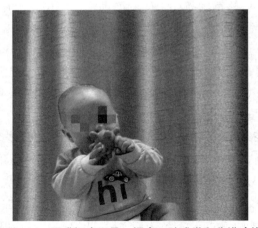

图 10-13　从身体远端开始刺激婴幼儿　　　图 10-14　用嘴探索玩具，提高口腔感觉和分辨功能

6.喂食前后口腔脱敏，减轻感觉防御，改善患儿进食及参与进食活动的能力　大面积擦刷皮肤、关节挤压、缓慢小幅度摇晃或蹦球活动，结合鼓励性话语或唱歌，可安抚婴幼

儿；将前庭觉、本体觉、深触觉、巴洛克音乐活动等合理地安排在感觉餐单中；鼓励父母经常亲吻婴幼儿脸部，尤其是口周，或以游戏方式用玩具"吻"婴幼儿脸部。避免诱发感觉反应过度，切不可强迫脱敏刺激（图10-15）。图10-15（a）示通过摇晃稳定婴幼儿情绪，促进喂养。图10-15（b）示通过巴氏球分散注意力提高婴幼儿接受刺激能力。餐前给予橡皮奶头、拨浪鼓和毛巾等合适的玩具，婴幼儿可抓握这类玩具放入口中探索并刺激吸吮动作，从而减少口腔知觉过敏，还能增强对即将接受的物体的承受能力，并有益于舌、唇及颌部运动。探索玩具过程中，可以在玩具上涂其喜欢的食物并鼓励婴幼儿去尝试。

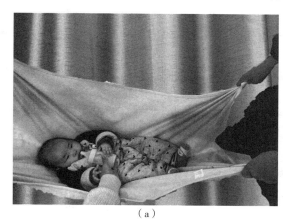
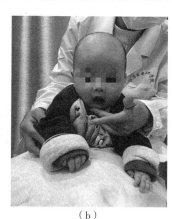

（a）　　　　　　　　　　　　　　　　（b）

（a）摇晃稳定婴幼儿情绪；（b）巴氏球分散注意力提高婴幼儿接受刺激能力

图10-15　减轻感觉防御

7.减少导致感觉超载的各种感觉刺激，避免影响口腔运动功能　从宁静的小房间开始，逐渐过渡到喧哗嘈杂的大餐厅；运用运动刺激，如坐在摇晃的垫子上进行前庭刺激活动，有利于安抚婴幼儿，减轻口腔防御。当发生感觉超载时，尝试让婴幼儿待在安静地方、躺在枕头上等，并结合听音乐、讲故事或读书等方法分散其注意力。对于胃管喂养的儿童，不能忍受口腔刺激，在采用经口喂养前，必须减轻触觉过敏，可以采用毛绒玩具让宝宝拿、摸、亲吻或用嘴探索。

三、口腔运动治疗方法

为加强舌、颊吸取食物和液体的力量和控制力，玩有趣的游戏以增进面部肌肉的张力是很重要的。逗引婴幼儿做出咂嘴、咂舌或用舌发出咔嚓咔嚓的有趣声音，均是对嘴的刺激。在婴幼儿脸颊搽润肤膏时要用力。如吹泡泡、吹风车、吹简单的乐器等，可以有助于增强唇、颌肌肉力量。

（一）下颌

1.纠正下颌异常姿势

（1）下颌紧绷　如进行各类可调整姿势张力的活动，通过康复训练提高躯干稳定性，降低与下颌紧绷相关的全身屈肌及肩胛带屈肌张力；轻而稳地挤压颞下颌关节；为婴幼儿提供正面的感觉经验，感受正确下颌位置的舒适感。

（2）张力性咬合反射　正确摆好体位，层次性口腔按摩；选用软胶类餐具，规律性呈送食物，逐步培养主动张口等待食物的能力；呈送食物高度应稍低于下唇，将喂食工具靠近下唇（避免与牙齿相触）诱导启动合唇喂吸-吞咽进食模式；帮助婴幼儿掌握咬合反射的发生规律，主动抑制咬合反射发生；找出释放咬合反射的方法。家长应冷静应对，耐心安慰，提供温和的前庭刺激，降低身体张力，使其慢慢放松。

2.帮助下颌开闭活动，提高下颌自然开闭功能　手法辅助固定下颌包括侧面固定法［图10-16（a）］和前面固定法［图10-16（b）］。操作中应注意手放置位置不宜挪动，辅助力度依婴幼儿能力及反应而定。

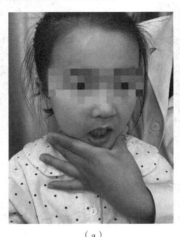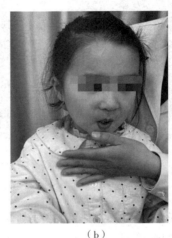

（a）　　　　　　　　　　　　　　　（b）

（a）侧面控制法；（b）前面控制法

图 10-16　帮助下颌开闭活动

3.发展张口位下颌稳定性　鼓励婴幼儿维持张口姿势2~3秒，等待食物的喂入（图10-17）。

4.发展咬合位下颌稳定性　通过游戏方式训练自然咬合技能（图10-18）。

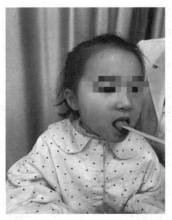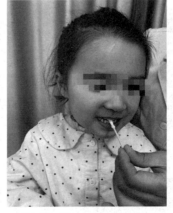

图 10-17　发展张口位下颌稳定性　　　　**图 10-18　自然咬合训练**

5.**发展下颌分级活动功能**　使用玩具、日常生活用品、牙胶（图10-19）、易融化食物（如巧克力、冰激凌）等训练下颌活动，提高下颌分级调控能力。

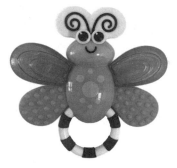

图10-19　牙胶

（二）唇颊控制

1.**加强游戏或进食中的圆唇和展唇功能**　如用吸管在水中吹泡、吹气球、吹肥皂泡、对着镜子前做鬼脸、夸张地发"i"和"o"声音或交替发音（图10-20）。

2.**提高休息位及进食时的正确合唇功能**　如在下颌控制训练中兼顾合唇训练，先主动运动，达到能力后进行抗阻运动，利用镜子进行视觉反馈。

3.**提高颊向内挤压活动能力**　在吸吮过程中，喂养者用手指向内挤压颊部，提高吸吮能力［图10-21（a）］，引导婴幼儿用双手挤压唇颊部做鬼脸［图10-21（b）］。如将棉球蘸上水或饮料放置于嘴角或颊袋中，要求婴幼儿发出"啧啧"声地挤出棉球上的水或饮料，也可达到同样的效果。

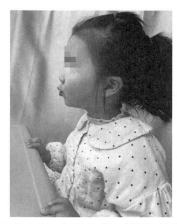

图10-20　发"o"音，做圆唇训练

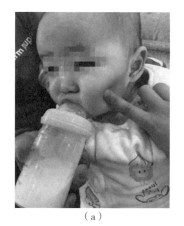

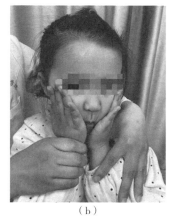

（a）　　　　　　　　　　　　　（b）

（a）挤压颊部促进吸吮活动；（b）挤压唇颊部做游戏

图10-21　提高颊向内挤压活动能力

4.减轻唇后缩 通过吸吮、游戏等主动、被动牵拉唇，均可减轻唇后缩（图10-22）。

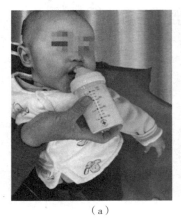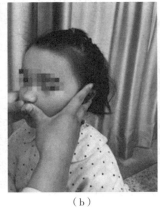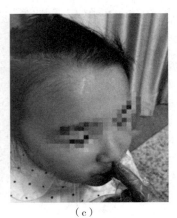

（a） （b） （c）

（a）用奶嘴刺激上唇；（b）用双手牵拉上唇；（c）牵拉上唇

图 10-22 减轻唇后缩

（四）舌控制

舌控制训练可以进行模仿性游戏，反复将舌从口腔伸出来、缩回去，从一侧伸向另一侧，从上到下，这个游戏可以对着镜子做。还有滑稽面孔游戏，如噘嘴、吐舌头等。对知觉过敏的患儿，可以在脸上着色、做有趣的鬼脸等。

1.抑制舌异常活动

（1）减轻伸舌反射和舌过度前伸 正确判断伸舌原因，排除因呼吸困难所致的过度伸舌；通过物理治疗技术和体位，减轻舌前伸，如端正坐姿；调整食物性状，改变喂养方式，都可减轻伸舌反射和舌过度前伸。例如：①交替从两侧嘴角喂食，激发舌侧向运动；②用手固定下颌，提高下颌稳定性，帮助婴幼儿将舌保持在口腔内，练习用唇而不是用舌喂吸或吸吮［图10-23（a）］；③诱导上唇向下运动，以防舌前伸；④用勺底或压舌板轻而稳地按压舌［图10-23（b）］。

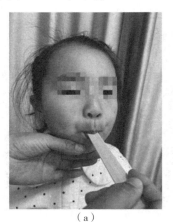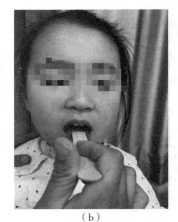

（a） （b）

（a）控制下颌抑制舌前伸；（b）压舌板压舌

图 10-23 减轻伸舌反射和舌过度前伸

（2）舌后缩　因舌后缩而发生喘息样呼吸者，可通过俯卧位改善呼吸功能，从而减轻舌、下颌后缩，并视婴幼儿接受能力于俯卧位有节奏地按压舌，诱导舌跟随治疗人员的手指向前活动。对于舌肌张力低下、能接受刺激的婴幼儿，可在颈伸展、下颌微收的姿势下，从下颌下方轻轻地向上叩击舌根部，引导舌向前运动。

2.改变舌构形　用手在下颌下方刺激舌根部（图10-24）。进行舌对抗活动游戏，捏舌，促进舌槽反应等。

3.增加舌的活动度　舌运动训练众多，除上述方法外，鼓励用嘴探索各种玩具、用棉签有节奏地刺激舌尖及上切牙后方的齿槽中央、引导舌侧向活动（图10-25）等，均可增加舌的活动度。

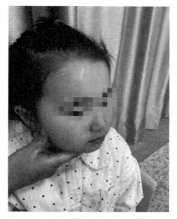

图10-24　用手在下颌处按摩舌根部

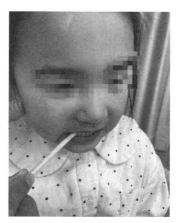

图10-25　引导舌侧向活动，增加舌的活动度

（四）腭帆控制

1.提高软腭关闭功能　根据婴幼儿耐受能力，合理选用手指、玩具、压舌板等按压刺激上腭，位置逐渐加深，刺激软腭肌肉上抬腭帆。

2.改善软腭在进食过程中的时序关系及协调功能　运用各类提高吸吮、吞咽与呼吸协调性的活动，改善舌、颊功能，提高食团高质量完成的活动。

（五）吸吮、吞咽与呼吸协调性

吸吮、吞咽与呼吸协调性不能直接评估，因此，治疗的挑战性更大，下列方法可改进其吞咽与呼吸间的协调性。

1.通过调整进食体位，改善呼吸困难，如因舌后坠和下颌后缩导致噪音呼吸的患儿，可尝试侧卧、俯卧于喂养者大腿上或楔形垫上喂养。

2.找出吸吮最省力时的奶液流速，并在恒定的流速下进行功能性进食。

3.找出呼吸功能水平和进食能力间的时间关系，认真观察喂养时肌张力和运动模式变化，及早发现呼吸困难征象，当发现有呼吸困难加重迹象时，立即拿开奶嘴，或减慢奶液流速。

4.利用音乐、有节奏地摇晃婴幼儿身体、轻叩唇颊部等方法，帮助婴幼儿发展规则的吸吮、吞咽、呼吸节律。

5.循序渐进地增加奶量，用手指、安慰奶嘴、棉签蘸上奶液，放入婴幼儿口内，鼓励婴幼儿感受吸吮，极少发生梗噎，可最大限度地训练安全吞咽。

6.正确理解婴儿停止吸吮、放慢吸吮速度的行为，不可随意加大奶嘴孔。如刺激舌根引起舌后缩或舌活动失调的婴儿，因不能有效使用奶嘴，舌可能后缩得更明显，以阻止奶液流至口咽。这种代偿动作所产生的危害性可能比神经功能损害更大。

7.利用糊状食物的感觉刺激比流质大、进食时相对容易控制的特点，使用糊餐。糊状食物适用于任何正在训练用杯饮的婴幼儿，对于那些控制流质食物有困难、感觉信息加工障碍的婴幼儿，则更为合适。

四、进食行为干预与规范

（一）进食行为干预

进食行为的干预与规范中特别强调不过度勉强婴幼儿经口进食，也不苛求获得高级的口腔运动技能，着重在于正确理解进食对家庭和婴幼儿的重大意义，从整体看待进食问题，依据沟通、学习、运动、感觉、家庭社会、文化环境、心理行为等综合因素制订治疗计划，开展全面合理的治疗，使婴幼儿获取最大化治疗成效。全面的进食行为干预与规范包括社会情绪发展、沟通与认知发展、进食时间、物理性、感觉与口腔运动，互相影响，缺一不可。其所涵盖的范畴要比喂养技巧、口腔感觉运动治疗广泛。具体内容包括记录婴幼儿每餐进食时间，在进餐前调整喂食环境如灯光、呈现餐具，避免精力分散物品如电视等，调整患儿姿势到最舒适安全的状态，进餐时正确辨识患儿所发出的讯息并做出合适的反馈，和患儿进行良好互动，增加亲子间的依附感和亲密感。避免强迫喂食。

（二）喂食策略

喂食遵循一种发展性的顺序，当我们给患儿引介食物时，要先从软的食物开始，逐渐地导入各种不同性质的食物，并且慢慢地加入同体食物。适宜的喂食必须有吹气、吸吮、吞咽和咀嚼等技能，可以在言语治疗师或职能治疗师的监督下，让患儿练习，以获得改善。

嘴唇闭合和舌部运动是良好的喂食不可或缺的，患儿可以借助某种运动来改善嘴唇闭合及舌部控制能力，向言语治疗师或职能治疗师咨询、设计适当的活动。正确的摆位对独立的喂食是很重要的。一张适当带有脚凳的喂食椅，可以保证正确的姿势及正确的支撑。不正确的姿势可能会影响患儿咀嚼和吞咽的能力，患儿的手肘应该放在桌面或台面的高度，保持坐直、头稍往前倾的状态，其背部和脚部要有支撑。可向职能治疗师或物理治疗师咨询关于正确摆位的原则。

进食技能要遵循正确方法，例如，在教导孩子如何舀取时，先决定是否要采取手把手

（治疗师的手在上面）的教学法，以及其是否要使用一支有握柄的汤勺和一个有一定深度的盘或碗来取用食物。

（三）序贯口腔疗法

序贯口腔疗法（sequential oral sensory，SOS）是主要的感觉策略治疗形式，治疗基础为系统脱敏和玩耍作为。治疗师引导患儿与食物游戏、互动，帮助患儿进行视觉探索，然后再逐渐使用嗅觉、触觉、味觉探知食物，最后食用食物。同时，治疗师监测患儿的身体反应，鼓励其突破自我，如果患儿在与食物互动的某一新阶段而感到不适，则允许回到舒适的阶段，身体放松后重新进行挑战。

针对过分挑食的小儿可以采用序贯口腔疗法喂养，把患儿的进食问题当作一个整体来看，涉及消化系统、肌肉、发育、感觉处理、学习能力、认知能力、行为心理发育以及营养和环境等因素，全面评估和治疗存在进食和生长问题的患儿，绝非仅仅单方面关注口肌。进食介入过程分为五个步骤：忍耐、互动、闻、碰触、品尝。此方法的理论基础是在典型发育儿童中找到的"正常"的发展阶段和喂养技能，并利用这些典型的喂养步骤，帮助儿童创建系统脱敏的技能及行为干预方法，提高摄入各种材质食物的能力，实现正常生长。

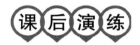

1.临床上婴幼儿进食障碍有哪些常见表现？

2.如何做好婴幼儿的进食行为干预与规范？

3.婴幼儿进食体位和姿势处理方法。

书网融合 ……

思维导图

实　训

实训一　吞咽障碍筛查评估

一、实训目的

1.掌握进食评估问卷调查工具–10、吞咽障碍筛查项目表评估内容。

2.熟练操作反复唾液吞咽试验、洼田饮水试验、容积—黏度吞咽测试（V–VST）、多伦多床旁吞咽筛查试验（TOR–BSST）操作方法。

3.培养学生人文关怀精神及团队合作精神。

二、实训器材

进食评估问卷调查工具–10、吞咽障碍筛查项目表、水、杯子、一次性手套、压舌板、棉签、长柄小勺、手电筒、镜子、秒表、增稠剂、测量血氧饱和度的指脉血氧监测仪、笔、筛查记录表、20ml注食注射器。

三、实训时间

2学时。

四、实训步骤及内容

（一）实训步骤

1.教师讲解实训目的，带领学生回顾吞咽障碍筛查方法，做示范性操作，指出操作要点和技巧并强调注意事项。

2.学生每两人一组，进行角色扮演，一人扮演患者，一人扮演治疗师，进行吞咽障碍筛查评估操作。

3.教师巡回查看，及时纠正点评。

4.学生小组讨论，教师小结和讲评。

（二）实训内容

1.反复唾液吞咽试验。

2.洼田饮水试验。

3.容积－黏度吞咽测试（V-VST）。

4.多伦多床旁吞咽筛查试验（TOR-BSST）。

五、注意事项

1.进行评估之前做好解释工作以取得患者的配合。

2. Glasgow昏迷量表小于6分或即使在帮助下也不能维持坐位的患者不适合采用饮水吞咽测试评定，饮水吞咽试验使用的应为温开水，不能用冰水、饮料或汤汁代替。

3.在筛查之前，需要先实施口面部评定。

4.检查前需要确认口中无食物残留，如口腔内有可脱卸假牙，务必将假牙卸下之后再行检查。

5.在操作中注意安全，防止损伤面部皮肤、口腔黏膜。

六、考核评价

考核学生自我评价和教师技能考核两部分，满分100分，其中学生自我评价占总成绩的40%，教师技能考核占总成绩的60%。

1.学生自我评价　实训结束后完成实训报告，满分为40分，记录实训过程和和操作步骤,指出存在问题，提出实训建议和个人体会等。

2.教师技能考核　学生随机抽选吞咽障碍筛查评估的实训内容考题，按照操作流程进行规范化操作，教师依据操作流程和标准进行打分，满分60分。

（1）操作前　筛查工具选择、确定患者体位、操作前交流、交代注意事项。（10分）

（2）操作中　吞咽障碍筛查评估的具体操作方法，注意操作要点及评估标准。（40分）

（3）操作后　判断评估结果，并做好报告书写和记录。（10分）

实训二　临床吞咽评估

一、实训目的

1.掌握临床吞咽评估方法，评估记录及报告书写方法，能针对不同分期的吞咽障碍患者选择评估方法。

2.熟练操作吞咽相关脑神经评估方法和摄食评估方法。

3.培养学生职业道德精神及团队合作精神。

二、实训器材

冰冻的小棉棒数根、棉签数根、圆头不锈钢筷子、手电筒、碎冰块、水、杯子、盐水、蔗糖液、一次性手套、纱布、压舌板、记录表、笔、简易智能精神状态量表（MMSE）和蒙特利尔认知评估量表（MoCA）。

三、实训时间

2学时。

实训步骤与内容

（一）实训步骤

1.教师讲解实训目的，带领学生回顾临床吞咽评估方法，做示范性动作，指出训练要点和技巧。

2.学生每两人一组，进行角色扮演，一人扮演患者，一人扮演治疗师，练习临床吞咽评估方法。

3.教师巡回指导，及时纠正点评。

4.学生小组讨论，教师小结和讲评。

（二）实训内容

1.**主观评估**　包括主要诊断、主诉、进食模式、营养及用药、体格检查、康复期望等评估。

2.**沟通评估**　①认知评估；②言语语言能力评估。

3.**脑神经评估**

（1）三叉神经评估　①脸面部感觉检查；②舌前2/3黏膜感觉检查；③下颌运动检查。

（2）面神经评估　①唇力度、幅度及灵活度检查；②颊部运动检查；③抬眉、闭眼检查。

（3）舌咽神经、迷走神经、副神经评估　①软腭静止状态及活动幅度检查；②嗓音检查；③咽反射检查；④喉上抬检查；⑤咳嗽检查。

（4）舌下神经评估　①舌静止状态及活动时位置检查；②舌头上、下、左、右的活动度检查；③舌运动幅度及阻力测试检查。

4.**摄食评估**

（1）评估前准备与选择。

（2）摄食评估的内容　①进食的模式；②进食的体位；③进食的方式；④一口量、进食的性状；⑤进食时间、进食量；⑥误吸风险的评估。

五、注意事项

1.评估之前做好解释工作以取得配合。

2.癫痫未有效控制、腹部手术后、脑神经退化性疾病、重度阿尔茨海默病、重度肌无力症、呼吸衰竭、精神状况不稳定、咬合反射强烈、运动失调、使用呼吸机或气管切开者慎用。

3.自行吞咽食物，需慎重考虑，必须在详细询问进食情况病史之后进行。

4.吞咽实际食物时需要配备吸痰器，并确保具备临床急救技术的医务人员可及时到场处理突发情况。

5.预先告知评定与治疗的目的及主要内容，以获得充分的理解和配合。尤其应申明可能出现的特殊情况，例如呛咳、误咽、误吸、窒息、吸入性肺炎、黏膜损伤、出血、疼痛、感染、牙（义）齿脱落等。

六、考核评价

考核学生自我评价和教师技能考核两部分，满分100分，其中学生自我评价占总成绩的40%，教师技能考核占总成绩的60%。

1.**学生自我评价**　实训结束后完成实训报告，满分为40分，记录实训过程和和操作步骤，指出存在问题，提出实训建议和个人体会等。

2.**教师技能考核**　学生随机抽选临床吞咽评估的实训内容考题，按照操作流程进行规范化操作，教师依据操作流程和标准进行打分，满分60分。

（1）操作前　评估工具选择、确定患者体位、确定治疗师体位、操作前交流、交代注意事项。（10分）

（2）操作中　临床吞咽评估的具体操作方法，注意操作要点及评估标准。（40分）

（3）操作后　判断评估结果，并做好报告书写和记录；询问患者评估后的反应，并给予相应解释、处理及指导。（10分）

实训三　口腔感觉训练技术

一、实训目的

1.掌握各种口腔感觉刺激训练技术。

2.熟练操作冷刺激、味觉刺激、K点刺激、深层咽肌神经刺激技术。

3.运用感觉刺激训练技术帮助吞咽障碍患者进行治疗。

二、实训器材

冰冻的小棉棒数根、棉签数根、圆头不锈钢筷子、小岛勺、手电筒、碎冰块、水、杯子、盐水、柠檬酸、奎宁、蔗糖液、一次性手套、纱布、镜子、振动棒、气囊、导气管。

三、实训时间

2学时。

四、实训步骤与内容

(一)实训步骤

1.教师讲解实训目的，带领学生回顾口腔感觉刺激训练方法，做示范性动作，指出训练要点和技巧。

2.学生每两人一组，进行角色扮演，一人扮演患者，一人扮演治疗师，练习口腔感觉刺激训练方法。

3.教师巡回指导，及时纠正点评。

4.学生小组讨论，教师小结和讲评。

(二)实训内容

1.感觉促进综合训练。

2.冷刺激。

3.嗅觉刺激。

4.味觉刺激包括分区味觉刺激和整合型味觉刺激。

5.K点刺激。

6.气脉冲感觉刺激训练。

7.改良振动棒深感觉训练。

8.深层咽肌神经刺激训练。

五、注意事项

1.治疗中注意做好解释工作以取得配合。

2.在操作之前要进行详细的口腔检查，并处理可脱卸假牙和松动的牙齿。

3.不熟练或暴力操作容易造成口角或口腔黏膜损伤，也可能会导致门齿受损。

4.如出现呕吐反射则应终止刺激。如流涎过多，可对患侧颈部唾液腺行冰刺激。

六、考核评价

考核学生自我评价和教师技能考核两部分，满分100分，其中学生自我评价占总成绩的40%，教师技能考核占总成绩的60%。

1.学生自我评价 实训结束后完成实训报告，满分为40分，记录实训过程和和操作步骤，指出存在问题，提出实训建议和个人体会等。

2.教师技能考核 学生随机抽选口腔感觉刺激训练的实训内容考题，按照操作流程进行规范化操作，教师依据操作流程和标准进行打分，满分60分。

（1）操作前 确定患者体位、确定治疗师体位、确定训练工具、操作前交流、交代注意事项。（10分）

（2）操作中 口腔感觉刺激训练技术的具体操作方法，注意操作要点。（40分）

（3）操作后 询问患者治疗后的反应，并给予相应解释、处理及指导。（10分）

实训四　口腔运动训练技术

一、实训目的

1.掌握口腔器官训练操、口腔器官训练、Masako训练法、Shaker训练法操作方法。

2.熟练操作各种口腔运动训练技术。

3.能够运用口腔运动训练技术帮助吞咽障碍患者进行治疗。

二、实训器材

压舌板、吸舌器、舌尖运动训练器、棉签、一次性手套、不掉纸屑的洁净纸巾、下颌咬合抗阻训练器、小积木块、T棒或P棒、带棉线的小扣子、吸管、镜子、记录表、笔。

三、实训时间

2学时。

四、实训步骤与内容

（一）实训步骤

1.教师讲解实训目的，带领学生回顾口腔运动训练技术，做示范性动作，指出操作要点和技巧。

2.学生每两人一组,进行角色扮演,一人扮演患者,一人扮演治疗师,练习口腔运动训练技术。

3.教师巡回指导,及时纠正点评。

4.学生小组讨论,教师小结和讲评。

(二)实训内容

1.口腔器官训练操　①头颈部放松体操;②口、面颊体操。

2.口腔器官训练　①唇部运动训练;②下颌与面颊部运动训练;③舌运动训练。

3. Masako训练。

4. Sharker训练。

五、注意事项

1.主动训练、抗阻训练的强度需结合患者实际情况,以不引起身体不适为标准。

2.在治疗操作中注意安全,注意监测血压变化;颈部放松训练时,有严重颈椎病患者应注意动作幅度不宜太大,速度不宜太快。

3.如有舌体萎缩,可用纱布保护下进行适度的舌体牵拉,但始终要强调患者主动活动的重要性。

4.假性延髓麻痹的患者可能会伴有吸吮反射,也可因训练口唇部位动作而诱发强哭强笑动作,此时口唇闭锁训练应注意避免过度强化局部肌肉的痉挛模式。

5.伴有颞下颌关节功能紊乱的患者下颌运动时会产生疼痛,应避免过度忍痛训练,必要时可予局部超短波理疗或注射治疗。

六、考核评价

考核学生自我评价和教师技能考核两部分,满分100分,其中学生自我评价占总成绩的40%,教师技能考核占总成绩的60%。

1.**学生自我评价**　实训结束后完成实训报告,满分为40分,记录实训过程和和操作步骤,指出存在问题,提出实训建议和个人体会等。

2.**教师技能考核**　学生随机抽选口腔运动训练的实训内容考题,按照操作流程进行规范化操作,教师依据操作流程和标准进行打分,满分60分。

(1)操作前　确定患者体位、确定治疗师体位、操作前交流、交代注意事项。(10分)

(2)操作中　口腔运动训练技术的具体操作方法,注意操作要点和技巧。(40分)

(3)操作后　询问患者治疗后的反应,并给予相应解释、处理及指导。(10分)

实训五　呼吸与咳嗽训练技术

一、实训目的

（一）掌握呼吸训练技术和咳嗽训练技术。

（二）熟练操作呼吸与咳嗽训练技术。

（三）培养学生职业道德及团队合作精神。

二、实训器材

PT床、PT凳、0.5~4kg沙袋、呼吸训练器、口哨、蜡烛、笛子、一次性吸管、气球、纸巾和秒表等。

三、实训时间

1学时。

四、实训步骤与内容

（一）实训步骤

1.教师讲解实训目的，带领学生回顾呼吸与咳嗽训练技术，做示范性动作，指出操作要点和技巧。

2.由教师演示呼吸与咳嗽训练技术，指出操作要点和技巧。

3.学生每两人一组，进行角色扮演，一人扮演患者，一人扮演治疗师，练习呼吸与咳嗽训练技术。

4.教师巡回指导，及时纠正点评。

5.学生小组讨论，教师小结和讲评。

（二）实训内容

1. **呼吸训练**　①深呼吸训练；②缩唇呼气训练；③膈肌呼吸训练；④呼气负荷训练。

2. **咳嗽与排痰训练技术**

（1）体位引流　进行肺部不同部位分泌物蓄积的体位引流操作。

（2）胸部叩击与震颤。

（3）咳嗽训练　①主动咳嗽训练法；②辅助咳嗽训练法；③被动咳嗽训练法。

五、注意事项

1.呼吸训练过程中注意观察治疗反应，避免出现屏气情况，如有不适立即停止训练。

2.排痰中注意安全，防止用力过大，造成二次损伤。

3.注意心理问题，调动积极性。

4.辅助咳嗽训练时注意治疗师施加外力的位置，避免对下位肋骨和剑突施加暴力，以免造成骨折。尤其老年女性和明确的骨质疏松病史者更要警惕。

六、考核评价

考核学生自我评价和教师技能考核两部分，满分100分，其中学生自我评价占总成绩的40%，教师技能考核占总成绩的60%。

1.**学生自我评价**　实训结束后完成实训报告，满分为40分，记录实训过程和和操作步骤，指出存在问题，提出建议和个人体会等。

2.**教师技能考核**　学生随机抽选呼吸与咳嗽训练的实训内容考题，按照操作流程进行规范化操作，教师依据操作流程和标准进行打分，满分60分。

（1）操作前：确定患者体位、确定治疗师体位、操作前交交流、交代注意事项。（10分）

（2）操作中：呼吸与咳嗽训练的具体操作方法，注意治疗师的手摆放位置。（40分）

（3）操作后：询问患者治疗后的反应，并给予相应解释、处理及指导。（10分）

实训六　吞咽气道保护法

一、实训目的

（一）掌握声门上吞咽法、超声门上吞咽法、用力吞咽法和门德尔松吞咽法操作方法。

（二）熟练应用吞咽气道保护法帮助患者进食。

（三）培养学生职业道德及团队合作精神。

二、实训器材

PT床、PT凳、椅子、桌子、一次性手套。

三、实训时间

1学时。

四、实训步骤及内容

（一）实训步骤

1.教师讲解实训目的，介绍吞咽气道保护法内容，做示范性动作，指出操作要点和技巧。

2.学生每两人一组，进行角色扮演，一人扮演患者，一人扮演治疗师，练习吞咽气道保护法。

3.教师巡回指导，及时纠正点评。

4.学生小组讨论，教师小结和讲评。

（二）实训内容

1.声门上吞咽法。

2.超声门上吞咽法。

3.用力吞咽法。

4.门德尔松吞咽法。

五、注意事项

1.治疗前注意做好解释工作以取得配合。

2.脑卒中合并有冠心病、COPD或肺气肿时，需小心监控及评估适用性。

3.治疗操作过程中注意安全，注意检测血压变化，避免用力屏气。

4.注意做好宣传教育工作。

5.施加外力时有可能诱发咳嗽反射，要注意外力的部位和力度。

6.门德尔松手法操作中在施加外力辅助上提喉部时需要确保颈部处于放松状态。

六、考核评价

考核学生自我评价和教师技能考核两部分，满分100分，其中学生自我评价占总成绩的40%，教师技能考核占总成绩的60%。

1.**学生自我评价**　实训结束后完成实训报告，满分为40分，记录实训过程和和操作步骤，指出存在问题，提出实训建议和个人体会等。

2.**教师技能考核**　学生随机抽选气道保护法的实训内容考题，按照操作流程进行规范化操作，教师依据操作流程和标准进行打分，满分60分。

（1）操作前　确定患者体位、确定治疗师体位、操作前交流、交代注意事项。（10分）

（2）操作中　气道保护法的具体操作方法，注意操作要点和技巧。（40分）

（3）操作后　询问患者治疗后的反应，并给予相应解释、处理及指导。（10分）

实训七　吞咽障碍电刺激技术

实训目的

1.掌握神经肌肉电刺激治疗、经颅直流电刺激（tDCS）操作方法

2.熟练运用神经肌肉电刺激治疗、经颅直流电刺激（tDCS）进行吞咽障碍治疗

3.熟悉吞咽障碍电刺激应用范畴

二、实训器材

神经肌肉电刺激治疗仪、经颅直流电刺激（tDCS）治疗仪、绑带、盐水、湿润的电极。

三、实训时间

1学时。

四、实训步骤与内容

（一）实训步骤

1.教师讲解实训目的，介绍神经肌肉电刺激治疗仪、经颅直流电刺激（tDCS）治疗仪操作方法及注意事项，做示范操作并指出操作要点和技巧。

2.学生每两人一组，进行角色扮演，一人扮演患者，一人扮演治疗师，进行神经肌肉电刺激治疗仪、经颅直流电刺激（tDCS）治疗操作。

3.学生小组讨论，教师小结和讲评。

（二）实训内容

1.**神经肌肉电刺激治疗**　①治疗前准备工作；②输出强度调控；③达到治疗强度的标志判断；④治疗结束工作；⑤电极片清洗消毒。

2.**经颅直流电刺激治疗**　①治疗前准备工作；②清洁治疗部位；③安放电极前的准备工作；④电极放置；⑤开机操作；⑥治疗结束后工作；⑦电极片及电极线的线缆处理工作。

五、注意事项

1.治疗前注意做好解释工作以取得配合。

2.治疗过程中，如出现不适，立即停止治疗并检查原因。

3.在治疗操作中注意安全，检查局部皮肤有无破溃，避免电灼伤。

六、考核评价

考核学生自我评价和教师技能考核两部分，满分100分，其中学生自我评价占总成绩的40%，教师技能考核占总成绩的60%。

1.学生自我评价　实训结束后完成实训报告，满分为40分，记录实训过程和操作步骤，指出存在问题，提出实训建议和个人体会等。

2.教师技能考核　学生随机抽选吞咽障碍电刺激的实训内容考题，按照操作流程进行规范化操作，教师依据操作流程和标准进行打分，满分60分。

（1）操作前　神经肌肉电刺激治疗仪、经颅直流电刺激（tDCS）治疗仪治疗前的操作准备工作、操作前交流、交代注意事项。（10分）

（2）操作中　神经肌肉电刺激治疗仪、经颅直流电刺激（tDCS）治疗仪的具体操作方法，注意电极放置、输出强度调节、意外情况应对措施。（40分）

（3）操作后　电极片及仪器线缆处理，询问患者治疗后的反应，并给予相应解释、处理及指导。（10分）

实训八　直接摄食训练技术

一、实训目的

1.掌握直接摄食训练方法、不同性状食物调配方法。

2.熟练进行吞咽障碍患者进食体位及姿势调整。

3.培养学生尊老爱幼精神。

二、实训器材

水、杯子、食品增稠剂、广口平底碗、匙羹、缺口杯、吸管、搅拌机、治疗床、PT凳、椅子、记录单、笔。

三、实训时间

1学时。

四、实训步骤与内容

（一）实训步骤

1.教师讲解实训目的，介绍直接摄食训练方法，包括进食环境选择、食物选择及调配、餐具选择、一口量及食团入口位置、进食速度、食团的大小、进食体位及姿势调整、口腔与咽的清洁等，进食时注意进食前后患者处置，做好观察与记录。

2.教师演示不同性状食物调配方法，主要演示增稠剂的使用方法。

3.学生每两人一组，进行角色扮演，一人扮演患者，一人扮演治疗师，进行直接摄食训练及不同性状食物调配。

4.学生小组讨论，教师小结和讲评。

（二）实训内容

1.食物的调配　参考国际吞咽障碍食物标准将饮品/食物分为8个等级（0~7级）进行食物性状调配。

2.进食工具的选择。

3.进食的要求。

4.进食的姿势选择

（1）躯干姿势　①坐位姿势；②半坐位姿势。

（2）头部姿势选择　①仰头吞咽；②低头吞咽；③侧头吞咽；④转头吞咽。

5.进食记录。

五、注意事项

1.意识不清、疲倦或不合作者切勿喂食，耐力差患者，宜少吃多餐。

2.痰多者，进食前应清除痰液后再进食，有义齿的患者，进食时应戴上后再进食。

3.口腔感觉差者，把食物送入口时，可适当增加汤勺下压舌部的力量，有助于刺激感觉。

4.餐后坐位或半坐卧位休息至少30~40分钟。

5.训练后进行详细的健康教育，教会预防误吸急救知识。

六、考核评价

考核学生自我评价和教师技能考核两部分，满分100分，其中学生自我评价占总成绩的40%，教师技能考核占总成绩的60%。

1.**学生自我评价**　实训结束后完成实训报告，满分为40分，记录实训过程和和操作步骤,指出存在问题，提出建议和个人体会等。

2.教师技能考核 学生随机抽选直接摄食训练的实训内容考题，按照操作流程进行规范化操作，教师依据操作流程和标准进行打分，满分60分。

（1）操作前 确定患者体位、确定治疗师体位、操作前交交流、交代注意事项。（10分）

（2）操作中 直接摄食训练的具体操作方法，注意进食体位选择及食物调配。（40分）

（3）操作后 询问患者治疗后的反应，并给予相应解释、处理及指导，做好进食宣传教育。（10分）

参考文献

［1］窦祖林.吞咽障碍评估与治疗［M］.2版.北京：人民卫生出版社，2017.

［2］温红梅，窦祖林.吞咽障碍评估技术［M］.北京：电子工业出版社，2017.

［3］周芳，马艳，李洁，等.食物性状改良对脑卒中吞咽障碍患者误吸的影响［J］.中华物理医学与康复杂志，2019，41（12）：913-915.

［4］窦祖林，万桂芳.吞咽障碍康复技术［M］.北京：电子工业出版社，2019.

［5］赵东，朱晶，胡克.卒中相关性肺炎与卒中诱导的免疫抑制［J］.中华内科杂志，2020，59（5）：395-399.

［6］陈孝平，汪建平，赵继宗.外科学［M］.9版.北京：人民卫生出版社，2018.

［7］夏文广，张阳普，马艳.脑卒中吞咽障碍中西医结合康复指导［M］.武汉：湖北科学技术出版社，2021.

［8］黄师菊，蔡有第，李晓玲，等.护士主导的高危科室吞咽障碍患者筛查及分级干预效果评价［J］.中华护理杂志，2018，53（11）：1303-1308.

［9］王如蜜，陈建设，郝建萍，等.国际吞咽障碍食物标准［M］.北京：北京科学技术出版社，2018.

［10］王如蜜.成人吞咽障碍临床吞咽评估指导手册［M］.北京：北京科学技术出版社，2018.

［11］熊虎，陈慧芳，史靖，等.吞咽障碍诊断系统早期评估下个体化吞咽治疗对脑卒中后吞咽障碍患者疗效的影响［J］.中国康复，2019，34（11）：571-574.

［12］戴苏云，向文海，崔丽笙，等.脑卒中后吞咽障碍及流涎患者的口腔感知觉训练［J］.实用临床医药杂志，2022，26（02）：6-10.

［13］王红艳，左冠超，刘静，等.针刺配合口腔感觉运动训练治疗帕金森病吞咽障碍疗效观察［J］.上海针灸杂志，2020，39（04）：440-445.

［14］盘丽华，张传东，仇洪，等.K点刺激联合吞咽-摄食管理在颅脑外伤术后吞咽障碍患者中的应用研究［J］.解放军护理杂志，2022，39（01）：34-37.

［15］李瑞茹，高臻.舌肌康复训练治疗脑梗死后吞咽障碍的效果探讨［J］.临床医学工程，2022，29（04）：467-468.

［16］李名生，李辉华.呼吸功能训练对脑卒中吞咽障碍的影响［J］.深圳中西医结合杂志，2021，31（24）：28-31.

［17］程玉华，王虹，苏美莲.间歇性经口至食管管饲联合吞咽神经肌肉电刺激对老年吞咽功能障碍病人的应用研究［J］.全科护理，2022，20（3）：379-381.

［18］韩志英，张淑娟，罗永梅，等.脑卒中后吞咽障碍护理的研究进展［J］.中华脑血管病杂志，2020，14（2）：80-84.